AF263676

LA
MÉDECINE EN CHINE
AU XXᵉ SIÈCLE

LA VIEILLE MÉDECINE DES CHINOIS. LES CLIMATS DE LA CHINE

L'HYGIÈNE EN CHINE ET L'HYGIÈNE INTERNATIONALE

PAR

LE DOCTEUR EUGÈNE VINCENT

Professeur agrégé à la Faculté de Lyon,
Chirurgien honoraire des Hôpitaux civils de Lyon,
Membre de l'Académie de Lyon.

Avec Préface de M. le Dr MATIGNON

PARIS

G. STEINHEIL, ÉDITEUR

2, RUE CASIMIR-DELAVIGNE

1915

...SON & C.ie, ÉDITEURS, 120. BOUL.d St GERMAIN. PARIS.vie.

Majoration **temporaire**
10% du prix marqué

(Décision du Syndicat des Editeurs du 27 Juin 1917)

LA MÉDECINE EN CHINE

AU XXe SIÈCLE

8ª Π 3
269

Lyon. — Imp A. REY, 4, rue Gentil. — 67129

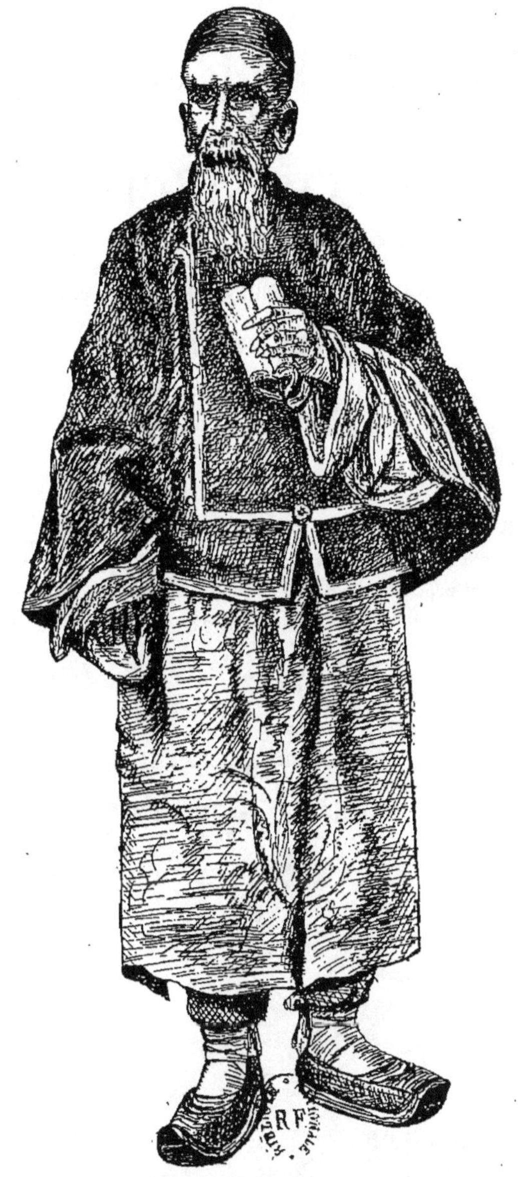

FIG. 1. — Médecin chinois (dessin à la plume
d'après une figure du livre du P. Leroy : *En Chine).*

LA MÉDECINE EN CHINE AU XXe SIÈCLE

1700
1918
BIBLIOTHÈQUE NATIONALE R.F. IMPRIMÉS

LA VIEILLE MÉDECINE DES CHINOIS. LES CLIMATS DE LA CHINE
L'HYGIÈNE EN CHINE ET L'HYGIÈNE INTERNATIONALE

PAR

LE DOCTEUR EUGÈNE VINCENT
Professeur agrégé à la Faculté de Lyon,
Chirurgien honoraire des Hôpitaux civils de Lyon,
Membre de l'Académie de Lyon.

Avec Préface de M. le Dr MATIGNON

PARIS
G. STEINHEIL, ÉDITEUR
2, RUE CASIMIR-DELAVIGNE

1915

(C.)

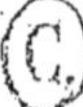

A Monsieur le Docteur MATIGNON,

Un proverbe chinois dit : « Il faut regarder le vent pour diriger sa barque »; un autre : « Il ne faut pas manger en face et remercier à côté. »

En faisant appel à votre bienveillance, j'ai suivi le premier précepte et j'ai ainsi assuré à ma barque le meilleur des vents, celui de votre connaissance approfondie des hommes et des choses de l'immense et mystérieuse Chine.

Pour obéir au second précepte, je dois vous remercier, vous, Monsieur, et non d'autres; car j'ai beaucoup appris en étudiant vos œuvres et vous avez été mon maître en sinologie. Vous m'avez, en outre, fait un grand honneur et vous m'avez rendu un grand service en prenant la peine de reviser ce modeste travail. Les lecteurs vous devront la sécurité que donnent « un bon vent » et un nautonnier expérimenté. En leur nom et au mien, je vous remercie cordialement.

Vous dédier ce livre est un devoir de justice et de gratitude, que je suis heureux de remplir.

Dr Eug. VINCENT.

PREFACE

Très honoré Confrère,

On a dit que la Chine était « l'envers de l'Europe ». Cette boutade a un grand fond de vérité : la demande, si aimable et si flatteuse, que vous avez bien voulu me faire, d'écrire une introduction pour votre *Médecine en Chine au XXe siècle* semble lui donner raison.

N'y a-t-il pas, en effet, quelque chose d'un peu paradoxal de voir un des Maîtres éminents et écoutés de la grande Université lyonnaise, demander à un simple praticien, que les hasards d'une existence nomade ont fait séjourner en Chine, de présenter son œuvre au public ?

En lisant votre livre, j'ai revécu avec joie les dix années que j'ai passées au « Pays du Dragon », évoquant des souvenirs éteints, ravivant des anecdotes en train de se fondre dans ce Grand Tout qui a nom l'oubli.

Avec une patience, qui n'a d'égale que votre esprit de méthode, vous venez d'élever un beau monument à la médecine chinoise. Ce monument est même double : une partie est consacrée à la médecine des Chinois, véritable histoire rétrospective de l'art de guérir, les idées actuelles s'étant conservées immuables depuis des milliers d'années. L'autre est un traité de pathologie médico-chirurgicale de la Chine, d'après les auteurs occidentaux qui ont pratiqué dans ces lointaines contrées.

Votre œuvre sera également utile au médecin, au voyageur et à tous ceux qui pourront séjourner en Chine, désireux de connaître les mœurs de ce singulier peuple et de se prémunir contre les maladies régnantes. Votre *Médecine en Chine au XXe siècle* tient à la fois de l'histoire et de la géographie médicales, de la biologie sociale et du vade mecum médical.

***

La médecine — et c'est là un des singuliers avantages de notre art — touche à tout. Guidé par cet esprit d'observation pénétrant et méthodique, qui est la caractéristique du bon sens clinique, vous avez regardé, fouillé, compulsé, disséqué les sources d'informations les plus rébarbatives, les travaux les plus arides, pour en tirer ce monument de documentation précise, si riche en informations de toutes sortes, que vous nous présentez aujourd'hui. En nous faisant connaître les idées des Chinois sur les maladies et l'art de guérir, vous nous ouvrez de singulières et instructives perspectives sur la psychologie de ce monde jaune, si vaste et si mal connu. Et, à propos de l'hygiène, de la médecine légale, des maladies épidémiques ou des superstitions médicales, quelles « tranches de vie », pour parler comme nos modernes disséqueurs d'âmes, vous étalez sous nos yeux : infanticide et avortement, eunuques, folie, prostitution, etc., toutes choses que seul le médecin peut librement affronter, qui touchent si intimement à la vie d'un peuple et que le voyageur ou le diplomate ne soupçonnent pas le plus souvent. Et pourtant, c'est la connaissance de ces « à-côtés psychologiques » qui nous permet de bien pénétrer l'âme de la nation, de comprendre certains paradoxes, certaines oppositions qui existent entre la mentalité asiatique et la nôtre, et de l'apprécier, sinon avec plus de justice, au moins avec plus d'indulgence.

Dans nos contrées occidentales, la médecine synthétise le progrès. Celle que vous nous faites connaître résume l'*immobilisme* chinois. Lorsque j'étais à Pékin, il y a une quinzaine d'années, on disait que « la Chine vivait les pieds dans le présent et la tête dans le passé » : c'était dire qu'il n'y avait pas de Chine moderne. Depuis cinquante siècles, rien n'avait changé, ni les idées morales, ni les idées politiques et sociales, ni les idées médicales. Le Céleste-Empire était un spécimen unique de paléontologie sociale. Depuis cinq mille ans, la Chine ne pensait plus : elle répétait, ânonnait ce qu'avaient pensé des générations contemporaines d'Abraham. L'esprit nouveau de la Révolution a soufflé et va, paraît-il, balayer ce passé formidable et prestigieux. Les « Jeune-Chine » ont décrété que les idées importées d'Occident remplaceraient brusquement celles sur lesquelles tant de générations avaient vécu. Il sera peut-être difficile de passer de la décision à l'application de ce nouveau principe de la « table rase » en matière d'idées morales. Une mentalité ne se peut exprimer de ses conceptions, comme on le fait d'une éponge imbibée d'eau. Et quelques générations sont nécessaires pour permettre aux cellules cérébrales de se bien adapter à des idées, totalement différentes de celles pour lesquelles elles avaient toujours vibré.

Puisqu'il en est encore temps, en vous prenant comme guide, nous allons jeter un dernier coup d'œil sur ce passé médical qui ne manque pas de gloire, ne fût-ce que par sa prodigieuse antiquité.

*
* *

Il sera, je le crains, difficile aux novateurs de déraciner rapidement tous les vieux principes que vous mettez si bien en évidence et qui correspondent, si bien aussi, aux besoins, non pas des maladies, mais de la mentalité chinoise.

Les idées directrices de la médecine actuelle en Chine ne datent pas d'hier. Les théories n'y ont pas eu ces floraisons rapides, multiples et éphémères que nous connaissons. Les idées régnantes étaient déjà très vieilles quand, quelques milliers d'années avant notre ère, un Empereur les fit codifier. Elles ne reposaient — et ne reposent aujourd'hui — sur aucun substratum solide d'anatomie ou de physiologie. Ce ne sont guère, en effet, que spéculations et fantaisies, verbiage métaphysique. Et, pour quelques vérités, combien d'erreurs !

Dans ce pays que j'ai jadis surnommé le Paradis de la routine et de la superstition, la médecine est donc restée immuable depuis des millénaires. Les génies, les démons sont les grands facteurs des maladies : des mots sonores, une phraséologie ampoulée et obscure masquent l'ignorance en matière d'étiologie, mais donnent néanmoins satisfaction à l'esprit chinois qui n'est pas très féru de précision. Ces conceptions pathogéniques d'ordre surnaturel légitiment l'utilité du prêtre pour exorciser, chasser les esprits malfaisants, contre lesquels on emploie ou la force ou la ruse, qu'on achète comme de simples mortels, qu'on essaye même de tromper, ainsi que la chose est courante en matière commerciale. Un Chinois verse 10 sous à une souscription, faite pour calmer le génie de l'épidémie de choléra, par exemple, mais colle sur sa porte un faux reçu de 5 francs, espérant que l'esprit du mal, victime de la supercherie, n'osera pas franchir le seuil d'un homme aussi généreux, pour venir l'inquiéter lui et les siens, et cette ruse enfantine lui donne toute sécurité. Ces méthodes de ruse sont même du domaine de l'hygiène officielle. Durant la grande épidémie de peste de Canton, en 1895, les autorités, affolées devant les progrès du mal, ne trouvèrent rien de mieux que de changer la date du 1ᵉʳ janvier qu'ils reportèrent de trois mois en arrière. Le génie de l'épidémie, en s'apercevant qu'il est arrivé à Canton avec une telle avance, ne manquerait pas de quitter la place et de laisser le pauvre monde tranquille !

On s'est beaucoup emballé, surtout au xvIIIᵉ siècle — et nous avons trop continué à marcher sur la vitesse acquise — sur le savoir des Lettrés, des « docteurs » chinois, et les médecins bénéficièrent par ricochet et de l'enthousiasme et de la confusion qui se fit sur ce qualificatif de « docteurs ». Parce que des principes sont différents des nôtres, on ne doit pas *a priori*, les considérer comme faux, niais ou ridicules. Pourtant, quelque indulgent qu'on soit, lorsqu'on a lu votre livre, on ne s'explique guère que pareil enthousiasme ait persisté. Les principes généraux diffèrent essentiellement des nôtres : ils sont, en outre, le plus souvent cocasses ou incohérents et ne peuvent vraiment pas recevoir l'épithète de scientifiques. Comment faire de la bonne médecine si on ne soupçonne pas l'anatomie ? Or, ce que vous nous faites connaître de celle des Chinois, n'est guère que divagation ou fantaisie. La physiologie, science éminemment positive, basée sur l'observation et l'expérience, fait place à une sorte de métaphysique vitaliste, à la base de laquelle se trouvent les deux grands principes le *Yang* et le *Yn* — le principe mâle et le principe femelle — dont l'équilibre des forces assure les fonctions organiques, lesquelles sont en « rapports harmoniques » avec les Cinq Eléments : eau, bois, terre, feu et métal. Et par là-dessus, plane une force mystérieuse, dont tout le monde parle, que personne ne connaît ou ne peut définir, le *Fong Choué*, le grand maître du monde physique et moral. « Avoir un bon *Fong Choué* », tout est là, pour se bien porter, pour réussir dans la vie, pour avoir beaucoup d'enfants, pour vivre longtemps et pour empêcher la foudre de tomber sur votre maison.

Est-ce à dire qu'il n'y a rien à glaner dans la médecine des Chinois ? Loin de moi cette pensée. Si les grandes lignes sont fausses, il y a des détails utiles à connaître. Dans tout système médical, il entre toujours une part d'observation et, depuis les temps les plus reculés, les Chinois ont observé les bons effets des simples et leur thérapeutique pratique renferme des médicaments dont l'Europe a bénéficié.

Dans le *Canon jaune du Taoïsme*, il y a d'excellents principes d'hygiène, qui avaient comme but la purification du corps, nécessaire pour atteindre à l'immortalité.

Dans le *Kong Fou des Bonzes taossé*, nous trouvons tous les principes de cette gymnastique, qui fut mise en honneur par Ling au xviiie siècle, et que nous pratiquons, comme une nouveauté, sous le nom de Gymnastique suédoise.

Le végétarisme le plus austère est exposé dans le *Koué Fa Yao Ping*, qui sert, aujourd'hui encore, de vade mecum aux praticiens et aux droguistes, malgré son antiquité de quelques milliers d'années.

Les Chinois ont été des novateurs ; l'histoire leur doit justice. Trente siècles avant le Christ, ils ont pratiqué la variolisation. Ils ont inventé l'opothérapie et même l'opothérapie morale, si je puis dire ; car de nos jours encore, il est courant de conseiller pour donner du « cœur au ventre » aux pusillanismes de leur faire ingérer de la bile d'un animal féroce et surtout d'un grand criminel : la vésicule biliaire est considérée comme le centre du courage. De toute éternité, ils ont utilisé le mercure dans la syphilis et ils avaient remarqué les avantages de la photothérapie dans la guérison des pustules varioliques.

Ils ont encore inventé — et gardé pour eux du reste — l'acupuncture, qui est réglementée par des traités illustrés. Il existe 3o8 points d'acupuncture, ni un de plus ni un de moins : les candidats aux examens devaient, jadis, en connaître, à fond, la topographie exacte. Mis en présence de « l'Homme de bronze » de l'Ecole de médecine de Pékin — mannequin en bronze sur lequel étaient percés autant de trous qu'il existe de points d'acupuncture — recouvert d'une feuille de papier, il leur fallait, sans la moindre hésitation, enfoncer leur aiguille dans un orifice punctiforme, correspondant au lieu d'élection de l'acupuncture, chez le vivant, pour une affection déterminée.

Toute la chirurgie chinoise s'en est d'ailleurs tenue à l'acupuncture, aux moxas et aux emplâtres.

Bien que ne soupçonnant pas le mécanisme réel de la circulation du sang, ils connaissent néanmoins 74 variétés de pouls, dont l'examen minutieux est le principal moyen d'investigation diagnostique. Ils avaient 26 types nosographiques de langue. Mais ils ne pratiquaient ni l'auscultation, ni la percussion, ni la palpation.

Bien avant nous, les Chinois ont appliqué l'adage célèbre, *similia similibus*. La logique de leurs déductions les a conduits à des conclusions thérapeutiques au moins étranges : si la «partie supérieure du corps » est malade, le remède se trouve dans les fleurs et les fruits des plantes. Si la « partie moyenne du corps » souffre, on utilise les tiges et les feuilles. Enfin, s'il faut soulager la « partie inférieure », les racines des plantes mettront à notre service leurs richesses thérapeutiques. C'est en partant de ce même principe des similitudes que le haricot est conseillé dans les affections des reins, que les affections des yeux sont soignées par des collyres faits avec des macérations de lucioles et que la viande de canard est préconisée comme aliment léger, le canard flottant sur l'eau.

Nous avons eu nous-mêmes des idées aussi particulières. Nous nous en sommes lentement affranchis, à mesure que le domaine de la médecine métaphysique voyait son champ progressivement réduit par les progrès de la clinique et de la physiologie expérimentale.

*
* *

Les « Jeune-Chine » auront fort à faire, je le crains, pour débarrasser leurs contemporains de tout ce fatras de théories surannées, pour l'affranchir de leur culte fétichiste du passé et des « loÿes reçues », de la routine en un mot, qui, ainsi que le disait Montaigne « est à la vérité une violente et traistresse maistresse d'eschole ».

A l'heure présente, médecine et médecins ne jouissent pas d'un gros crédit en Chine. Il n'en fut pas toujours ainsi. Les Célestes, reconnaissants d'une bonne cure, offrent volontiers à leur médecin un « Pien », panneau de bois laqué, recouvert de beaux caractères dorés, traduisant quelques-unes de ces phrases historiques et lapidaires, que tout le monde connait en Chine, et dont quelques-unes expriment les sentiments d'estime et de haute considération dans lesquels furent tenus jadis les bons médecins. « Qu'il est dommage que vous ne soyez pas ministre » est une des pensées que nous trouvons le plus souvent inscrites sur ces « Pien » de reconnaissance. L'histoire raconte qu'il y a très longtemps, l'Empire traversant une période critique, le Souverain, pour le tirer de ce mauvais pas, eut l'idée de confier à son médecin, qui avait déjà fait des cures merveilleuses, le soin de remettre à flot la vieille nef chinoise sur le point de sombrer. Le résultat dépassa les espérances de l'Empereur, et depuis, quand on veut reconnaître les mérites d'un médecin, on « regrette qu'il ne soit pas ministre ». Les Chinois ont maintenant le régime constitutionnel, ils auront des médecins députés, comme nous sans doute : je souhaite que le vieil adage ne perde rien de sa vérité et que la Chine n'ait pas à constater que les médecins font souvent des ministres d'Etat très ordinaires et même des présidents de Conseil médiocres !

L'art médical, vieux comme le monde, qui a des traités contemporains de la guerre de Troie, n'est régi par aucune loi en Chine. Il n'y a plus d'Ecoles de Médecine. Est praticien qui veut. Aucun diplôme n'est exigé. J'ai eu, jadis, comme homme de peine, à Pékin, un jeune confrère à qui je donnais 12 francs par mois, sans la nourriture, et qui, à ce prix, trouvait plus avantageux de laver les assiettes que d'exercer notre profession.

La plupart de ces médicastres savent vaguement les notions contenues dans le *Koué Fa Yao Ping*. Leurs connaissances sont surtout empiriques, mais c'est un empirisme auquel font défaut la saine observation et l'interprétation logique des faits. Et cet empirisme, dans son imperfection, est encore supérieur aux théories livresques. Les malades semblent l'avoir compris, car ils accordent plus de confiance au fils d'un médecin, qui s'est formé à la pratique de son père, qu'à celui qui s'est fait par la lecture des traités.

Le médecin, aux yeux du Chinois, conserve toujours quelque chose du thaumaturge ou du sorcier. Le médecin européen est considéré moins comme un « lettré » que comme un sorcier des mers d'Occident. Notre façon d'examiner les malades, l'auscultation, la percussion, nos instruments, surtout le thermocautère ou

l'ophtalmoscope, nous donnent un prestige incontesta-
ble. Nos paroles ont des tournures d'oracles et notre écriture des propriétés de charmes et de talismans. Que de
fois il m'est arrivé d'observer, à l'hôpital du Nan Tang
de Pékin, ce petit détail, fort intéressant au point de vue
psychologique. Je remettais à un patient un morceau
de papier sur lequel était inscrite la prescription, que les
religieuses préparaient aussitôt, dans la pièce voisine.
Mon client avalait le remède que la sœur lui remettait.
Mais souvent il avalait aussi l'ordonnance, croyant
que les signes que j'avais tracés sur le papier devaient,
eux aussi, jouir de propriétés curatives. Aux Célestes,
mieux qu'à nous encore, s'applique bien cette pensée
de Daudet sur le médecin : « Dernier prêtre, dernière
croyance, invincible superstition! »

Au fond, les bons Célestes pensent que tout ce que
nous savons a déjà été connu de leurs Sages de l'antiquité et doit se trouver dans leurs Classiques. Ils ne
peuvent cependant s'empêcher de voir en nous des
hommes capables de moyens quasi surnaturels: de là
un sentiment fait, peut-être, plus de crainte que d'admiration. Quand Yersin, en 1895, vint à Canton faire
ses premiers essais de sérum antipesteux, les résultats
excellents qu'il obtint tout d'abord transportèrent à ce
point le peuple d'enthousiasme, qu'on parla de placer
son buste dans le Temple des Cinq Cents Génies. Et un
journal, traduisant le sentiment populaire, s'écriait :
« N'est-ce point là un art divin et ne dirait-on pas
qu'Hao Ti lui même est redescendu sur la terre[1]? »

De bons médecins indigènes peuvent donc pré-

---

[1] Hao Ti, le dieu de la médecine.

tendre à conquérir en Chine situation, estime et honneurs. Par eux-mêmes, les Chinois, à l'heure présente, sont incapables de relever leur art médical.

La création d'Ecoles de Médecine européennes en Chine serait donc une œuvre humanitaire et de haute politique. Ces Ecoles seraient un moyen puissant de propagande de notre influence. De bien timides essais tentés à Canton, à Tcheng Tou, à Tien Tsin, ont montré que nos élèves restent nos clients moraux et que par l'influence qu'ils prennent sur leurs nationaux, grâce à leur art, ils deviennent d'excellents agents de diffusion de l'idée française.

A l'heure présente, l'Amérique, l'Angleterre, l'Allemagne s'efforcent de créer, dans les grands centres chinois, des Ecoles de Médecine, des hôpitaux qui sont autant de foyers de propagande, destinés à assurer la suprématie morale de leur pays. L'argent est libéralement versé pour ces institutions, alors que nous donnons parcimonieusement quelques sous pour les nôtres.

Il faudrait qu'une véritable croisade fût entreprise en France, par la presse, par des conférences, pour récolter des fonds — véritable trésor de guerre — pour participer à cette lutte d'influences, en ce moment si vive, entre les nations civilisées. Tout le monde devrait donner pour cette œuvre éminemment patriotique. Et les jeunes Maîtres qui consentiront à aller faire rayonner le Génie français dans cette vieille Chine, qui semble s'arracher à sa torpeur millénaire, devront être animés d'un véritable esprit d'apostolat, *ad majorem Franciæ gloriam...*

Mais j'aborde là, un sujet qui vous est cher, sur

lequel vous avez déjà écrit et sur lequel vous allez, incessamment, faire paraître un travail d'ensemble. Je ne fais donc que poser la question pour en montrer l'importance.

Et voilà comment l'étude du passé, celle de systèmes médicaux dont les auteurs furent, peut-être, les contemporains de Machaon et de Podalyre, j'en arrive, poussé insensiblement par ce vent de révolution et de transformation qui souffle en tourmente sur la vieille Chine, à envisager un avenir dont la France, qui fut toujours la grande éducatrice des peuples, ne saurait se désintéresser. Le rayonnement du génie français en Chine doit être, à l'heure présente, notre grande préoccupation. Les Ecoles de Médecine françaises en seront un des modes les plus actifs : *Caveant Consules!*

Paris, 18 mars 1914.

J.-J. MATIGNON,

Médecin consultant à Châtel-Guyon,
Ex-attaché à la Légation de France à Pékin (1894-1901),
Chargé de missions en Extrême-Orient.

LA MÉDECINE EN CHINE

AU XXE SIÈCLE

LIVRE PREMIER

MÉDECINE CHINOISE

Pathologie interne et externe. — Thérapeutique médicale et chirurgicale. — Superstitions médicales, talismans guérisseurs. — Comparaison de la médecine chinoise avec l'ancienne médecine d'Europe et les superstitions actuelles de nos campagnes. — Enseignement de la médecine en Chine. — Pénétration des sciences occidentales dans l'Empire du Milieu. — L'avenir de la médecine en ce pays par l'action combinée des médecins et des missionnaires européens.

CHAPITRE PREMIER

HISTORIQUE ET THÉORIES DE LA MÉDECINE CHINOISE

GÉNÉRALITÉS SUR LA SÉMÉIOLOGIE, LE DIAGNOSTIC ET LE TRAITEMENT DES MALADIES

A. — Historique et Bibliographie.

Il est impossible de ne pas accorder une place importante à la médecine dans l'Histoire de la Chine, puisque, dès l'origine, elle fut l'objet de l'attention de ses premiers souverains. Trois mille ans avant notre ère, un empereur portant le nom de Tchin-nong (esprit laboureur) rechercha les qualités des plantes et constata que les unes étaient propres à l'alimentation et d'autres nuisibles à la santé ; que certaines étaient mortelles ; que beaucoup pouvaient servir à prolonger la vie. Si ce souverain est un mythe, s'il n'a pas existé, il a incarné les remarques des ancêtres en agriculture et en médecine. Vers 2600, un autre souverain, Houang-ty, fit coordonner les connaissances médicales dans un premier ouvrage, dont le texte actuel n'est probablement pas le texte primitif, dit le Dr Morache. Plus tard, d'autres ouvrages parurent qui furent épargnés par le féroce Tsin-che-houang. Ce souverain avait fait brûler les livres des lettrés, en exceptant les livres de médecine. Son but était d'imposer une écriture chinoise plus simple, le système « ly-se » et de faire cesser les fantaisies des lettrés.

La Chine possède les livres les plus anciens sur les sciences médicales; pour l'antiquité, la médecine a la palme sur toutes les autres. L'empereur Kang-hi et l'empereur Kien-long firent résumer les principes médicaux dans quelques ouvrages, dont le plus important est *le Miroir d'or de la médecine*. Les récents ouvrages ne sont que la réédition des anciens, sans aucun commentaire ni aucune argumentation. La clarté et la concision sont des qualités absentes en ces ouvrages, dont le prétentieux verbiage n'étale d'autre mérite que celui de la fidélité de l'observation. Nous verrons que le manque de notions anatomiques a jeté leur pathologie générale dans les nuages d'une philosophie métaphysique incompréhensible. On ne peut dénier, cependant, une certaine valeur à leurs descriptions des végétaux, des minéraux et de quelques espèces animales auxquelles ils reconnaissent des vertus curatives. De là, à soutenir que la Chine nous a devancés sur bien des points et que l'Europe lui est à peine supérieure, il y a loin. La médecine chinoise paraît venir, comme la médecine grecque, du berceau commun de l'Inde. Les traités de médecine sont fort nombreux. L'un des plus anciens est l'*Encyclopédie Médicale* attribuée à Hangti (ou Houang-ty). Ce traité de médecine rédigé par Ly-che-tchen, résume la médecine en cinq volumes : quatre de matière médicale, un de pathologie. Il y a aussi le *Livre des dix mille maladies des femmes*.

Le Dr Regnault[1] qui a exercé au Tonkin s'est rendu compte de l'identité de la médecine annamite et de la médecine chinoise. La plupart des livres chinois ont été traduits et résumés, en 1863, par le capitaine Dabry. Par malheur, Dabry écrit les noms chinois en caractères latins, sans noter aucune intonation, de sorte qu'on ne peut retrouver le remède. En 1864, le Dr Morache[2] a présenté un aperçu sur l'exercice de la médecine chez les Chinois. En 1865, le Dr Debeaux publia une brochure sur la pharmacie et la matière médicale des Chinois[3]. Soubeyran et Dabry présentèrent, en 1874, à l'Académie un travail sur la matière médicale[4]. Le Dr Matignon[5], qui a exercé à Pékin, après le Dr Morache, a publié un grand nombre de notes sur la médecine et les instruments de chirurgie.

On peut encore citer les études de Bouffard[6], Cauvet[7], de Lanessan[8], Laureiro[9], Nordmann[10].

Dans son livre le Dr Regnault, en 1902, expose des

[1] Dr Jules Regnault, médecin de la marine, *Médecine et Pharmacie chez les Chinois et les Annamites*, Challamel, éditeur, Paris, 1902.

[2] Dr Morache, *l'Exercice de la médecine chez les Chinois* (mémoires de médecine militaire, 1864); puis *Pékin et ses habitants*, Baillière, éditeur, 1869; puis article CHINE dans *Dictionnaire encyclopédique des Sciences médicales de Dechambre*.

[3] Debeaux, *Essai sur la pharmacie et la matière médicale des Chinois*, Baillière, Paris, 1865.

[4] Soubeyran et Dabry, *La Matière médicale chez les Chinois*, Masson, Paris, 1874.

[5] Matignon a publié : un traitement chinois de la diphtérie *(Bulletin général de Thérapeutique,* 1895); *le Suicide en Chine*, Stork, Lyon, 1897; les Instruments de chirurgie chinois *(Arch. Clin. Bordeaux,* 1897); *Superstitions, crimes, misère en Chine*, Stork, Lyon, 1899, etc., etc.

[6] Bouffard, Notions médicales recueillies à Tchen-tou, en Chine, *(Annales d'Hygiène coloniale,* 1900).

[7] Cauvet, *Nouveaux Eléments d'histoire naturelle médicale*, Baillière, Paris, 1905.

[8] De Lanessan, *les Plantes utiles des colonies françaises.*

[9] Laureiro, *Flora Cochinchinensis.*

[10] Nordmann, *Manuel versifié de Médecine annamite*, Hanoï, 1896.

notions générales sur l'exercice de la médecine et de la pharmacie et sur les théories médicales professées en Chine ; il fait suivre son abrégé d'un index pharmaceutique comprenant le nom scientifique, le nom vulgaire, le nom chinois et les propriétés des principaux médicaments. C'est lui-même qui a dessiné de son pinceau délié les caractères chinois des formules et qui a fait imprimer ces caractères en France. Son livre peut donc servir aux médecins européens et sinologues qui veulent exercer en Extrême-Orient.

B. — Théories médicales des Chinois : taoïsme et fructuarisme. — « Canon du pavillon jaune » par Wang-hai-tsy et le Kuei-fa-yoo-ping, manuel de la médecine végétarienne.

La civilisation de l'Empire du Milieu a tenu, pendant longtemps, une première place dans l'histoire du monde. La médecine étudiée, dès la dynastie des Tsin, qui gouverna la Chine de 248 à 206 avant Jésus-Christ, est, à l'origine, sous la dépendance du taoïsme. L'ouvrage intitulé *Canon du pavillon jaune*[1] traduit par M. White, missionnaire, en fournit la preuve. Laotsé naquit au vi[e] siècle avant notre ère chrétienne. Il fonda la doctrine du taoïsme, qui se transforma, plus tard, en une religion, qui compte, aujourd'hui encore, autant d'adeptes que le bouddhisme. Cette religion purement idéaliste, au début, a été mal interprétée par les disciples du maître et elle est devenue un vague matérialisme enguirlandé de magie et de sorcellerie. Le vrai taoïsme avait pour but d'assurer l'immortalité de l'âme par la pureté du corps. Laotsé, qui s'est adressé au peuple chinois non seulement comme philosophe, mais aussi comme médecin et thérapeute, doit donc attirer tout

---

[1] Voir Dr Jerusalemy, médecin de Tien-tsin-Putow Railway, in *Presse Médicale*, 1910.

d'abord notre attention. C'est Wang-hai-tsi, 245 ans avant Jésus-Christ, qui a développé ses préceptes médicaux dans le *Canon* dit *du pavillon jaune.* Il les expose en quatre chapitres : 1° du mode matériel *(anatomie);* 2° du mode immatériel *(physiologie);* 3° de la raison *(hygiène);* 4° de la vertu du corps *(gymnastique* et *éducation).*

D'après Laotsé, l'homme se compose d'un centre supérieur où siège l'âme négative, d'un centre moyen qui est le siège des actes involontaires, enfin d'un centre inférieur ou génital, où réside le principe vital. Ces trois centres sont gouvernés par le principe spirituel d'où émane l'homme et où il revient, s'il exerce les vertus de son corps. Pour s'assurer l'immortalité, il faut donner des soins spéciaux aux organes qui fonctionnent sous les ordres des trois centres.

Voici les règles d'hygiène qui s'appliquent à chaque centre : éviter les chagrins, les ennuis, les longues méditations qui troublent le centre supérieur; pour le centre moyen, il faut des repas composés de légumes, de fruits et de riz, jeûner de temps en temps pour nettoyer les organes; il faut tenir le centre inférieur ou génital en repos, éviter la solitude, assouplir le corps par des mouvements harmonieux.

Si l'on suit ces préceptes, on aura la perfection qui conduit à l'immortalité.

On reconnaît dans ce système quelques idées grecques et montpellierines : *nihil novi sub sole.*

Voyons les quatre modes ou chapitres du *Canon* de Wang-hai-tsi.

I. MODE MATÉRIEL *(anatomie).* — La racine de l'âme négative est logée dans la brillante étoile : c'est ainsi que le crâne est appelé. Le crâne est fermé par deux portes : la porte du ciel (région fronto-pariétale) et la vieille porte (région occipitale). De chaque côté se trouvent deux clés, la clé dorée (oreille interne) et la clé de jade (oreille externe). L'âme négative se trouve en rapport avec la chambre de jade (la poitrine), qui contient la perle de jade (le cœur), et les deux perles suspendues (les poumons). Le centre moyen se trouve dans l'abdomen, appelé salle brillante, parce qu'il contient l'organe solaire (le foie), à droite, l'organe lunaire (la rate), à gauche, et les six jonctions lumineuses (les intestins). Le centre inférieur ou génital se trouve dans le palais rouge qui contient le mystère du printemps (l'utérus), chez la femme, et les deux divins principes (organes génitaux mâle et femelle). Quant aux membres, on désigne les supérieurs sous le nom de champ court et les inférieurs sous celui de maison du pied.

II. MODE IMMATÉRIEL. — C'est la philosophie de Laotsé.

III. LA RAISON. — C'est l'hygiène de Laotsé. On doit se guider sur le pouls. Prendre le pouls est important, on doit placer trois doigts le long du poignet et observer les battements en regardant le malade en face. Si le pouls est plein, fort, cela indique un vice du centre supérieur : vapeurs malignes, esprits nuisibles, maladies nerveuses. Si le pouls est lent, faible, il s'agit alors d'un vice du centre génital. Si le pouls est irrégulier, c'est un signe d'un vice du centre moyen (congestion des viscères). Enfin, si le pouls est dépressible, c'est le signe d'un vice dans les fonctions de la pierre de jade (cœur).

IV. EDUCATION. — On fait l'éducation des centres et des organes par les soins de l'hygiène, par les exercices du corps, par des exercices respiratoires ; ces exercices chassent les mauvaises humeurs et les vapeurs malignes. La sobriété est la condition spéciale du taoïste qui aspire à l'immortalité de l'âme ; c'est par la sobriété que l'esprit humain s'affranchit du mode matériel et retourne à la nature spirituelle, d'où l'homme est né.

Le précepte de la sobriété taoïste a été formulé pratiquement dans le livre intitulé *Kuei-fa-yao-ping*, système de médication prophylactique et curative.

Le chapitre premier traite des principaux fruits qui ont des vertus particulières. La pêche, la banane, l'ananas constituent des médicaments de premier ordre par les propriétés particulières qu'ils possèdent. Ils modèrent la chaleur vitale dans les intestins, fixent les esprits, chassent les vapeurs malignes, arrêtent les palpitations, préviennent l'obstruction des viscères, enfin prolongent la vie et entretiennent l'esprit mâle.

Le chapitre II traite des fruits, comme le melon, le concombre, l'orange, le citron, la grenade, le mangoustan et la mangue qui ont des propriétés spéciales : celles de nettoyer les intestins, de décongestionner les viscères, de séjourner dans l'organe des urines, où finit leur activité vitale.

Le chapitre III traite des nèfles, des noix, des amandes et autres fruits huileux ; ils sont indiqués dans les troubles causés par les excès de nourriture et de chaleur vitale ; ils font disparaître la constipation et l'excès de bile, et constituent des remèdes souverains contre les maladies dues à l'excès du principe mâle ; enfin, la nèfle est le médicament de choix dans les maladies vénériennes et les vices du sang.

Le chapitre IV traite de la conduite à tenir auprès d'un malade. Tout médecin appelé doit chercher les quatre points suivants : 1° l'état de la circulation des humeurs, état qui est indiqué par les pulsations ; c'est par les mouvements pulsatifs que le médecin doit connaître la gravité de la maladie et la source du mal qui corrompt les humeurs ; à cette recherche il doit consacrer un quart d'heure ; 2° l'état de la respiration par la couleur du visage, des lèvres, des narines et des yeux ; 3° l'état des viscères, par la couleur de la langue, des oreilles et de la peau du ventre ; 4° l'état des humeurs ascendantes et descendantes, par le son de la voix et par le regard; car, c'est le radical des humeurs qui règle la chaleur vitale, qui réchauffe les viscères et entretient l'esprit mâle ou mao (cerveau).

Le chapitre V s'occupe du traitement. La source du mal étant découverte, le médecin (y-san) doit, suivant la gravité des cas, prescrire une diète plus ou moins rigoureuse, pour faire le ching ou nettoyage, et interdire jusqu'à l'usage de l'eau pour laisser l'estomac (li-to) se reposer pendant huit heures. Le lendemain de cette diète absolue, il faut faire le kouï-tsaï, c'est-à-dire faire suivre le régime végétal, en prescrivant au malade les fruits désignés aux précédents chapitres. Voici comment on procède : on commence par une légère infusion de fruits, on continue par une tisane forte et l'on augmente progressivement le suc fructuarien jusqu'à ce que le malade puisse être apte à manger des fruits cuits. Il est recommandé de ne prendre, pendant la convalescence, que des fruits complètement mûrs. Enfin, il est conseillé au malade, pendant toute la durée de sa maladie, de boire beaucoup de thé, qui a la propriété spéciale de faire le chang, c'est-à-dire de régulariser les courants ascendants et descendants de l'humeur, qui arrose le *mao*, et le *mi* (œil), afin d'activer la guérison.

Le *Kuei-fa-yao-ping* était l'ouvrage médical classique, il y a quelque temps encore; il est demeuré le vade-mecum des droguistes, des lettrés et des vieux médecins, qui ont la spécialité des maladies internes et qu'on appelle ysan-fa-yao-ping-tsaï. C'est avec des drogues végétales qu'ils composent leurs préparations cordiales, pectorales, digestives, diurétiques et dépuratives. Cette vieille médecine chinoise ne périra pas entièrement sous la poussée de la civilisation et du progrès d'Occident; car la plupart de ses préceptes s'inspirent inconsciemment des idées d'antisepsie intestinale, obtenue par le végétarisme, idée d'auto-infection, que les travaux de Bouchard et de son école viennent à peine de systématiser scientifiquement.

G. — Leurs idées en anatomie et en physiologie. — Le yang et le yn. — Le vitalisme. — Le rôle des éléments extérieurs. — Organes et canaux.

Leur anatomie et leur physiologie sont encore dans l'enfance. Il n'en saurait être autrement, puisque la loi a toujours expressément interdit toutes recherches sur les cadavres, par respect envers les ancêtres. Kanghi avait cependant autorisé quelques autopsies à l'instigation des Pères Jésuites, dont ce grand esprit ne craignit pas de se faire le disciple. Les Chinois ont dû faire anciennement des observations cadavériques, puisqu'ils indiquent le volume et le poids des viscères. En tout cas, ils ont disséqué et dissèquent les animaux. C'est à l'aide de ces examens somatiques qu'ils ont édifié les doctrines suivantes.

Le *cerveau* est la demeure du principe vital par excellence et son réservoir est à la base; par la moelle et par le canal vertébral, le principe vital se répand dans le corps entier. C'est tout ce qu'ils savent du système nerveux. Le *larynx* aboutit directement au cœur, en traversant les *poumons*, qui sont attachés à la colonne vertébrale et divisés en six lobes. Les poumons sont creusés de cavités, où la voix prend naissance. Le centre du thorax, l'*estomac*, est le siège des sensations agréables de joie et de plaisir. Le *cœur* est situé dans les poumons, qui le protègent; c'est le principe du corps, le principe de la vie. Les pensées s'y élaborent et s'y développent; c'est le régulateur de l'organisme humain. Trois canaux font communiquer le cœur avec le foie et les reins. Le foie est situé à droite et divisé en six lobes; il filtre et épure les humeurs. C'est le siège de l'âme; c'est là que se forment les idées, les pensées. La vésicule du fiel est le siège du courage, d'où l'usage de manger la vésicule biliaire du tigre, de la panthère et de tout animal féroce et même des suppliciés. De Mairan, Perrault et Blasius s'indignent de l'erreur que les

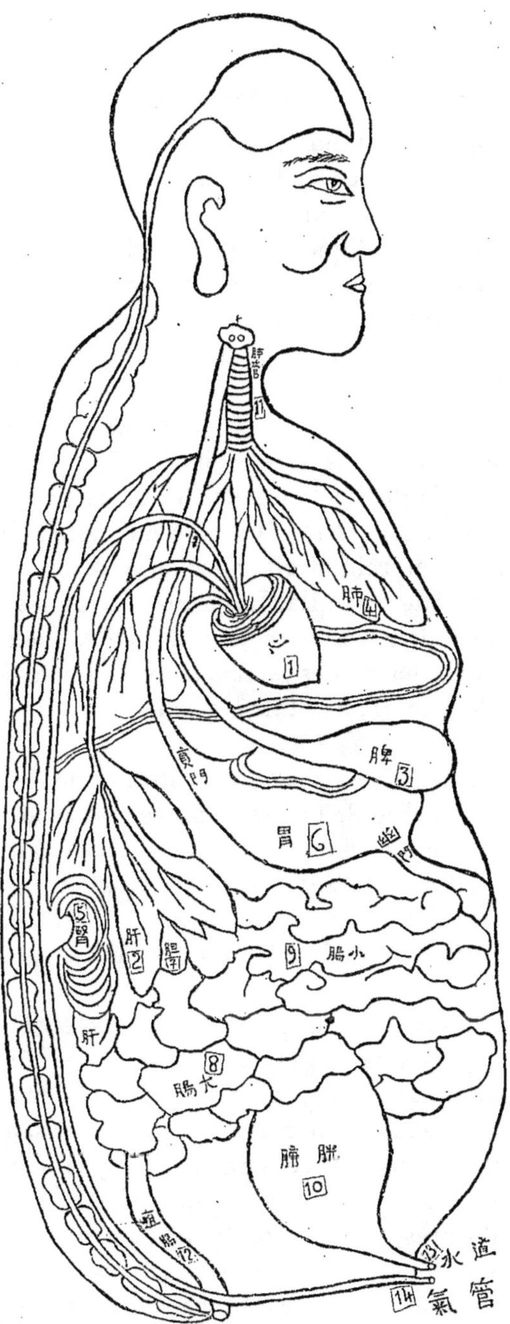

FIG. 2. — Constitution du corps humain (tableau d'anatomie chinoise). — 1, cœur; 2, foie; 3, rate; 4, poumons; 5, reins; 6, estomac; 7, vésicule biliaire; 8, gros intestin; 9, intestin grêle; 10, vessie; 11, trachée; 12, rectum; 13, urètre; 14, canal spermatique (Dʳ Regnault, *Médecine chez les Chinois et les Annamites*).

Chinois commettent en parlant du fiel trouvé dans la jambe de l'éléphant, ce pachyderme n'ayant pas de vésicule biliaire ni dans le foie, ni dans la jambe, mais un simple et très gros canal hépatique. Ils placent la rate entre l'estomac et le diaphragme et ils lui font jouer un rôle dans la digestion. Quant au *pancréas*, ils l'ignorent. Les petits intestins sont unis au cœur, l'urine qui s'y forme va directement à la vessie.

Le *gros intestin* est uni aux poumons; les *reins* et les *testicules* condensent le fluide spermatique élaboré par le cerveau. Le *rein droit* a l'honneur d'être la porte de la vie. Chez la femme, la *matrice* fait suite au vagin; elle est intimement unie au rein droit, dont elle reçoit un principe fécondant, qu'elle travaille. Les *ovaires* sont les analogues des testicules et la vessie reçoit l'urine des intestins, nous l'avons dit plus haut. Les *poumons* évacuent les mauvaises vapeurs et le *rein gauche* filtre le sang.

Leur OSTÉOLOGIE est aussi primitive que le reste. Ils croient que le crâne, le bassin, les avant-bras et les jambes sont formés d'un os unique. La force vitale fait jouer les articulations. Ils ne distinguent pas le sang veineux du sang artériel; ils n'ont pas une notion nette de la circulation. Ils confondent les muscles, les tendons et les nerfs.

La CIRCULATION du sang part des doigts et des dents et gagne les principaux organes et le cœur par des canaux multiples qui s'entrecroisent dans tous les sens. Les Chinois n'ont pas encore soupçonné le rôle du sang dans la nutrition des tissus; ils ne s'expliquent pas davantage le mode d'action des différents organes. Le Dr Morache, qui les a vus de près, estime qu'ils sont au même point que les savants européens, d'il y a quelques siècles, et que leur doctrine biologique se rapproche, en certains points, de celle que professaient les alchimistes sous Paracelse, les

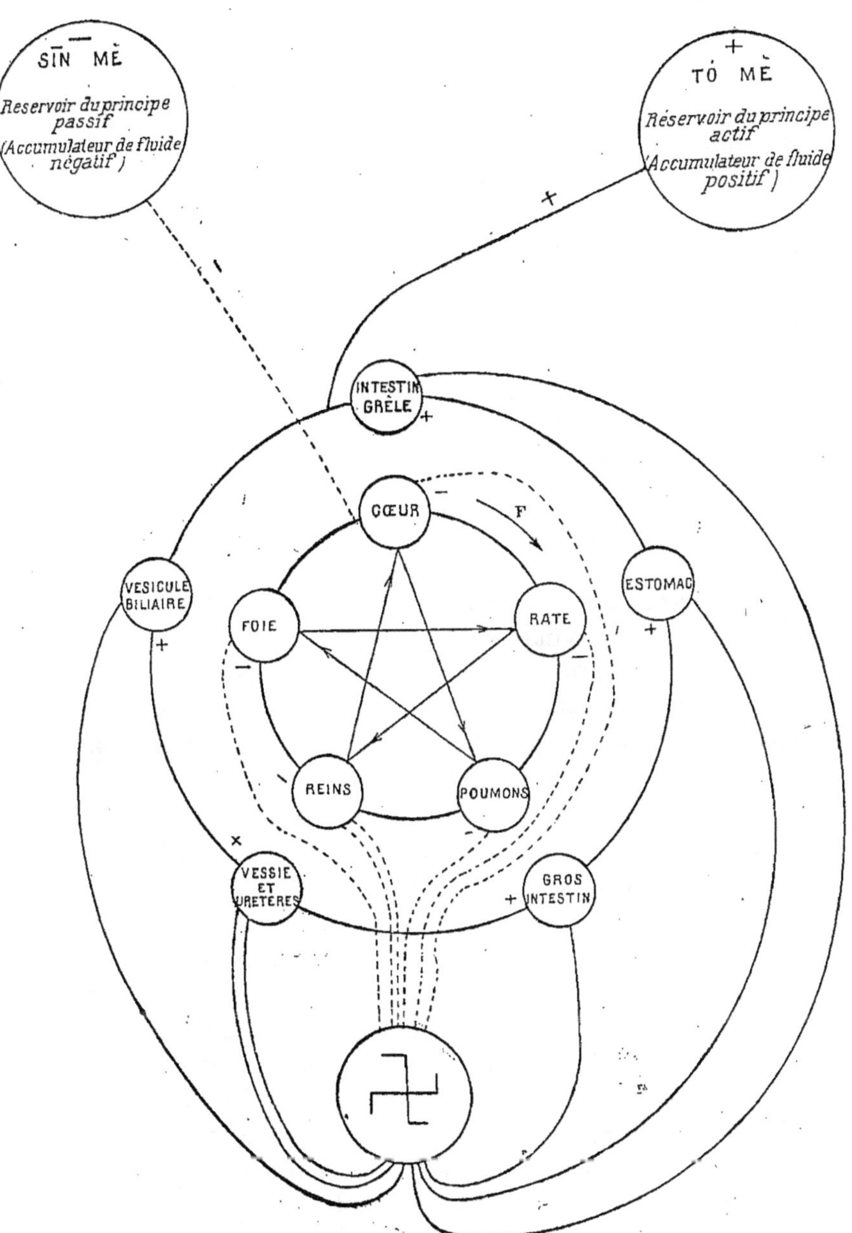

Fig. 3. — *Schéma de la constitution et de la physiologie de l'homme* (Dr Regnault, *loc. cit.*). — *Sin Mè*, réservoir du principe passif (accumulateur de fluide négatif); *To Mè*, réservoir du principe actif (accumulateur de fluide positif); *i g*, intestin grêle; *v b*, vésicule biliaire; *est*, estomac; *v* et *u*, vessie et uretères; *g i*, gros intestin; *cœ*, cœur; *foie, rate, reins, poum*, poumons.

Les cinq organes principaux, cœur, rate, poumons, reins, foie (éléments négatifs) constituent avec le réservoir *sin mè* la source et le domaine du principe passif *yn* (fluide négatif); chacun d'eux fonctionne avec l'organe adjoint (élément positif) qui lui fait vis-à-vis dans le schéma. Les organes adjoints constituent la source du principe actif *yang* (fluide positif), dont le réservoir ou accumulateur est *to mè*.

De chacun de ces organes part un *king* (canal de communication ou conducteur); la vessie ou les uretères en ont deux, les reins ont aussi chacun le leur. Six de ces conducteurs transportent le principe passif (fluide négatif); six transportent le principe actif (fluide positif). La réunion harmonieuse des deux principes ou des deux fluides dans la circulation produit la vie.

iatro-chimistes, élèves de Van Helmont, ou même les humoristes de l'école de Sylvius de Boë.

Le *yang* et le *yn*. — Selon les Chinois, deux grandes forces existent à l'état latent dans l'organisme humain et leur concours entretient la vie. L'un est le *yang*, principe chaud et sec, l'autre est le *yn*, principe humide et froid. Le yang siège dans l'estomac et les intestins, le yn réside dans la tête et la colonne vertébrale. L'état normal, la santé parfaite ne peut exister en dehors de l'équilibre de ces deux principes. Le yang est la chaleur, l'irritabilité ; le yn est l'action modératrice du système nerveux. Chaleur et modération sont transportées dans l'économie par le concours des esprits vitaux et du sang. Ils attribuent au sang une course très lente toute chinoise. Ils ne lui font faire que cinquante fois, en vingt-quatre heures, le tour de l'économie. Ils sont loin de compte, puisque l'on sait expérimentalement, en physiologie, que le globule sanguin opère le tour complet de l'appareil circulatoire en vingt-cinq secondes environ, cinq secondes pour la petite circulation pulmonaire et vingt secondes pour la grande circulation. Dans les idées des Chinois, les organes de la digestion (estomac, rate, intestin grêle) préparent le sang qui est reçu et amélioré par le cœur et mis en marche par le poumon. Le sang dépend du yn, principe passif ; les vapeurs ou esprits vitaux dépendent du yang, principe actif. Ce sont les vapeurs qui poussent le sang comme le vent agit sur la mer. L'action du sang et des esprits vitaux soulève les parois des vaisseaux et détermine ainsi le phénomène du pouls, qui varie selon les organes. Nous reviendrons sur le pouls, en quoi se résume presque toute la profession médicale. Le pouls, pensent-ils, rend compte, en chaque région, de l'état exact d'harmonie ou de la désharmonie des principes yang et yn, c'est-à-dire de la santé ou de la maladie de l'organe.

Les douze organes essentiels a la vie, les douze canaux. — Il y a douze organes essentiels à la vie : les deux
intestins, l'estomac, la vésicule du fiel, la vessie et le rein
droit, porte de vie, qui sont du domaine du yang ; les six
autres : cœur, foie, poumons, rate, cerveau et rein gauche
sont le domaine du yn. Ces douze organes sont reliés entre
eux par douze canaux principaux, nommés king. Le trouble
de l'un de ces organes essentiels retentit sur les canaux
afférents, d'où la possibilité, pour la médecin sagace, de se
rendre compte par le pouls de l'état des divers organes.
Quelques-uns de ces canaux aboutissent aux mains, aux
pieds, etc. Ce sont ces canaux qu'on dégage par l'acupuncture. La veine salvatelle du petit doigt sert à établir
le diagnostic et le pronostic, dans la plupart des maladies
infantiles.

La physiologie pathologique n'a pas seulement pour base
le fluide actif et le fluide passif ; elle repose également sur
l'influence des *éléments extérieurs :* l'eau, les bois, le feu,
la terre, les métaux, dont le rôle est manifeste dans la production des maladies, mais est interprété de façon bien
bizarre par les Chinois. Ils considèrent le cœur comme étant
de la nature du feu, le foie de la nature du bois, le poumon
de la nature des métaux, les reins de la nature de l'eau,
l'estomac de la nature de la terre. Ils en infèrent qu'en été,
avec la chaleur de feu de cette saison, le cœur est forcément
malade ; qu'au printemps, la végétation des bois doit déter-
miner les maladies hépatiques ; qu'en automne, les métaux
se formant au centre de la terre par l'union de la chaleur et
du bois, les poumons seront menacés de diverses manières :
qu'en hiver, l'eau prédominant, les reins seront facilement
atteints. En tout temps, l'influence de la terre se fera sentir
sur l'estomac par les produits alimentaires et le climat.
Dans chaque saison, il existe des jours critiques : ce sont
les dix-huit derniers jours. Telle est leur originale étiologie

des maladies saisonnières. Les Chinois, on le voit, accordent de l'importance aux influences saisonnières, météorologiques et climatériques.

D. — Généralités de séméiologie et de diagnostic.

Le pouls. — Ils accordent une importance capitale aux caractères du pouls. On le recherche sur onze points différents, sur la radiale, la cubitale, la temporale, l'auriculaire postérieure, la pédieuse, la tibiale postérieure, la plantaire externe ; sur la région précordiale ; sur trois parties de l'aorte abdominale, en déprimant les parois du ventre. Habituellement, on prend le pouls sur les deux radiales, la main droite du médecin sur le pouls du bras gauche du malade et la main gauche sur le pouls du bras droit. L'observateur doit appliquer à la fois sur le vaisseau la pulpe de ses trois doigts, annulaire, médius et index, le pouce embrassant la face postérieure de l'avant-bras. Chaque doigt recueillera des indications particulières. L'annulaire gauche du médecin appuyé sur la radiale droite du malade percevra par le pouls l'état du poumon, l'état du milieu de la poitrine et du gros intestin. Le pouls du médius sur la radiale droite du malade correspond à l'état de l'estomac et de la rate ; celui de la radiale gauche correspond à l'état du foie et de la vésicule biliaire. Le pouls de l'index correspond, du côté droit, à l'état du testicule, de la vessie et de la partie inférieure du corps, et, du côté gauche, à l'état des reins et des uretères.

Voilà déjà un exercice de mémoire assez fatigant. Ce n'est pas tout. Il faut encore que pour chacune de ces six variétés de pouls, le médecin recherche si le pouls est superficiel, moyen ou profond, en appuyant plus ou moins. Chacune de ces observations successives doit se faire pendant la durée de deux inspirations complètes. Normalement, on ne doit pas compter plus de 5 battements pour 1 inspiration. Avec une moyenne de 14 à 15 inspirations par minute, cela fait 70 à 75 pulsations par minute. Si le pouls est plus rapide, le principe actif prédomine ; s'il est plus lent, le principe passif a une activité exagérée. Il faut distinguer 24 types principaux de pouls externes : 7 correspondant au principe actif ; 8 au principe passif ; 9 au mélange des deux principes dans les grandes voies de communication. Il faut les connaître et savoir encore saisir 27 pouls caractéristiques d'un pronostic mortel.

Chaque organe a un pouls qui lui est propre. Toutes ces variétés de pouls se modifient avec le sexe, l'âge, les émotions, la grossesse, la saison, l'heure, l'influence astrale... Le médecin chinois doit, par le seul examen du pouls, diagnostiquer la grossesse et son âge, l'état passionnel d'un malade. Il ne met pas moins de dix minutes à prendre le pouls. Aussi le Céleste estime peu les médecins européens qui tâtent le pouls trop vite et sans conviction.

Examen de la langue, du facies et des diverses parties du corps. — Outre le pouls, les médecins chinois examinent les oreilles, la bouche, la langue et les narines, qui sont autant de fenêtres, par lesquelles apparaît la chaleur innée. Ils doivent aussi examiner les urines et les matières fécales pour se rendre compte de l'état du principe opposé au fluide actif. Les narines font connaître l'assiette du poumon, car les sécrétions nasales viennent de cet organe. Les yeux décèlent l'état du foie, les larmes étant l'humeur de la glande hépatique. La bouche trahit la situation de l'estomac ; la langue révèle celle du cœur.

L'*examen de la langue* joue un grand rôle chez les Chinois. On décrit 36 syndromes de la langue, suivant que la langue est blanche, jaune, bleue, rouge, noire... Plus ou moins rouge, elle indique la fièvre ; sèche, elle indique que la chaleur augmente ; pustuleuse, elle indique une maladie des poumons avec douleur de côté... ; agitée, elle annonce la mort; pendante et déviée, elle indique la paralysie. Abel Rémusat a fait, en 1913, une dissertation latine sur la symptomatologie de la langue et il a démontré que la médecine chinoise se rapproche singulièrement des doctrines hippocratiques.

Le *facies* des gens trahit les maladies dont ils sont atteints. Ainsi, l'aspect général de la figure et du nez renseigne sur l'état des poumons; l'examen des orbites, des yeux et des sourcils édifie sur l'état du foie ; les pommettes et la langue proclament les souffrances du cœur ; le bout du nez dit l'état de l'estomac et le lobule de l'oreille celui des reins. La *couleur* de la figure change suivant l'organe : le rouge correspond au cœur, le blanc aux poumons, le noir au rein et à la vessie, le jaune à l'estomac et à la rate, le bleu au foie et à la vésicule biliaire. A chaque organe principal correspondent également une saveur, une odeur et un cri particuliers. Le professionnel asiatique interroge minutieusement le malade sur ses *sensations* et il examine avec soin l'aspect et la chaleur des téguments.

De tout cet ensemble d'observations il extrait un diagnostic, qui, malgré sa perspicacité, est souvent obscur ou erroné, par suite de l'absence de notions précises d'anatomie.

La description minutieuse des maladies rappelle la manière des anciens ; comme eux, ils ont une pratique qui vaut mieux que leurs théories. Il serait, en effet, facile de prouver qu'au milieu du cortège bizarre des symptômes et des théories aventurées, il y a une observation juste et précise des faits extérieurs. La classe des fièvres éruptives, et, parmi elles, la variole surtout, est étudiée avec une consciencieuse exactitude ; de même, le groupe des affections syphilitiques ; de même, la malaria et le rhumatisme. Ils accusent moins de précision pour les maladies du cœur et du système nerveux, par suite du manque d'anatomie. Si la pathologie médicale des Chinois excite souvent un légitime étonnement, il en est bien plus encore ainsi, lorsqu'on aborde la chirurgie. Ils connaissent les plaies simples, les fractures, certaines luxations d'un diagnostic facile; mais ils commettent des erreurs et professent des théories invraisemblables au sujet des tumeurs, au sujet de l'ophtalmologie et de l'otologie, dit le Dr Morache.

E. — Notions complémentaires sur les théories pathogénétiques et seméiologiques de la médecine chinoise. — Le yang et le yn de la cosmogonie; les Pakoua.

Pour comprendre plus aisément les théories chinoises sur les correspondances du pouls et des organes, il est bon de les rapprocher des théories des occultistes et des magnétiseurs européens. Les principes vitaux, actif et passif, sont les deux grandes forces de la nature reconnues par les anciens Orientaux et par les Grecs. C'est le *un* et le *deux;* c'est Osiris et Isis. L'harmonie du yn et du yang est symbolisée par un oiseau aux ailes largement déployées, par deux dragons qui se menacent de chaque côté d'un cercle, ainsi qu'on le voit au-dessus de certaines divinités égyptiennes. Un cercle et des ailes déployées symbolisent l'harmonie de l'univers. Le Dr Regnault compare le yang et le yn aux pôles positif et négatif d'une pile. Le réservoir du fluide positif aboutirait à la lèvre supérieure, celui du fluide négatif se terminerait près des yeux. Les divers éléments qui interviennent pour créer ou compliquer une maladie sont au nombre de huit et opposés deux à deux. Voici ces éléments : le principe vital actif et le principe vital passif, l'eau et le feu, la force et la faiblesse, le froid et le chaud.

Les mauvais vents, les mauvais esprits ou revenants sont comme les coques ancestrales des occultistes euro-

péens. Ceux-ci reconnaîtront dans le pentagramme chinois
un symbolisme analogue à celui du triangle blanc et du
triangle noir. Dans les figures en virgule du *Pakoua*, deux

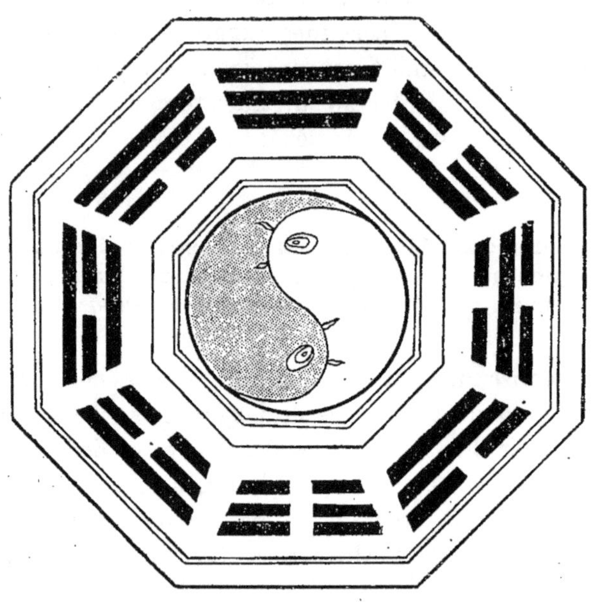

Fig. 4. — Le Yn-yang et les Pà-kouâ de Fou-hi (pentagramme
chinois). — Le trigramme supérieur, trois traits entiers : *yang*
(mâle). Le trigramme inférieur, trois traits doubles : *yn* (principe femelle). Le feu est représenté à gauche par un double
trait *(yn)* entre deux traits entiers *(yang)*. A droite, l'eau, par
un trait entier entre deux traits doubles. Eau et feu sont
opposés et se font équilibre ; mis en présence ils se détruisent
en ramenant le *yang* et le *yn* à l'état d'équilibre ou état neutre
(Dr Regnault).

formes larvaires représentent les grands principes de la
nature : le principe mâle ou actif, le yang, émané du grand
absolu, et le principe femelle ou passif, le yn, émané du
yan en repos. Ces principes sont symbolisés par un cercle
divisé en deux parties symétriquement opposées formant
deux espèces de virgules enlacées, l'une blanche, l'autre

noire. Le cercle représente le grand absolu Taï-ki; les deux virgules, les principes yn et yang. On représente aussi le principe mâle par des traits entiers, le principe femelle par des traits interrompus. C'est sous ces formes que ces principes sont symbolisés dans le *Pakoua de Fouhi*, huit signes inventés par cet empereur, deux mille ans avant notre ère. C'est avec ces signes combinés de 64 manières différentes que *Fouhi* écrivit le plus ancien livre connu, le *Y-kin* ou *Livre des Changements*.

Les Pakoua sont très respectés du Chinois. On les porte brodés sur des bannières, on les arbore sur les maisons pour en chasser les mauvais esprits, on en fait des amulettes et les sorciers se servent du Pakoua dans leurs pratiques de magie.

La *Théorie du Yn-Yang* peut être rapprochée d'un grand nombre de théories scientifiques, philosophiques et religieuses. En science, le yang et le yn seraient le fluide positif et négatif, le blanc et le noir, la lumière et l'obscurité, l'acide et la base, la chaleur et l'humidité, le père et la mère. Dans le domaine religieux, ils seraient comme le ciel et la terre, comme le *Linga* et le *Yoni* des Indous, Ormund et *Ahriman* de *Zarathusta*, *Osiris* et *Isis* des Egyptiens, *Saturne* et *Rhea* des Latins. Sur le terrain philosophique, le yn et le yang sont comparables au *un* et *deux* de Pythagore, au plein et au vide de Leucippe, à Poroch et Prakrati de Kapila, à la *natura naturans* et à la *natura naturata* de Spinosa, au conscient et à l'inconscient de Hartmann, au moi et au non-moi de Fichte, à la force et à la matière de Büchner.

Voilà assez de cosmogonie pour comprendre que la médecine chinoise n'est qu'une simple partie du domaine des deux principes qui se retrouvent partout dans la nature.

Descendons de ces hauteurs métaphysiques et voyons la scène pratique d'une consultation médicale.

F. — **La visite du médecin chinois.**
Généralités thérapeutiques.

En arrivant chez son client, le praticien[1] procède à un interrogatoire sur les principaux symptômes; il examine comment le malade respire et regarde attentivement son facies. Ensuite, il tâte le pouls longuement et très soigneusement; il demeure silencieux et recueilli, comme un homme plongé dans les mystères du yn-yang. Durant ses réflexions, il doit *pouvoir sentir* sa propre respiration et avoir la conscience de la liberté de son cerveau. C'est pourquoi, il visite ses malades de préférence le matin et à jeun. L'examen des crachats et du dépôt des urines n'est pas oublié; il questionne aussi sur l'appétit, la constipation, la diarrhée... et, s'il s'agit d'une femme, il s'inquiète de savoir si elle est enceinte pour éviter de lui administrer des médicaments contre-indiqués. Il examine attentivement les fenêtres des organes ouvertes à l'extérieur, c'est-à-dire la langue, la bouche, les yeux, les narines, les oreilles..., interroge sur les sensations éprouvées, odeurs, saveurs, sur la nature des rêves. Il se rend compte, par la palpation, de la chaleur ou du froid de la peau, de son état de sécheresse ou de moiteur. Nos moyens d'investigation lui sont inconnus; l'auscultation, la percussion et autres modes d'exploration lui sont absolument étrangers. Le médecin chinois porte son diagnostic presque exclusivement d'après le pouls et le facies. Nos anciens médecins agissaient comme eux. En évoquant le geste du praticien chinois auprès du malade, nous avons évoqué certainement dans l'esprit de plus d'un lecteur d'un certain âge la figure solennelle du médecin d'autrefois.

Son diagnostic établi, le médecin chinois écrit son ordon-

---

[1] Voir la gravure en frontispice.

nance. Autant et plus que nos modernes confrères qui chinoisent sans le savoir, il insiste sur le régime alimentaire. La dimension et la couleur du papier d'ordonnance ne sont pas choses indifférentes, suivant le client; tantôt il se sert de papier simple, tantôt de papier rouge, le même qu'emploient les mandarins pour leurs invitations. Sous ce rapport aussi, on trouve, en Europe, des docteurs qui font des ordonnances de mandarin. Nous verrons plus loin les prescriptions les plus ordinaires; notons seulement, parmi les généralités thérapeutiques, que les Chinois admettent la *théorie* dite *de la signature des plantes*. C'est ainsi que certaines maladies des reins sont traitées par des haricots, parce que le haricot a la forme d'un rein et les maladies des yeux par des collyres à la luciole, parce que cet insecte est lumineux. Ils ont, sous forme de sels, quelques médicaments d'origine végétale; ils emploient surtout des médicaments végétaux, sous forme de racines, de tiges, feuilles, fleurs, fruits desséchés, etc. Leurs remèdes d'origine animale sont préparés par dessiccation : cigales vidées, crapauds écorchés. Ils ont aussi des vins médicamentaux préparés avec de l'eau-de-vie de riz. Les tisanes, les infusions, les décoctions sont surtout employées et en abondance. Bon nombre de médicaments se prennent aussi en pilules, en bols, en poudre. La réglisse est le véhicule de bien des drogues. Suivant le dicton chinois, la réglisse montre le chemin aux autres médicaments; de même l'écorce de magnolia et l'extrait alcoolique de rehmania.

L'OPOTHÉRAPIE est pratiquée en Chine et en Indo-Chine d'une façon courante, On donne contre l'impuissance des préparations de testicules et de substance nerveuse; contre les affections du foie et des yeux, du foie de porc et de bouc, de la bile de bœuf et d'ours; contre les maladies de l'estomac, des gésiers de poule; contre les maladies du rein, on donne des rognons; contre celles du poumon, on donne du tissu pulmonaire; contre les maladies nerveuses, de la substance nerveuse d'animaux. Dans la province du Kouangtong, on recueille du sang des suppliciés; on le fait cuire et on le mange comme fortifiant. Ils ont aussi quelques vagues idées de l'antisepsie, puisqu'ils font des pulvérisations pour chasser le diable, lisons pour désin-

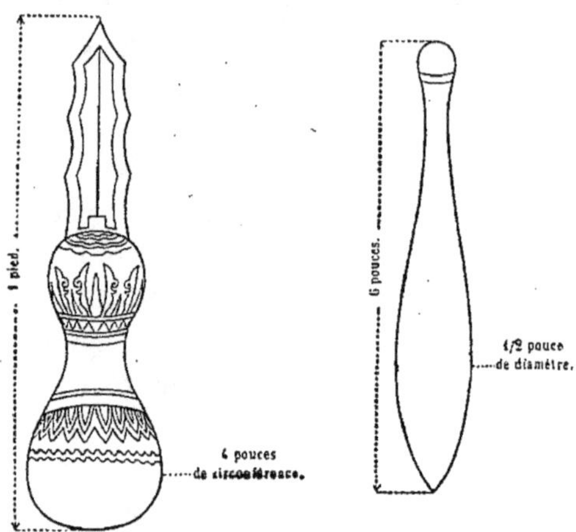

Fig. 5. — Marteaux à massage (Dr Matignon)

fecter la peau, le lit, les vêtements des personnes atteintes de fièvres éruptives.

Les médications externes sont employées sous forme de lotions, de collyres, de poudres, d'emplâtres, de pommades et d'onguents, en frictions ou onctions. Les *ventouses* leur sont connues: ils en appliquent au milieu du front dans les fièvres accompagnées de céphalalgie. Ils usent aussi de petits emplâtres semblables à nos mouches de Milan sur les tempes. Ils exercent la *révulsion*, soit en administrant des claques, soit en appliquant des moxas ou des cautères sur l'épigastre, en forme de croix. Ils font du *massage* par friction plus ou moins forte, ou en martelant les chairs au moyen de petites massues de bois (fig. 5).

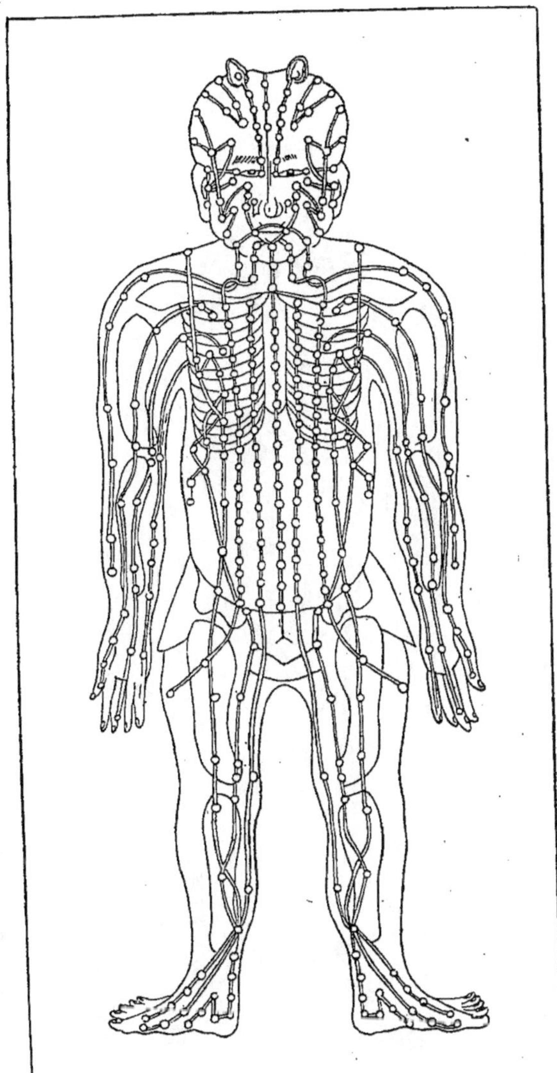

Fig. 6. — Tableau d'anatomie chinois montrant, entre autres
détails, le trajet des canaux de communication et l'emplacement des points d'acupuncture. Homme vu de face (Matignon).

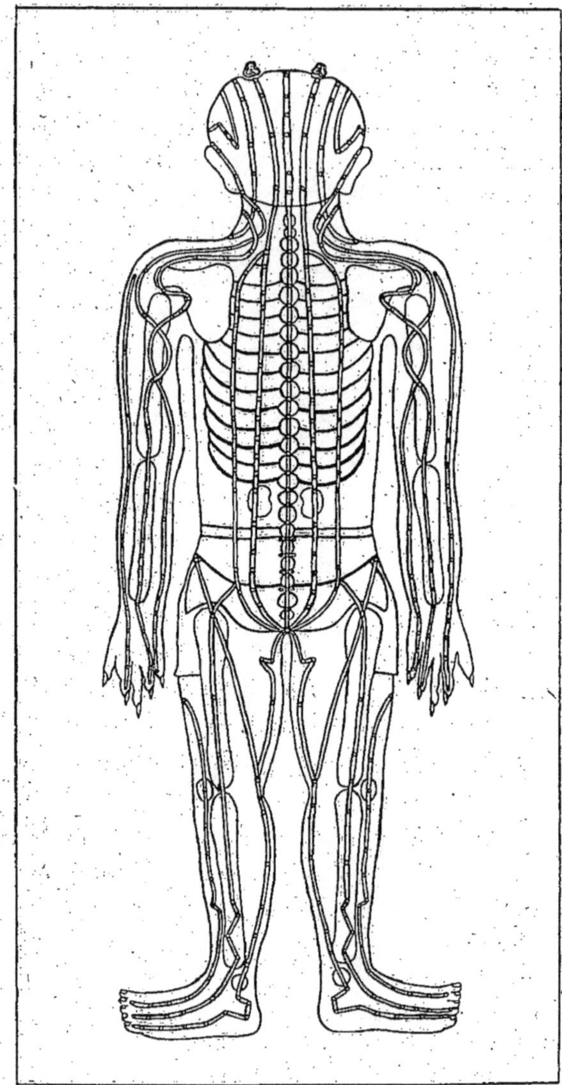

FIG. 7. — Même sujet que dans la figure précédente.
Homme vu de dos (Matignon).

L'*acupuncture* est un procédé thérapeutique tout à fait spécial à la Chine ; il consiste à enfoncer, en des points déterminés, des aiguilles de longueur variable, dans le but d'atteindre les *king* ou canaux de communication des organes et de combattre ainsi l'engorgement des vaisseaux. Ce sont comme nos ponctions et nos mouchetures. Les points d'acupuncture sont au nombre de 3o8. Aux examens de médecine, il faut que, sans hésiter, les candidats enfoncent les aiguilles au point voulu, pour chaque maladie, sur des mannequins dont les trous sont voilés. Les aiguilles en or, en argent ou en acier, varient de 1 centimètre et demi à 28 centimètres de longueur. On fait tousser le malade, pendant que l'on enfonce l'aiguille dans la peau plissée et tendue comme nous le faisons en enfonçant nos aiguilles de Pravaz. Lorsqu'ils ont retiré l'aiguille, ils mettent sur la piqûre de la cendre d'armoise (fig. 6 et 7).

Les signes diagnostiques de l'affection une fois établis, on passe au traitement, toujours le même dit le P. Leroy *(En Chine*, p. 372). Le médecin enfonce l'aiguille matelassière dans la chair de son client... N'est pas acupuncteur qui veut... Si l'opération ne réussit pas, le malade ou sa parenté a recours au tribunal. La discussion n'est pas longue. Deux questions sont posées : Quelle était la maladie ? Comment avez-vous pratiqué l'acupuncture ? Frappez le mannequin où vous avez piqué le malade. L'opération finie on soulève les voiles (papier). Si la piqûre répond à la maladie... c'est bien ; le mort lui-même aurait tort de se plaindre, sinon... le médecin paie son ignorance ou sa maladresse sur sa bourse ou même sur sa peau ; car on lui applique, séance tenante, quelques centaines de coups de bâton. « La plupart joignent à l'acupuncture une thérapeutique souvent bien comprise. »

Il ne faut pas, d'après cet aperçu, s'imaginer qu'en Chine tout est mal et ridicule et que l'ignorance est absolue. Ils ont des notions de tout par expérience et par intuition. Ils

n'ignorent même pas l'*anesthésie générale;* le procédé seul
diffère. Ils l'obtiennent dans une certaine mesure à l'aide
de narcotiques à base d'aconit, de champignons et d'aristoloche. Pour réveiller le patient, ils lui font boire de l'eau
salée.

Un livre chinois, le *Poun-tsou,* contient le catalogue
des maladies du corps humain et des remèdes aptes à les
guérir : l'art vétérinaire est pourvu d'un même guide.

La médecine chinoise distingue les maladies du froid, les
maladies des femmes, les maladies de la peau, les maladies
qui réclament l'acupuncture, les maladies des yeux, des
os et de la bouche. Elle les divise encore en maladies
internes causées par le vent, les miasmes, les inflammations, etc., les affections externes comprenant les fièvres
éruptives. Le Dr Regnault n'a pas adopté ces divisions
dans sa monographie, Morache non plus.

Ce n'est pas chose facile que de faire la nosologie de ce
vaste Empire, composé de provinces disparates sous le
rapport du climat et des conditions de la vie. Les maladies
de la zone septentrionale ne sont pas celles de la zone
méridionale et la zone du grand fleuve Yang-tsé-kiang a
aussi sa physionomie morbide propre. Au nord, avec son
climat extrême, les maladies ont un caractère saisonnier.
En hiver, règnent les affections aiguës des poumons et les
protéiformes manifestations du rhumatisme, la fièvre
typhoïde endémique, le classique typhus pétéchial, la diphtérie qui se développe à l'aise dans les habitations qu'on
surchauffe pour se garantir des rigueurs du froid. En été,
changement à vue, les habitants sortent de leur réclusion
et vivent dehors ; le typhus disparaît et la plupart des
autres maladies s'atténuent ou guérissent. Mais les chaleurs
du mois de juillet et d'août font émerger du sol souillé
des villes les effluves fébrigènes qui engendrent les fièvres
d'accès parfois pernicieux et provoquent les troubles intestinaux de la diarrhée et de la dysenterie. Dans la zone du

sud, la constitution climatérique est, par la continuité de la température élevée, malheureusement trop favorable aux fièvres paludéennes, à la dysenterie, aux congestions et inflammations du foie, à toutes les maladies tropicales qui sévissent pendant toute l'année, avec une recrudescence pendant la mousson du sud-ouest. Lorsque survient la mousson du nord, les accidents morbides sont moins graves et la réaction de l'organisme est plus énergique. Il est de notion certaine que les Européens sont plus éprouvés que les indigènes à Shanghaï, à Ning-po, Amoy, Foutchéou, Hong-kong, Macao et Canton, qui sont médicalement des stations tropicales. Bâties dans des régions marécageuses, ces villes ne sont pas seulement agitées par la fièvre des affaires, mais en proie aussi à la fièvre des marais. Les entreprises d'assainissement exécutées par les Européens, les plantations d'arbres, la création d'égouts, de routes macadamisées et autres travaux d'hygiène ont atténué l'insalubrité de ces vastes comptoirs. Les accès pernicieux et mortels ne se voient plus généralement que chez les alcooliques, qui sont nombreux, dit-on, parmi les Anglo-saxons.

Nous parlerons plus loin des affections épidémiques : variole, choléra, typhus, etc.

Avec les Drs Regnault et Matignon, nous allons passer en revue les maladies les plus ordinaires et les moyens thérapeutiques employés par les Chinois.

Pour rendre cette étude moins lourde, nous la diviserons en plusieurs parties :

Pathologie et thérapeutique internes (médecine) ;
Maladies vénériennes et affections des organes génito-urinaires ;
Pathologie et thérapeutique externes (chirurgie) ;
Maladies des femmes, gynécologie et obstétrique, soins qu'on donne aux nouveau-nés ;

Hygiène de l'enfance et de l'adolescence : faits et supersti-
*   tions ;*
Mutilations ethniques (petits pieds) ;
Médecine légale, le siyuen, crimes, suicides, infanticides,
*   avortements, prostitution, folie, alcoolisme et opium ;*
Exercice de la médecine et de la pharmacie en Chine ;
Superstitions médicales, comparaison avec celles d'Europe.

CHAPITRE II

PATHOLOGIE ET THÉRAPEUTIQUE INTERNES

A. — **Appareil respiratoire.**

REFROIDISSEMENT. — Si l'on a contracté un refroidissement en sortant par la pluie, ou par le fait de mauvais
vents et de variations brusques de la température, on doit
prendre la tisane stimulante appelée *sanki*[1].

Si l'amélioration ne se produit pas rapidement, c'est que
le principe vital passif est affaibli ; il suffit de le réconforter
avec des cordiaux, tels que la cannelle...

Quand il y a de la fièvre, on prescrit de la tisane de graines
de dolique ou 2 grammes de poudre de racine de polygala
tenuifolia dans une demi-tasse d'eau chaude, ou trois
gouttes d'huile de menthe dans du thé.

---

[1] *Sanki*. Cette décoction se compose de :

Extrait alcoolique de Rehmania	4o grammes
Lyciet de Chine (fruits)	8 —
Achyranthe du Japon (graines)	8 —
Pachyma cocos	8 —
Fusain du Japon (écorce)	8 —
Pivoine blanche (racines)	8 —
Azaret de Virginie (racines) ou angélique inégale (racines)	4 —
Dorsténie de Chine (racines)	4 —
Réglisse torréfiée	4 —
Racine d'aconit préparée	4 —

Laryngite et Angine, Bronchite. — La toux, l'aphonie sont la conséquence d'un mauvais fonctionnement du principe passif. On prescrit contre le mal de gorge les gargarismes au borax et l'on remonte les forces au moyen de préparations de racine d'ache, d'atractylis ovata, de buplèvre, de gentiane, de gingembre, de cannelle.

Contre les sueurs, on fait prendre de la dioscorée, des noyaux de jujubes et de longanier, des fruits de Nelombo (graines de nénuphar, graines de lotus).

Contre la toux, on prescrit la tisane de *kinchoéi*[1]. Si le kinchoei ne suffit pas, on a ensuite recours au gingembre, à l'opium, à la cannelle, au thuya orientalis, à la cardamome, à la violette, au lis, au tussilage, à l'écaille de tortue brûlée, au lézard desséché, à la bave de crapaud, à la terre de vieux torchis. Les pilules de *chan-sou-ouan* (bave de crapaud) sont très estimées. Ne faisons pas les dégoûtés; n'avons-nous pas la pâte d'escargots? Et les homéopathes n'emploient-ils pas aussi le crapaud? Le Chinois enrhumé mange des os de poulet, il prend de l'huile de menthe, des graines de navet, des jujubes, des citrouilles, de la racine de mûrier et il se fait poser des moxas au creux de l'estomac.

Pneumonie. — Contre la pneumonie, on prend de la clématite, de l'aristoloche, de la tisane de dioscorée et d'aconit: on combat par la réglisse ammoniacale le délire qui accompagne cette inflammation des poumons. La préparation de réglisse ammoniacale va donner la nausée au

---

[1] *Kinchoéi*, tisane avec :

Extrait alcoolique de Rehmania	20 grammes
Racines d'arum trilobatum préparé	8 —
Racines d'ache trilobatum préparé	8 —
Pachyma cocos	8 —
Réglisse torréfiée	4 —
Ecorce de mandarine préparée	4 —

lecteur. La voici quand même. On met de la réglisse dans le canon d'un bambou, qu'on bouche à la cire ; le tube est déposé, durant tout l'automne, dans des fosses d'aisances fréquentées uniquement par des hommes ; on le retire à la fin de l'automne ; on le nettoie et l'on a ainsi à sa disposition de la bonne réglisse ammoniacale.

Bronchite Chronique. — On donne le tremble épineux et des poumons de porc.

Phtisie et Hémoptysies. — Le médecin chinois avoue qu'il ne guérit pas la phtisie ; mais il la combat avec des préparations de poumon et de colle de peau d'âne noir bouillie dans de l'arack ou de la farine de riz. La peau d'âne est le plus souvent remplacée par de la peau de buffle. Ce produit gélatineux est certainement efficace contre les hémoptysies. Depuis longtemps les Chinois l'emploient contre les hémorragies. Reconnaissons qu'ils nous ont devancés, car il n'y a que quelques années qu'en Europe nous nous servons de sérum gélatinisé par la voie buccale et par la voie hyopdermique ou rectale. L'*écorce de mandarine* est fort employée dans les affections des voies respiratoires. On ne la mange pas telle que ; tout d'abord, on la fait griller avec du sel, puis on la fait bouillir avec de l'urine, avec du vinaigre, puis on la sale encore et on la dessèche.

B. — Appareil circulatoire.

Palpitations, Angine de poitrine, etc. — Ils distinguent deux sortes de palpitations : celles qui sont dues à des excès sexuels et celles qui sont la conséquence d'une maladie infectieuse. Contre les premières, on donne des anaphrodisiaques et des reconstituants (graines de nelombo, colle de corne de cerf) ; contre les secondes, du minium à petites doses.

— 49 —

Myocardites. — L'infusion de tiges de clématite ou la
corne de bouquetin sont prescrites dans les inflammations
du cœur, de même la racine de chélidoine. Ne sachant pas
ausculter, ils vont à l'aveugle.

Ils prescrivent le cumin dans les syncopes et mettent des
moxas au creux épigastrique. Dans l'angine de poitrine,
c'est à la sépia mélangée à du vinaigre (encre) qu'ils font
appel. Aux gens qui présentent de l'enflure (œdème), de
l'hydropisie, ils prescrivent la potion de terre de torchis
ayant été longtemps exposée au soleil levant. Cette terre
lavée et décantée se boit avec du riz. Elle agit comme
diurétique par les nitrates qu'elle contient. Ensuite on donne
la racine de plantain d'eau ou des graines de convolvulus,
le péricarpe de noix d'arec, l'aralia papyrifera ; quelquefois
on en vient au cinabre natif pour rétablir l'équilibre entre
le cœur et le foie.

Dans les engorgements des vaisseaux (phlébite, congestion), on prescrit le suc de gaillet dit gratteron (rubiacée).
Contre les *hémorragies*, on prescrit : la corne de rhinocéros, la cendre de cheveux, la racine d'aconit, la cannelle,
le plantain d'eau, les graines d'achyrante, d'euryale ferox
et le remède de *Pavi* à huit médicaments [1]. Contre les *vomissements de sang* : le ginseng et la tisane de *Louvi* [2].

Epistaxis. On arrête le saignement de nez avec du sang
d'anguille, des tisanes d'ortie blanche et de l'ail appliqué
sur les jambes et sous les pieds. On emploie aussi les feuilles
de thuya orientalis.

Contre les *métrorrhagies*, on emploie l'infusion d'ortie
blanche, le cachou, le safran et l'os de dragon fossile. Il paraît
qu'on trouve toujours de l'os de dragon fossile vrai ou faux.

---

[1] *Pavi*, remède à huit médicaments : extrait de rehmania, dioscorée, pachyma cocos, plantain d'eau, cornouiller, pivoine-moutan,
cannelle, aconit.

[2] *Louvi*, remède à six médicaments : rehmania, pivoine-moutan,
dioscorée, cornouiller, pachyma cocos, plantain d'eau.

Les hématuries sont arrêtées au moyen de la tisane de tiges de clématite, de racines de plantain d'eau, de pachyma cocos, d'oranger noirâtre, de graines de gardenia, de l'écorce de ptérocarpe jaune.

Toniques après une perte de sang. On relève l'organisme en donnant, comme toniques, la gentiane, l'aconit, le gingembre, l'amande de jujube, la graine de nelombo.

C. — Maladies des reins.

Contre les douleurs rénales, on donne, en tisanne, du chiendent, des graines de fenouil, des racines d'ache, des racines de plantain et des sudorifiques, tels que : graines de gardenia, squine, smilax, pigamon, bardane, sable de mer (fines spores de fougère), stéatite. Nous avons déjà dit que les maladies des reins étaient soignées par l'ingestion de reins de porc et de haricots noirs.

D. — Appareil digestif.

Les stomatites sont graves chez les Asiatiques ; on les soigne par des gargarismes et par de la tisane de rhubarbe, de salpêtre, de chélidoine et de réglisse.

En cas d'indigestion sans vomissements, on donne du poivre, du clou de girofle, du souchet, de l'ail, de l'écorce de magnolia hypoleuca (c'est le quinquina des Chinois).

S'il y a indigestion avec vomissements, petites doses de borax dans de l'eau (les Chinois mettent aussi du borax dans l'eau de cuisson de la viande) ; on donne aussi : chélidoine, thuya, encens, écorce de mandarine, graines de melon. Leur *vomitif* habituel est la racine de chélidoine.

L'anorexie (manque d'appétit) est combattue par l'écorce de mandarine verte, de magnolia hypoleuca, de pigamon jaune, d'atractylis ovata.

La gastralgie et l'embarras gastrique fébrile trouvent dans la racine de squille — employée en teinture sous le nom de cunao — un remède souverain.

La dyspepsie, parfois tenace, est chassée par l'enveloppe du gésier d'un jeune poulet, la colle de peau d'âne, le coriandre, l'atractylis lancea, la noix muscade, la décoction de bois de Santal. On fait aussi manger de l'orge et des petits haricots germés et, de la sorte, on prend, sans le savoir, des diastases favorables à la digestion. On donne la lessive de terres alcalines, le chlorure de sodium, le carbonate de chaux, le salpêtre.

Pour les flatuosités, on donne l'écorce d'orange, le benjoin.

Contre les *aigreurs*, on prescrit l'alun, le tussilage, le pachyma cocos recueilli près des pins parasols.

La *constipation et l'embarras gastrique* mettent en branle tout un arsenal de remèdes : rhubarbe et lait de chèvre, extrait de foie de porc, sulfate de soude, poires cuites dans du miel, pruneaux, graines de nelombo, racine d'ache, graines de moutarde blanche, le *petchi* (racine encore mal déterminée), l'écorce de cardon de Chine, la résine de croton moluccanum, la mercuriale, les os de dragon fossile[1].

Contre les coliques, prenez de l'ache, de la cannelle, du lyciet, de la gentiane croisette, de l'aconit, du schizandra.

Contre la diarrhée, de l'eau de riz, du riz gluant cuit, de la gentiane, du pachyma cocos, atractylis, cytise, cardamome, concombres sauvages, noix de galle, bois de camphre, résine de pin chinois, ocre brun, cachou. Si les coliques sont accompagnées de frissons et de vomissements, on fait appel aux grands moyens : le gingembre et le fameux gin-seng, quand l'aconit ne suffit pas. Le *gingembre* est une scitaminée jouissant de propriétés stomachiques,

---

[1] Ce sont, le plus souvent, des os de grands mammifères ou d'énormes sauriens.

stimulantes, aromatiques et carminatives. Il est estimé bien au-dessous du gin-seng. Celui-ci n'est autre que la racine du panax quinquefolium; c'est le médicament le plus réputé de l'Extrême-Orient, comme stimulant, tonique, aphrodisiaque, etc. C'est une panacée princière à la portée des riches seuls, car une belle racine coûte 200 piastres (500 fr.). La racine ressemblerait à des cuisses d'homme et l'on base sur cette comparaison gratuite l'hypothèse de vertus spéciales. Son prix élevé incite naturellement à la falsifier. La meilleure sorte est cueillie en Mandchourie par l'armée impériale et pour la Cour.

Il y a contre la diarrhée et la dysenterie un remède de famille assez curieux : prenez une main de bouddha (citron digité), évidez-le entre les digitations, bourrez les cavités creusées avec 4 grammes de dross (résidu morphiné des fourneaux de pipe à opium, refermez et faites sécher.

Revenons à la dysenterie. Les Chinois en distinguent quatorze variétés, suivant la nature des selles, et ils la traitent au moyen d'infusion de thé frisé, de tisane de plantain d'eau, de gingembre, de dolique, de muscade, de magnolia hypoleuca, de cannelle, d'aristoloche, de brucea sumatrana, d'excréments de chauve-souris et de peau de serpent.

Helminthiase. — Les Chinois distinguent neuf espèces de parasites intestinaux, dont les plus communs sont les lombrics, les tænias et les oxyures. Comme nous, ils prescrivent toujours un purgatif avec un vermifuge ; celui-ci est l'une des plantes ci-après : ptérocarpe jaune (légumineuse), écorce de grenade, racine de grenadier, ail, agrimonia, datura indica, gentiane, fenouil, if, aloès, badiane, fougère, enfin le fruit d'une combretacée (quisqualis indica). Ils emploient aussi le sulfate de fer. Leurs résultats ne sont pas toujours prompts et sûrs, à en juger par la vogue des bonbons de santonine venus d'Europe, que tous les marchands ont en boutique.

En 1897, le Dr Matignon, médecin de la Légation de France, à Pékin, présenta une note à l'Académie de Médecine sur l'helminthiase chez les Européens et les Chinois, à Pékin. Il avait reconnu que les oxyures, les tænias et surtout les lombrics, sont très fréquents chez les Chinois. Il suffit de donner de la santonine aux enfants de l'orphelinat de Jen-tzé-tang pour les voir rendre des vers dans la proportion de 95 à 98 pour 100 ; les adultes en ont autant. Les Chinois administrent, à chaque lune nouvelle, des vermifuges à leurs enfants, parce qu'à ce moment les vers tournent la tête vers le ciel. Chez les Européens, qui vivent à Pékin, les vers ne se voient que dans la proportion de 25 pour 100. Cela s'explique par la différence d'hygiène alimentaire. Le Européens boivent de l'eau filtrée ou de l'eau bouillie et ils font cuire les légumes, tandis que les Chinois absorbent de la mauvaise eau et mangent des légumes et particulièrement des choux non cuits, plus ou moins pollués par l'épandage des matières fécales. M. Matignon a observé, chez les enfants, des selles muqueuses et sanguinolentes, de la toux laryngée et des crises de suffocation causées par des lombrics remontés jusqu'à l'arrière-gorge, d'où il fallait les extraire à l'aide de pinces. Le tænia inermis est plus commun, à Pékin, chez les Européens que chez les indigènes : 16 fois sur 70 sujets, soit 20 pour 100. Le Dr Matignon les a traités par le vermifuge suivant : pelletiérine, o gr. 30 ; tannin, 1 gramme ; eau, 60 grammes, et par un purgatif administré demi-heure après. La raison de la plus grande fréquence du tænia chez les Européens est que ceux-ci mangent beaucoup de viande de bœuf ayant des cysticerques, tandis que les Chinois consomment en quantité du porc et peu de bœuf. Le porc n'est pas ladre et, s'il est habité par des cysticerques, ceux-ci sont tués par la cuisson dans l'huile. Durant les quatre ans que Matignon a passés à Pékin, il n'a pas observé un seul cas d'appendicite ni chez l'indigène, ni chez l'Européen ; ce qui prouverait que les helmínthes ascarides ou tricocéphales n'inoculent pas des microbes dans la muqueuse intestinale, comme le prétend Metchnikoff. La flore microbienne des Chinois végétariens est plus inoffensive que celle des Européens habitués au régime carné. Ils sont moins sujets à la constipation, grâce aux mets grossiers dont ils se nourrissent : riz, choux, patates, millet, navets, ail, etc., qui entretiennent la liberté du ventre. Le pain qu'ils mangent est aussi laxatif, c'est de la brioche faite avec de la farine de maïs ou du froment, une sorte de galette à pâte non levée et cuite à la vapeur.

AFFECTIONS DU FOIE ET DE LA RATE. — Elles sont traitées, en général, avec des racines de pivoine à fleurs blanches, des feuilles et fleurs de basilic crépu. L'hépatite est soignée avec la corne de bouquetin, avec les bourgeons de bambou, la peau d'éléphant. Ils ont systématiquement recours à l'opothérapie, puisque de temps immémorial ils donnent du foie de porc, du foie de bouc en nature ou en extrait dans du vinaigre d'arak. Ils mélangent le fiel de bœuf et le fiel de porc ; ces substances opothérapiques ont une efficacité réelle, dit le Dr Regnault. Elles s'administrent en bols de o gr. 5o de bile, 4 par jour (= 2 grammes), sans édulcorant ; c'est très mauvais à avaler. Le fiel d'ours est recherché, mais il a le défaut de coûter cher : 25 francs la vésicule. Ils emploient également les calculs biliaires des animaux.

La *congestion de la rate* donne lieu aux prescriptions d'écorce de magnolia hypoleuca, avec addition de graines de nélombo, lorsque l'anémie est accusée.

E. — Affections du système nerveux.

Il serait difficile de s'étendre longuement sur ces affections, attendu que la pathologie et la thérapeutique nerveuses

sont à peine ébauchées en Chine. Voici ce qu'ils prescrivent :

Contre la migraine : du vitex (arbrisseau de la famille
des verbénacées), des feuilles de ricin, de l'huile de menthe, en frictions sur les tempes, ou III gouttes dans du thé,
du pigamon rouge.

Contre les vertiges : des fleurs de camomille en infusion.

On combat la céphalalgie tenace en faisant manger du
cerveau et de la moëlle de cerf, des myriapodes grillés et
pulvérisés.

La neurasthénie consécutive à des excès est traitée par
la corne de cerf prise sur des bêtes vivantes, car si elles
n'étaient pas vivantes, le nez ou les dents du malade tom-
beraient. Le remède est dispendieux, étant donné qu'une
belle paire de cornes se paie 250 francs.

L'hypochondrie est traitée par l'écorce de bambou, le
glaieul, le sulfate de soude.

Les phobies par le pachyma cocos, l'os de dragon fossile.

Et la folie ? Nous verrons plus loin que l'Etat n'en a cure,
qu'il n'a jamais eu la pensée d'interner les aliénés ; ils sont
abandonnés à leur triste sort. Habituellement calmes, les
fous opiomanes et les épileptiques errent dans les rues, sans
causer de scandale ni de dommage. Les médecins les traitent
par l'aloès, la réglisse ammoniacale ou par le *kinthiap*.

Le kinthiap *(horresco referens !)* est le liquide clair qui
surnage dans un vase de matières fécales, hermétiquement
fermé. Ce liquide a été enfoui durant trois ans dans le sol.
Nos vieilles fosses d'aisance en fourniraient, mais il y a des
façons moins dégoutantes de fabriquer l'ammoniaque[1].

L'épilepsie est traitée par les vers à soie desséchés, la
racine de rehmania jaune, l'arum trilobé.

---

[1] On prépare le gaz ammoniac avec un mélange de chlorure
d'ammonium, dit sel ammoniac, et de chaux vive; l'ammoniaque
liquide est une dissolution de ce gaz dans l'eau.

Les Chinois connaissent quatre variétés de paralysie : hémiplégie, paraplégie, paralysie d'un membre, paralysie de la langue. Ils signalent un signe précurseur dans l'index ou l'annulaire et ils traitent ces affections nerveuses par l'acupuncture ; au début, on donne la noix vomique, l'écorce d'aralia palmata, la racine d'érable, les graines de rhus semialatus, par le cinabre natif, l'os de tigre, la dépouille de cigale et les frictions à l'huile de muscade.

Contre les contractions de la face, on donne : musc et suc d'anguille de rizière ; contre les convulsions, la valériane, le bois de camphre et, s'il s'agit d'un nouveau-né, du sulfure rouge de mercure ; contre le tétanos, les racines de banian (ficus religiosus) ; contre les névralgies, les fleurs d'origan, l'angélique, le conium.

Le coup de chaleur (insolation) est soigné par le *pou-yn-i-ki*, préparation compliquée [1] et, si le sujet est plongé dans le coma, on lui fait une potion avec de l'ail écrasé. Très porté au sensualisme, le Chinois s'est ingénié à entretenir et à récupérer ses facultés de jouissance matérielle. Citons leurs médicaments.

Aphrodisiaques : girofle, psoralier, gin-seng, tremble épineux, parmi les végétaux ; et, parmi les moyens opothérapiques, les testicules grillés et broyés d'animaux que l'on mélange à l'eau-de-vie de riz, les testicules de tigre (très recherchés), le cerveau, la moelle épinière, la corne de cerf, les rognons de chien, les testicules de poulet, voire même, de la semence humaine. Ils usent de mets aphrodi-

---

[1] *Pou-yn-i-ki*, en voici la formule :

Extrait hydro-alcoolique de rehmania . . .	16 grammes
Racine d'ache de marais	16 —
— de gentiane croisette	12 —
— de dioscorée.	12 —
Ecorce d'orange	1 gr. 50
Pigamon rouge	1 gr. 50
Réglisse cuite	1 gr. 50
Racine de buplèvre	0 gr. 80

siaques, tels que : les ailerons de requin, les nids d'hirondelle, les épices de tout genre ; la sphœria sinensis, dont on farcit la volaille comme nous faisons avec des truffes, les cantharides, etc. On sait la lubricité de ces païens. Leur thérapeutique en sens contraire connaît comme anaphrodisiaques ou antiaphrodisiaques : les racines de nénuphar alba et les graines de nélombo, l'écorce de fusain du Japon, l'ache, le gingembre, le *hiou-koéi* et le *koéi-si*, qui contiennent plus ou moins les mêmes drogues. Ils prétendent qu'en mettant du carbonate impur dans le creux d'une main, on arrête les impulsions obscènes. Cela ressemble fort à la suggestion. Ils n'ont pas la moindre hésitation à faire appel, en cas d'insuccès, à la magie médicale et à la sorcellerie, qui est une manière populaire d'hypnotisme.

F. — **Maladies dyscrasiques et infectieuses**.

Nous reparlerons de la plupart de ces maladies au *livre de l'Hygiène ;* nous nous limiterons ici à la simple indication des moyens qui leur sont opposés par la médecine chinoise.

RHUMATISME. — Le climat humide et les variations brusques de la température rendent fréquentes les affections rhumatismales auxquelles on oppose, à titre préventif comme à titre curatif, l'écorce d'aralia palmata macérée dans de l'arack. Les névralgies et les douleurs musculaires, les arthralgies sont traitées au moyen de l'angélique inégale, de l'écorce de fusain du Japon, du roseau, de la squine, de l'aristoloche noueuse, du cardon du Japon, de l'armoise, de la verveine, du carbonate de chaux cristallisé.

Quant à l'obésité, on se garde de la combattre ; elle est fort bien portée, en Chine ; on la favorise même, surtout chez les femmes, en donnant de l'arsenic, du nélombo, de la corne de cerf, du gin-seng.

Variole. — Nous dirons plus loin les ravages qu'elle cause en Extrême-Orient, où, depuis le règne de l'empereur Tchin-song (x° siècle), on s'efforce de la prévenir en variolisant les enfants. Chaque jour, on fait des fumigations autour de l'inoculé, ce qui n'empêche pas les complications les plus désastreuses de survenir. Aussi, les indigènes ont-ils facilement adopté le vaccin jennérien. Les médecins chinois commencent à vacciner dans les pagodes, à prix fixe ; leur prix est plus élevé à domicile, il varie de 1 fr. 25 à 7 francs, suivant la fortune ; mais le prix est toujours plus élevé pour les filles, celles-ci étant considérées comme des objets de luxe. Au Tonkin et en Chine, les médecins français font gratuitement les vaccinations.

Le traitement de la variole consiste à faire prendre au début le remède *tchai-koei* [1], quand l'éruption apparaît sur le front ; du quatrième au septième jour, on prescrit la poudre *chenn-koung* [2] qui contient dix substances. On favorise l'éruption au moyen d'une préparation faite avec la queue, les yeux et les pieds d'un cochon et l'on soigne les complications (variole noire) avec le sang frais du cochon additionné de poudre de dent humaine et avec des tisanes. Ils mettent sur les ulcérations des pustules une pommade composée de miel, de litharge, de silicate de magnésie, de racine de dorstenia. On applique aussi la pommade des trois haricots ou celle de la courge pepon.

L'emplâtre des cinq crapauds est renommé. On le fabrique avec cinq crapauds desséchés et pulvérisés, une pincée de cheveux et 60 grammes de racine de trichosanthe et on lie le tout avec de l'huile de sésame.

Les complications oculaires de la variole sont traitées par

---

[1] Le *tchai-koei* contient de l'ache, de la pivoine blanche, du buplèvre, de l'origan, de la réglisse torréfiée.

[2] Le *chenn-koung* contient les poudres de : rehmania, gentiane, pivoine, sophora tomentosa, réglisse, bardane, carthame, lithospermum, erythrorhizon, angélique, corne de bœuf.

diverses potions : angélique, menthe, plantain, plâtre pulvérisé et foie de bouc. Comme traitement externe, ils emploient
une préparation dans laquelle entrent de la cadmie, de la chélidoine, de la corne de bouquetin et de rhinocéros, ou des préparations de borax, de calomel ou de sang d'anguille de rizière.

Les Chinois ont bien constaté que la variole est contagieuse et c'est pour en limiter l'extension qu'ils font des
pulvérisations autour du lit du malade et sur lui-même, avec
de l'eau-de-vie aromatisée à l'aide de graines de persil. Dans
le même but, ils répandent, aux abords de la porte, une
poudre composée d'atractyle (espèce de chardon), de nard
indien, d'origan, d'armoise, de persil, d'encens et de myrrhe.
Les médecins conseillent même de brûler tout ce qui a été
souillé pour prévenir la contagion, et de continuer longtemps les fumigations. Celles-ci sont accompagnées de
beaucoup de bruit ; la thérapeutique chinoise est un peu
cousine de la sorcellerie ; elle croit assurer l'efficacité de sa
médication par le bruit qui épouvante les esprits malfaiteurs.

Comme prophylaxie médicamenteuse de la variole, on
conseille : le coréopsis, l'ache, le sophora, la chélidoine, la
pivoine blanche, l'atractylis ovata, la clématite, le gardenia,
en boisson, sous forme de décoction ou en poudre.

Rougeole. — Nos confrères célestes n'ignorent pas que
cette maladie, quoique bénigne, peut avoir des complications du côté du cœur, du foie et des poumons. Ils prescrivent *ma-hoang* [1] ou le *cheng-ma-ka-kenn* [2]. Ils font faire
des pulvérisations dans la rougeole, comme dans la variole,

---

[1] Le *ma-hoang* est un mélange de gingembre, d'amandes, de
réglisse, de cannelle et de racine d'ephedra, en coction.

[2] Le *cheng-ma-ka-kenn* contient: pigamon rouge, racine de pivoine
blanche, haricot tuberculeux (pachyrrizus angulatus), gingembre cru,
réglisse, fleurs d'origan, racine de coréopsis — à parties égales. Les
doses varient avec l'âge : 2 à 4 grammes jusqu'à sept ans ; ensuite,
4 à 6 grammes.

avec une décoction de graines de persil. Ils soignent aussi l'angine, la toux, la diarrhée... et les diverses complications de cette fièvre éruptive.

Choléra. — Le Céleste en distingue deux variétés, l'une sèche, l'autre humide ; dans la première, la mortalité serait de 20 pour 100, dans la seconde, de 50 pour 100. On combat les vomissements et la diarrhée à l'aide de racines d'aconit, de bétoine, de sophora, d'atractylis, d'amome, et l'algidité par le gingembre et l'alcool de riz. Enfin, ils ont recours à l'acupuncture — et, pour se préserver du choléra, ils pensent qu'il suffit de porter sur soi un sachet d'asa fœtida.

Peste. — Ce terrible fléau ne rencontre pour toute défense que des purgatifs à la rhubarbe, des sudorifiques (gingembre), des diurétiques (nitrate de potasse), des vomitifs (bétoine) et de la racine de mûrier contre les hémorragies.

Lèpre. — Il y en a partout. On ne sait ni isoler les malades ni les traiter autrement que par le bézoard de bœuf, des laxatifs et des dépuratifs. Ils donnent aussi le chaul-moo-gra et le hoang-nan.

Fièvre typhoïde. — Elle est soignée avec de la rhubarbe, du pachyma cocos.

Diphtérie. — Les Drs Vordermann, Regnault et Matignon s'accordent à déclarer que les résultats de leur traitement sont bons. Ce traitement consiste : 1° à faire de la révulsion sur le cou, en tordant la peau jusqu'à production d'ecchymose ; 2° à faire, toutes les deux ou trois heures, à l'aide d'un tube, une insufflation d'un mélange pulvérulent composé de :

	grammes
Perles pulvérisées	15,44
Calculs biliaires	3,86
Racine de coptis (renonculacée). . . .	15,44
Sédiments urinaires.	11,48

	grammes
Charbon de pruneaux	7,72
Ecume d'indigo	7,72
Camphre raffiné	7,72
Réglisse	3,86
Borax	3,86
Cinabre . . . . . , ...	11,58
Acétate de cuivre	1,93

ou bien la poudre :

Bile d'ours carbonisée, musc, tabaschir (concrétions siliceuses), ambre, ptérocarpe, menthe, suie, calculs biliaires de bœuf ou de singe.

Tant qu'il y a de la fièvre, on fait prendre de la tisane contenant :

	grammes
Bulbes d'arum bouillie dans de la bile . .	57,9
Rhizome d'alpinia (zingiberacée)	57,9
Capsules de forsythie (oliacée)	57,9
Tubercules de pachirrhizus trilobus . . .	57,9
Racine de cytise cajan	77,2
Racine de platycodon (campanulacée) . .	77,2
Fleurs de chèvrefeuille	77,2
Ecorce de ptérocarpe.	58,6
Rhizome de coptis. . . . . ,	36,6
Racine de scutellaire (toque)	36,6
Bulbes d'ovularia	36,6
Racine de réglisse bouillie dans du miel .	36,6

Dès que la fièvre est tombée, on prescrit une nouvelle tisane :

	grammes
Fleurs de rehmania chinensis	77,2
Racine de cajan	77,2
Racine de toâ-ting-hong	77,2
Amandria bellidiastrum (candolle ?) . . .	77,2
Pousses de bambou	57,9
Fleurs de pyrèthre	57,9
Racine de platycodon	57,9

Le régime alimentaire se compose de : riz, œufs, poissons, tant que dure la fièvre. Quand elle est passée, on ajoute du poulet, dont le gras a été soigneusement enlevé. L'eau est la seule boisson permise.

Le sérum antidiphtérique a détrôné, en Europe, une foule de formules comparables à celles des Chinois. La simplicité de ce traitement inspirera-t-elle confiance à nos confrères célestes, qui semblent aimer les choses compliquées, ce que l'on pourrait appeler les vastes salades de médicaments? Espérons-le.

PALUDISME OU MALARIA. — On lui reconnaît quatre formes d'accès : 1º cas avec une sensation de froid seulement : tisane aux huit médicaments, le *pavi*; 2º cas avec beaucoup de froid et un peu de chaleur : on donne le *tchai-koen* [1], en y ajoutant une jujube et trois petits morceaux de gingembre ; 3º cas où le malade n'a que la sensation de chaleur. On lui donne la tisane des six médicaments, le *louvi* (voir p. 49) avec des feuilles de dichroa febrifuga; 4º cas où le malade souffre surtout de chaleur précédée d'une légère impression de froid. On ordonne le *tchaï-vé* [2] avec addition d'une jujube et de trois morceaux de gingembre.

Le paludisme chronique est combattu par l'écorce de

---

[1] Le *tchai-koen* contient :

Racine de gentiane croisette du Kouang-sei .	20 grammes	
— de buplèvre et d'atractylis . . ââ.	12	—
Pachyma cocos et racine de toque vis-queuse . . . . ââ.	8	—
Racine d'arum trilobé bouillie dans du fiel .	4	—
Réglisse	2	—

[2] Le *tchai-vé* est une décoction composée de :

Racine de buplèvre et extrait de rehmania ââ.	12 grammes	
— d'ache et de toque visqueuse . ââ.	8	—
— de gentiane croisette et de pivoine ââ.	6	—
— de livèche du Sutchuen et d'arum tri-lobé . . . . ââ.	4	—
Réglisse	1 gr. 60	

magnolia hypoleuca et de croton moluccanum, par les arse-
nicaux. L'anémie est traitée par la racine d'ache, par le
fromage sec de bufflone, par la tête de morue cuite, par
la gélatine de peau d'âne grillée avec de la farine de riz, par
la cannelle et par le peroxyde de fer. Toutes ces médications fébrifuges sont vite délaissées par les Chinois, lorsqu'ils peuvent se procurer de la quinine.

RAGE. — Ils cautérisent la morsure ou ils la lavent
avec une solution d'alun. Ils font aussi l'aspiration du
virtus au moyen d'une ventouse. Le procédé est ingénieux,
réussit-il aisément? Ils mettent de l'arack (eau-de-vie de riz)
dans une bouteille en grès ; au lieu de l'enflammer, ils la font
bouillir, puis la transvasent et vite ils appliquent la bouteille
dont le refroidissement graduel produit un vide qui aspire
le sang. Ils administrent du riz visqueux et des cantharides,
dé l'infusion de feuilles de bambou ou de résine de sapin
pour empêcher les troubles vésicaux cantharidiens. Ils
emploient aussi le hoang-nan. Le Dr Legendre, ancien
directeur de l'Ecole de Médecine de Tchentou (Su-tchouen),
dans son article « l'Explorateur Médecin » (*Presse médicale*,
17 août 1912), dit que l'on traite la rage par la poudre de
cantharides à haute dose, jusqu'à l'hématurie abondante,
puisque le flux de sang doit être suffisant pour balayer les
chiens minuscules, que la morsure du chien enragé a intro-
duits dans l'organisme.

TUBERCULOSE. — Elle est moins rare qu'on ne l'a dit. Dans
la vallée du Yang-tsé-kiang et dans la riche province du
Su-tchouen, plus grande que la France, sur cent malades
qui viennent à la consultation, plus de la moitié sont tuberculeux, dit le Dr Legendre. Les Chinois ne distinguent
pas les arthrites des ostéites tuberculeuses, ni les adénites
mésentériques (carreau), ni les adénopathies cervicales ;
pour eux, tout cela fait partie des froids, c'est-à-dire des

maladies causées par le froid. Il en est de même du lupus
et de la méningite tuberculeuse. Du reste, on ne fait rien
pour ces affections. Les observateurs ont noté que l'évolution
de la tuberculose pulmonaire est plus rapide qu'en France,
non à cause de l'humidité, mais à cause de l'effroyable misère
qui règne partout. Même dans ce riche pays du Su-tchouen,
des milliers de pauvres diables vivent de courges, l'été, de
légumes salés, l'hiver, avec un peu de riz, en toute saison.
Leur alimentation est insuffisante et leurs habitations en
torchis et en planches avec des baies étroites fermées au
moyen de papier ne les protègent ni des excès du froid,
ni des excès de la chaleur. Ces maisons sans caves, ni drainage, sont humides et mal éclairées. Leurs habitants y vivent
quelquefois 15 sur un espace de 4 mètres carrés.

L'encombrement et la promiscuité joints à la saleté
innommable des Chinois créent de redoutables foyers de
contagion. Les tuberculeux ne sont pas isolés ; ils ignorent
les crachoirs, ils crachent partout. Par leurs crachats desséchés, par leurs haillons, après leur mort, ils sèment la
tuberculose. Les rites, par respect des morts, défendent de
brûler leurs effets. Le Chinois qui porte chemise ne la lave
jamais, il ne la change que lorsqu'elle est tombée en loques.
Il ne lave que son vêtement extérieur et sa robe de coton.

Outre ces modes de contagion de la tuberculose, il y a
celui des fumeries d'opium. L'individu qui fume l'opium
salive beaucoup, il laisse donc de la salive sur le bec de la
pipe, qu'un autre prendra après lui, sans le laver ; la promiscuité des pipes existant dans les fumeries, on comprend
quelle facilité la tuberculose trouve à se propager. D'autre
part, le Chinois qui reçoit à sa table a la manie de vous
offrir des morceaux de son assiette, où il a déjà fourragé
avec ses baguettes.

Les fumeries d'opium sombres et puantes et l'extension
que prend ce vice de l'opiummanie dans toutes les classes de
la société sont les agents les plus actifs de la contagion

tuberculeuse, avec l'encombrement des maisons. Il n'est donc pas surprenant que la tuberculose, la scrofule, le rachitisme infectent toutes les classes. « La race chinoise, déclare Legendre, est bien en décadence physique et morale. »

Le médecin chinois s'en tient à l'infusion de feuilles de mûrier ; c'est son grand remède. Il en fait absorber des litres et des litres, chaque jour, à ses clients tuberculeux. Le traitement est complété par l'application de petits ronds de papier, de différentes couleurs, qu'on colle aux tempes et qui doivent protéger contre le foung (vent), qu'on accuse d'apporter la maladie. Les riches prennent, en plus, quelques toniques végétaux, ainsi que des phosphates sous forme d'os fossiles, qui jouissent d'une grande réputation. Les pratiques superstitieuses et les incantations ne se comptent pas. Un bonze préside aux manœuvres de sorcellerie, lorsque le client a de la fortune.

Intoxication. — On cite les intoxications par les champignons, par les racines d'aconit et de jatropha (médicinier, euphorbiacé), par les fruits de datura, par l'arsenic, le mercure, etc. On combat les empoisonnements par les minéraux au moyen du cinabre, du king-fenn, du soufre. On emploie aussi l'arack ou de l'eau chargée de plomb, ou bien de l'huile de sésame et de l'arack, à parties égales.

Autres contre-poisons : l'infusion de racines d'aristoloche et de dioscorée du Japon, la macération de luzerne, la pierre aimantée. Dans le cas d'intoxication par le mercure, on fait des fumigations avec le poivre du Su-tchouen.

Alcoolisme. — Les Chinois ont des alcools de riz très impurs qui déterminent une ivresse furieuse. L'ivrognerie est un vice rare chez les Extrême-Orientaux. Ce sont les Européens qui se saoulent en Chine. L'alcoolisme est un gros problème colonial ; il crée une morbidité de 5o pour

100 plus élevée chez les Européens[1]. On doit donc lutter contre ce fléau. Les Anglais le laissent régner aux Indes, dans le but d'avoir la paix par la dégénérescence des indigènes. On a remarqué qu'à l'exception de la rougeole, de la variole, du béribéri, des maladies du cœur et des poumons qui atteignent en plus grand nombre les Asiatiques — les Européens alcoolisants sont plus frappés par le choléra, la dysenterie, la fièvre typhoïde, le rhumatisme, le diabète, les affections de l'estomac, par les congestions et abcès du foie et par les maladies vénériennes. D'une façon générale, l'Européen, même sobre, est plus sensible aux maladies infectieuses que l'Asiatique abstinent.

Scorbut. — Cette maladie par insuffisance alimentaire est très commune en Chine. Comme on ne peut la faire disparaître qu'en éteignant le paupérisme, on se borne à user du manglier comme préservatif.

L'opiummanie. — Nous reprendrons plus loin la grosse question de l'opium. Ici, nous dirons seulement que les médecins chinois ordonnent l'opium contre les douleurs et les névralgies et que de remède cette substance passe à l'état d'excitant indispensable. L'habitude devient si impérieuse que, de degrés en degrés, l'opiomane arrive au gâtisme et à la folie. C'est l'opium qui conduit le Chinois à la démence, et non l'alcool, comme en Europe. Voici les principaux effets mauvais de l'opium : ralentissement de la nutrition, perte du sommeil et de l'appétit, affaiblissement des facultés intellectuelles, perte de la volonté et de la mémoire, démence.

Le Gouvernement chinois s'est opposé d'une façon désespérée à l'introduction de l'opium par les Anglais ; il sait que

---

[1] Fiebig, *Die Bedeutung der Alkoholfrage für unsere Colonie,* Berlin, 1908.

les conférences au peuple ne l'empêchent pas de tomber
dans le vice. Il a provoqué, en 1909, à Shanghaï, la réunion d'une Commission internationale pour la promulgation
des décrets impériaux portant réduction de la production
de l'opium et défense, à partir de 1911 (1er janvier), d'importer et de préparer de la morphine et des seringues à morphine. Cette importation ne sera autorisée que si les médecins et pharmaciens étrangers attestent qu'elle est exclusivement destinée à un usage thérapeutique. Cette importation sera frappée d'un impôt de 5 pour 100 et placée sous le
contrôle rigoureux des consuls.

INTOXICATION PAR LES SELS D'OR ET D'ARGENT. — On leur
oppose des oignons écrasés, du sang de canard et des doses
de mercure.

INTOXICATION PAR L'ARSENIC. — On en détruit l'action
toxique, au moyen de préparations de graines de dolique
avec du fiel et du sang de cochon, ou bien avec des fleurs
de boymia dans de l'huile de sésame. Ils font encore la
saignée.

L'empoisonnement par l'aconit est combattu par la racine
de coréopsis ; celui des champignons par des fleurs de
pépon ; celui des cantharides par des haricots noirs, par
les haricots Mungo et la réglisse.

ATRIPLICISME (DE MATIGNON). — Le Dr Matignon, médecin de la Légation de France à Pékin, a présenté plusieurs
notes à l'Académie de Médecine sur cet empoisonnement,
auquel il a donné le nom d'atriplicisme. Lavedan fut chargé
du rapport à l'Académie, en 1894. En voici le résumé :

Après l'ingestion des jeunes pousses d'arroche, il a observé
chez les mendiants de Pékin, comme accidents locaux :
engourdissement douloureux, refroidissement, cyanose,
démangeaisons des doigts avec œdème dur du dos de la

main remontant jusqu'au coude, et accompagné de douleurs lancinantes. Le tout a l'aspect d'un phlegmon ou d'engelures avec doigts en saucisse. A la face, il y a des gonflements avec des démangeaisons ; l'œdème des paupières, des joues, des lèvres est plutôt pâle et, çà et là, accompagné d'ecchymoses. Exposé au soleil cet œdème se recouvre en plus de bulles et de larges phlyctènes au niveau des points ecchymotiques ; au bout de trois à huit jours, la période aiguë est passée et il reste, à la place des bulles crevées, des ulcérations qui se cicatrisent souvent avec des plissements chéloïdes ; ailleurs, il y a une simple desquamation. Cet empoisonnement est exempt de fièvre et d'albuminurie. Il faut le différencier de l'érythromégalie, de l'asphyxie locale des extrémités, de la pellagre, qui ont une marche moins rapide.

Le Dr Matignon avait attribué à l'arroche cet empoisonnement sans spécifier la variété d'arroche incriminée. On lui a objecté que tous les mangeurs d'arroche ne sont pas malades, qu'un petit nombre d'entre eux seulement sont atteints d'œdème phlycténulaire. Les médecins chinois ne sont pas de son avis ; ils croient que la maladie est causée par un venin sécrété par les petits achnides verdâtres qui se trouvent sur l'arroche. Le Dr Matignon ayant reconnu la justesse de cette observation, M. Lavedan conclut à l'abandon du terme atriplicisme, dès lors que l'arroche n'est pas en cause et qu'il s'agit d'une dermatite déterminée par des acariens arachnides très communs dans l'Amérique tropicale.

G. — **Maladies vénériennes et affections des organes génito-urinaires.**

Syphilis. — La syphilis existait au milieu des populations du Nord de la Chine, surtout parmi les tribus Mongoles avant que l'Amérique fût découverte. Tous les médecins s'accordent à dire que la Chine est saturée du virus syphilitique. Ils ont des accidents cutanés analogues à ceux de la lèpre biblique, et cette lèpre se guérit par le traitement spécifique. La race n'en paraît pas débilitée, mais si un Européen est contaminé, cette pseudo-lèpre produit les accidents les plus francs et les plus graves de la vérole classique. La syphilis n'est pas venue aux Chinois par le Sud, c'est-à-dire qu'elle ne leur a pas été importée par les Malais, par les Arabes, ni par les Européens. Les livres chinois qui décrivent très clairement la vérole sont antérieurs à la connaissance de cette maladie, en Europe, antérieurs à l'ère chrétienne. Ils décrivent fort bien les ulcérations des organes génitaux, les tumeurs du pli de l'aîne, les diverses éruptions et établissent nettement leur transmission par les rapports sexuels. Les médecins chinois connaissent donc bien la vérole ; mais ils n'ont pas compris l'infection de l'organisme par la syphilis et sa transmission héréditaire. Pour eux aussi, les plaques muqueuses sont une suite du chancre contagieux ; ils ont bien cette notion.

Aucun contrôle médical n'existant chez les filles et les garçons publics, la syphilis se propage en toute liberté ; les Européens en sont les victimes et, chez eux, elle se montre pommée et rebelle.

Les Chinois l'ont toujours traitée par le mercure. Les composés mercuriels, disent-ils, guérissent vite les premiers accidents, mais n'empêchent pas, plus tard, l'apparition de la pourriture (accidents tertiaires).

Si le client veut du mercure, le médecin prend sa guérison à la tâche, en un temps déterminé et moyennant une somme fixée d'avance. Regnault dit que les races asiatiques ont une intolérance spéciale pour les sels d'hydrargyre. Le sublimé leur procure des éruptions formidables. Les composés mercuriels qu'ils emploient sont des calomels impurs ; ils emploient aussi l'oxyde rouge de mercure en pommade. Leurs doses, qui sont en général trop fortes, leur causent de graves stomatites.

Ils ont aussi un traitement non mercuriel de la syphilis. Il se compose, au début, de tisane de squine et de poudre de perle ou de nacre ; ensuite, de tisane de fleurs de lanicera japonica, puis on applique de la poudre d'écailles de pangolin. On interdit aux syphilitiques l'usage de la viande de bœuf ou de buffle.

Dès que les chancres apparaissent, on les traite avec une pommade ou un mélange pulvérulent de : calomel, sulfure d'arsenic, sulfate de fer, alun, rhubarbe, chélidoine, ptérocarpe jaune.

Le médecin chinois prescrit, à l'intérieur, des pilules de calomel, de sulfure d'arsenic, de cantharides, de coréopsis, d'opium et il fait pratiquer des frictions sur les avant-bras, au niveau du pouls, avec un mélange à base de mercure et d'arsenic. Le traitement est continué encore un mois après la disparition des accidents locaux. En outre, il interdit pendant soixante jours tout rapport sexuel. Le Dr Matignon a remarqué la bénignité relative de la syphilis dans la race jaune et c'est à cette bénignité qu'il attribue la rareté de l'ataxie locomotrice en Chine.

Les bubons sont traités par des onctions d'huile médicamenteuse, par des dépuratifs et des préparations de cantharides. Voici une préparation bizarre : on fait cuire sept cantharides dans la coquille d'un œuf, dont on a extrait le blanc, et l'on mange le jaune imprégné de cantharides. Les végétations, frambœsias, condylomes sont fort bien décrits et traités au moyen de la poudre de calomel.

BLENNORRAGIE. — Elle est connue de toute antiquité. L'empereur Hoang-ty, 2.637 ans avant Jésus-Christ, a donné une description précise de cette maladie ; il note que le contage, que la maladie même provient des excès sexuels et de l'abus des aliments échauffants. Le Dr Jullien, auteur

d'un excellent traité des maladies vénériennes, serait surpris d'avoir d'aussi vieux prédécesseurs sur ce point d'étiologie. Les Chinois combattent l'uréthrite par l'aloès, les
feuilles de bambou, l'écaille de tortue brûlée et pulvérisée,
la graine de plantain ; ils prescrivent également le smilax,
la réglisse, le gardénia, la morée, l'atractylis.

Les Tonkinois boivent de la tisane de feuilles de draco et
d'écorce de gao.

On calme la dysurie avec la tisane de noix d'arec fraîche
ou avec le silicate hydraté de magnésie. Contre l'écoulement sanguinolent, dit chaudepisse russe, on prescrit l'infusion de thuya orientalis et la racine de polygala tenuifolia.

La balanite est soignée avec des décoctions de plantain,
de haricots, de clématite. Contre l'orchite, on donne de
la tisane faite avec 160 grammes de graines, dites larmes
de Job, grillées avec de la terre de vieux murs. Ils donnent
également les tisanes des huit et des six médicaments, que
nous avons fait connaître plus haut, et ils font des applications ou des lotions sur le périnée. Aux femmes qui ont
de la leucorrhée, on prescrit les médicaments déjà cités,
à savoir le hiou-koeï et le louvi.

Contre l'hématurie, on donne une tisane un peu compliquée contenant :

Racine d'atractylis.	20	grammes.
— de pivoine blanche. . .	16	—
— de dioscorée	16	—
— de cardère du Japon . .	12	—
— de pimprenelle	2	—
— d'ophiopogon spicatus. .	8	—
— d'origan de Syrie. . . .	4	—
— de réglisse	2	—
— de schizandra.	19	—

Dans la polyurie, on fait manger du riz gluant bien cuit,

ou des araignées (Tonkin) ; quatre grosses araignées suffisent.

La rétention d'urine est soignée avec la racine de plantain d'eau et le pachyma cocos.

La gravelle est traitée par le silicate hydraté de magnésie,
par les graines de tribulus terrestres et le dendrobium.

CHAPITRE III

PATHOLOGIE EXTERNE (CHIRURGIE)

La chirurgie est à peu près nulle en Chine. Panser les plaies, faire des cautérisations au fer rouge, placer de grossiers appareils à fractures, pratiquer quelques manœuvres de massage, ouvrir les abcès superficiels, c'est dans ce cercle étroit qu'elle se meut, la médecine opératoire étant aussi inconnue, en Chine, que l'anatomie. Leur arsenal ne tient pas beaucoup de place : il renferme une petite collection de cautères de forme variée, en pointe, en lame, en baïonnette, en forme de houx, de pelle. Ils ont des bistouris en forme de lance, d'uréthrotome, de palette, de faucille ; des aiguilles à acupuncture mesurant de 1 à 28 centimètres de longueur ; des écarteurs terminés en érignes ; des ciseaux ; des pinces courbes, des pinces à crans d'arrêt, des abaisse-langue, un tube métallique pour insuffler les poudres médicamenteuses ; une tige annelée, dont l'anneau terminal incomplet est destiné à pratiquer l'ouverture des abcès, en faisant saillir la peau dans la brèche de cet anneau ; enfin, un ouvre-bouche (fig. 8).

Avec une instrumentation aussi pauvre, il serait difficile d'entreprendre de grandes opérations.

Nous allons passer en revue celles qu'ils se risquent à faire et qui sont toutes du domaine de la petite chirurgie.

Ils n'enlèvent pas les tumeurs ; ils ne coupent même pas un membre gangrené sur le point de se détacher. Leurs

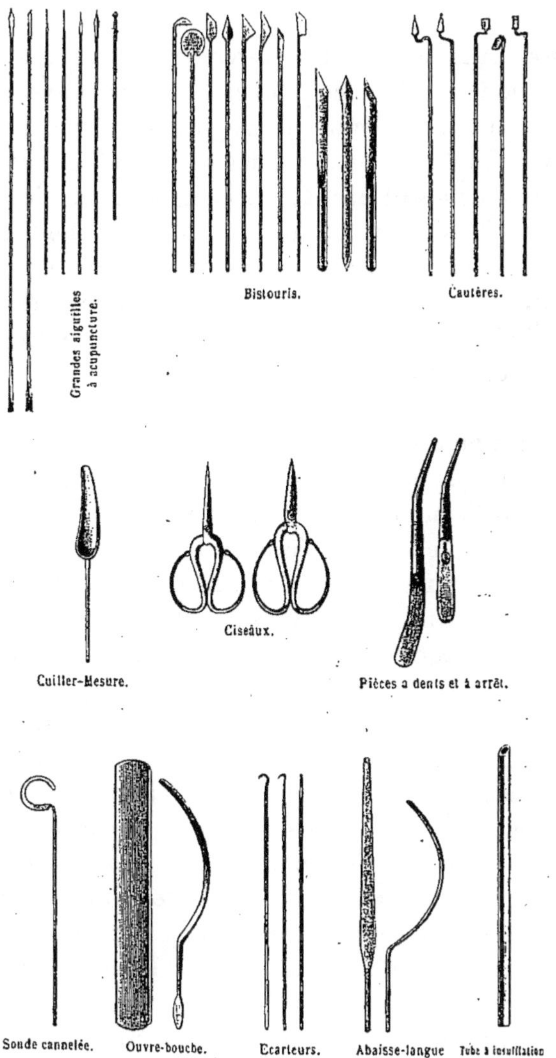

INSTRUMENTS DE CHIRURGIE

Fig. 8. — Grandes aiguilles à acupuncture. Bistouris. Cautères. Cuiller-mesure. Ciseaux. Pièces à dents et à arrêt. Sonde cannelée. Ouvre-bouche. Ecarteurs. Abaisse-langue. Tube à insufflation pour la gorge (*Archives de la Clinique de Bordeaux*, 1907, Dr Matignon).

rebouteurs, leurs spécialistes prétendent avoir des secrets mirifiques pour recoller les jambes ; le plus souvent, ils se font traiter par des formules magiques pour leurs entorses, luxations et fractures. On met des sangsues sur les contusions, mais on ne sait pas faire la saignée générale. Ils ont même des spécialistes suceurs de sang, qui font concurrence aux sangsues. Veut-on chasser l'irritation d'un point, le médecin l'obtient en serrant le cou du patient jusqu'à ce que le facies du malade soit noir ; par cette strangulation il harcèle, fatigue et finalement expulse le mauvais esprit.

Voyons les choses plus en détail.

Les tumeurs sont traitées par des emplâtres, par des tisanes et par l'acupuncture. Il arrive quelquefois des accidents mortels avec leur téméraire acupuncture des tumeurs kystiques et vasculaires. Les moxas et l'acupuncture leur sont familiers. Il ne sera pas sans intérêt de s'arrêter un instant sur l'opération de l'acupuncture qui a été inventée par les Chinois, dès la plus haute antiquité, et qui est ensuite passée au Japon. Elle est fréquemment en usage dans les deux pays. On ne l'emploie pas seulement pour les tumeurs, mais pour un nombre considérable de maladies : névralgies, rhumatisme, choléra... Nous avons déjà dit qu'on peut faire des piqûres sur 3o8 points du corps. C'est en fait une routine aveugle qu'on suit. Notre mentalité européenne ne peut comprendre cette bizarrerie de piquer le jarret pour un mal de rein, de piquer le bras ou le petit doigt pour combattre la toux sèche...

Mgr Favier croyait à l'efficacité de l'acupuncture. Il cite le cas d'un missionnaire foudroyé par le choléra sur la route ; il était froid, exsangue. Deux médecins chinois vinrent lui enfoncer dans les bras et dans les jambes des aiguilles de fer ; le sang ne sortant pas, ils enfoncèrent leurs aiguilles sous les genoux ; alors, apparurent des gouttelettes de sang. Les médecins s'écrièrent : « Il est sauvé ! »

Là-dessus, ils fumèrent une pipe et burent du thé. Trois ou quatre pipes fumées, ils firent de nouvelles piqûres ; le moribond se ranima et, reprenant connaissance, il dit : « Je fumerais bien une pipe. » Le bon missionnaire avait bien acquis la couleur locale.

On apprend l'acupuncture, soit par imitation et routine, soit à l'aide de dessins du corps humain (fig. 6 et 7), où de petits ronds indiquent les endroits que les aiguilles peuvent traverser sans danger. On s'exerce aussi sur un mannequin en bois ou en cuivre. Il serait exagéré de dire que les Chinois prétendent guérir le choléra par l'acupuncture ; ils avouent leur impuissance devant le choléra, comme devant la phtisie. Lorsque le choléra les envahit, en 1820, ils remarquèrent des vapeurs roussâtres sur la Mer Jaune, ils les prirent pour le fléau, et afin de l'arrêter, ils ne trouvèrent pas de meilleur (ni plus inutile) moyen qu'un charivari épouvantable.

C'est aussi enfantin que leur traitement des fractures par des emplâtres de poivre blanc, de cloporte, de poule pilée vivante, de coq ouvert vivant. Il est juste de dire que certains médecins immobilisent les fragments au moyen d'un appareil en bambou. Ne rions pas trop de leur zoothérapie des fractures. Ne met-on pas en Europe un pigeon ouvert sur la poitrine des enfants malades, ou une peau de lapin fraîche, ou des poissons ouverts ? Pour hâter la cicatrisation, ils administrent des tisanes, où entrent du carbonate de chaux et quelquefois des os de tigre, surtout l'os hyoïde et la rotule de cet animal.

Entorses, luxations. — On commence par les réduire, ensuite on met un emplâtre et des sangsues ; puis on immobilise avec des attelles de bambou.

Contusions. — Si elles sont accompagnées d'ecchymoses, application de sangsues ou de bulbes d'arum bouillis avec du fiel de bœuf. On fait boire de l'urine de jeune garçon pour calmer la douleur. On traite encore les contusions par l'eau-de-vie de riz camphrée ou du sang de poulet nègre à plumes soyeuses.

En cas d'hystéro-traumatisme, le médecin ordonne des lotions générales avec une décoction à base de coréopsis et de ptérocarpe jaune.

Lésions par armes a feu. — Le médecin chinois ne tente d'extraire la balle que si elle est visible et facilement accessible. Au cas contraire, il met un emplâtre pour attirer la balle, ou bien il recouvre le trou d'entrée d'une peau de courge ou d'un morceau de couenne de cochon, et il frappe dessus, avec l'idée de faire sortir ainsi le projectile. Le seul résultat obtenu, cela se devine, est l'augmentation de la souffrance du patient, qui se pâme quelquefois et qu'on réconforte et soulage, on ne le devinerait pas — il faut le dire — en lui donnant à boire de l'urine chaude.

Brulures. — On les traite par les feuilles de thuya orientalis, par la myrrhe et l'huile de sésame.

Engelures. — Voici la formule : toiles d'araignée, ou pommade avec une cervelle de poulet, plus 12 grammes de cire jaune et 36 grammes d'huile de sésame.

Petites plaies. — On les saupoudre de tabac fin, ou bien on les couvre d'une bouillie de noyau de nephelium longan. On les recouvre aussi de tranches de lard. Ils font même de la prose sans le savoir, je veux dire de l'asepsie, lorsqu'ils se contentent de saupoudrer les plaies avec de la poudre d'écailles de pangolin grillées, de la poudre de papier brûlé, de la poudre de charbon.

Après l'opération de la castration, dont nous parlerons à propos des eunuques (surtout destinés jadis au palais de l'empereur), ils mettent sur la plaie une poudre styptique à base d'alun, d'agaric et de résine. Ils ont encore d'autres hémostatiques : la poudre de tabac, la décoction de bois de sappan, le sang-dragon, le cachou, la litharge, l'oliban, le liquidambar.

ANESTHÉSIQUES. — Les Chinois ont des préparations anesthésiques qui servent plus à insensibiliser les condamné saux supplices qu'à insensibiliser les opérés, en chirurgie. Voici une formule :

Gladitschia sinensis.	43 grammes.
Muricia cochin chinensis. . . .	43 —
Adonis.	43 —
Iris florentina	43 —
Arisaema triphyllum	43 —
Botryceras myrrha.	43 —
Levisticum sinense.	43 —
Apium.	43 —
Fœniculum officinale.	7 gr. 36
Girofle (ou saussura castres). . .	3 gr. 68

Dose : 119 grammes dans du vin.

A. — **Morsures ou Piqûres d'animaux, de serpents et insectes venimeux,**

RÈGLE GÉNÉRALE. — Appliquer sur la piqûre ou morsure des bulbes d'arum bouilli avec du fiel de bœuf, ou de la nicotine extraite des tuyaux de pipe ; prendre à l'intérieur 20 centigrammes de sulfure d'arsenic dans de l'eau de riz et un peu de nicotine, ou bien une préparation contenant des feuilles de chèvrefeuille du Japon et de la corne de bouquetin. Nombre d'indigènes, dit le Dr Regnault, savent qu'il est nécessaire de lier fortement le membre blessé, au-dessus de la morsure, pour empêcher le venin de se répandre dans l'économie.

Moustiques. — Pour les chasser ou les tuer, on brûle des écailles de pangolin et des détritus de moustiques pris dans des excréments de chauve-souris ; ou encore, on se fait des frictions avec une pommade à base d'arsenic.

Contre le mille-pattes, on applique des araignées broyées ou du sang de crête de coq. Les piqûres de scorpion sont traitées avec des feuilles de menthe broyées, ou par un onguent au sulfure d'arsenic. Les piqûres d'abeille et de frelon sont lotionnées avec de l'urine, avec de l'eau salée ou du vinaigre d'arack. Les piqûres de punaise sont prévenues en répandant de la paille de sarrasin coupée en petits morceaux.

B. — **Affections chirurgicales et cutanées diverses.**

Les hémorroïdes de petit volume sont saupoudrées de poudre de cachou et d'écailles de pangolin grillées. Si elles sont grosses, on les prend dans une ligature, qu'on resserre chaque jour, jusqu'à leur chute.

Prolapsus du rectum. — On saupoudre avec du cachou ou de l'os de dragon fossile.

Abcès, furoncles, ulcères. — Si les abcès sont superficiels, on les ouvre. D'après les Chinois, les abcès et tous les processus inflammatoires venant de ce que le principe vital passif est faible, on doit faire des onctions avec une pommade contenant :

> La poudre de cinq crapauds desséchés,
> Une poignée de cendres de cheveux,
> De l'huile de sésame,
> Un peu de litharge.

Et l'on doit donner, à l'intérieur, la tisane des huit médicaments : quand la maturation approche, on met sur les furoncles, anthrax et abcès, des poudres de :

> Tricosanthe, mandarine, dorsténie,
> Magnolia, réglisse, arum, atractylis,
> Rhubarbe, balisier, curcuma, ptérocarpe.

Ou bien, on applique des feuilles pilées de jacquier, de pourpier, guimauve, pissenlit, lentille, et l'on donne, à l'intérieur, des tisanes toniques variées de gentiane, de gingembre, d'atractylis, de terre de torchis, de pachyma cocos, arum, mandarine, aconit, réglisse, schizandra.

On accélère la maturation des abcès et des furoncles au moyen de cataplasmes et d'emplâtres contenant des cantharides, des feuilles d'armoise, du sel, de l'ail. Quelquefois, ils mettent une tranche d'ail sur le furoncle et en approchent un fer rouge ; ou bien ils appliquent dessus des haricots nains préparés avec du vinaigre et du miel. Lorsque la maturation est obtenue, on procède à l'évacuation par l'acupuncture.

Les pansements se font au sulfate de fer, au borax, au minium, au camphre, toutes substances dont l'action est antiseptique.

On traite les adénites, comme les abcès, par la litharge et l'huile de sésame.

A propos d'adénites, nous citerons ce que rapporte G. Bonvalot [1].

Un Chinois, à son service, ayant contracté une adénite cervicale, un vieux serviteur recouvrit le cou d'un cataplasme composé de bandes de graisse de mouton passées à la poêle et enduites d'oignons hachés et retirés à temps de la marmite. En cinq à six jours, l'enflure diminua. Le vieil Abdoullah, dit-il encore, avait une douleur à la paume de la main ; il s'est guéri en écrasant dessus un œil de mouton mêlé de graisse et en bandant ce cataplasme

---

[1] G. Bonvalot, *Asie inconnue.*

pendant trois jours. « Beaucoup de nos hommes ont été atteints de furoncles ; l'un s'est guéri avec un emplâtre fait de la peau d'une scolopendre. » Citons encore, en passant, le traitement du mal de montagne (Thibet) : « Le mal de montagne flotte toujours dans l'air. Le vieil Abdoullah a mal à la tête ; pour se soulager, il se fait pratiquer une incision à la naissance des cheveux, juste au milieu du front. Son compagnon le saigne avec la pointe d'un couteau ; le sang coule et la tête devient libre. Tel est le remède que les chasseurs du Lob emploient contre le mal de montagne. »

Les ulcères sont traités avec la pommade à la bave et au foie de crapaud, ou avec la pommade composée de crapauds desséchés, de panax fructicosum, de cire d'abeille, de myrrhe, d'oliban. Ils se servent encore d'un emplâtre appelé *chang-ky*, composé de gypse, de dorsténie, de sang-dragon, de camphre.

Les pustules, érosions, chancres sont soignés avec de la poudre de borax et des sels mercuriels.

Contre le purpura et les pustules hémorragiques, on donne une potion à l'arum pentaphyllum et à la bile.

Contre le prurigo, on emploie les amandes de pêche et l'on fait manger du lard frais.

Pour l'acné, on fait prendre de la tisane de racines de chélidoine éclaire, de réglisse.

Les Chinois connaissent la nature parasitaire de la gale (tchang-kiai) ; contre cette maladie et les affections cutanée similaires, ils prescrivent des pommades contenant : du soufre, de l'alun, du vert-de-gris, du lapis-lazuli, de la myrrhe, du sulfure d'arsenic, du minium, du vermillon, du calomel impur (king-fenn) ; ils prescrivent aussi des tisanes de gentiane, de safran, d'aubergine, de fleurs d'origan et de lanicera japonica ; des graines de sésame, des fruits d'aristoloche, de squine, d'ellébore, de la rue sauvage, de la bave de crapaud.

L'éruption cutanée causée par les sucs délétères des arbres à laque est traitée, dans le pays, par des lotions et des infusions de fleurs de carambolier dans de l'eau de riz. Le D\u02B3 Regnault soignait cette éruption, au Tonkin, par des purgatifs légers, par des lotions amidonnées et alcalines, par des compresses d'eau blanche et par la pommade à l'acide chrysophanique.

Les médecins chinois combattent l'hyperhydrose par le riz gluant bien cuit et ils provoquent la diaphorèse par des sudorifiques tels que : gingembre, armoise, acore, basilic crépu, bardane, asaret, squine, noyaux de jujubes en poudre.

Ils ont des fards à base de plomb ou de mercure pour teindre en noir les cheveux et la barbe. Leur emploi exagéré est souvent la cause d'empoisonnement.

Ils n'ont rien à prescrire pour la destruction des poux ; ils les croquent tout uniment. Quant aux pellicules du cuir chevelu, on les traite avec une macération de gousses de gleditschia sinensis et de vetiver. Ils teignent leurs longs ongles avec du henné ou bien ils les coiffent de dés en or ou en argent.

L'onyxis ou ongle incarné est soumis à des applications de fiel de porc frais.

C. — **Maladies des yeux, des oreilles et des dents.**

Ces branches de la pathologie externe ne sont pas plus développées que l'ensemble de la chirurgie en Chine.

Maladie des yeux. — Toutes les affections oculaires et spécialement les conjonctivites granuleuses et phlycténulaires sont très fréquentes en Extrême-Orient. Le médicament le plus répandu est la racine de chélidoine éclaire, dont on fait une préparation avec du foie de bouc ou du lait de femme.

Viennent en seconde ligne les yeux de moustiques

extraits d'excréments de chauves-souris purs ou mélangés avec du foie de porc ; ensuite, la racine de safran, les fleurs de camomille, le vitex, la pervenche, l'acore.

Les médecins chinois préparent des collyres avec du sel gemme, des fruits de carambolier, des graines de cassia tora, des fragments de langue de tigre desséchée.

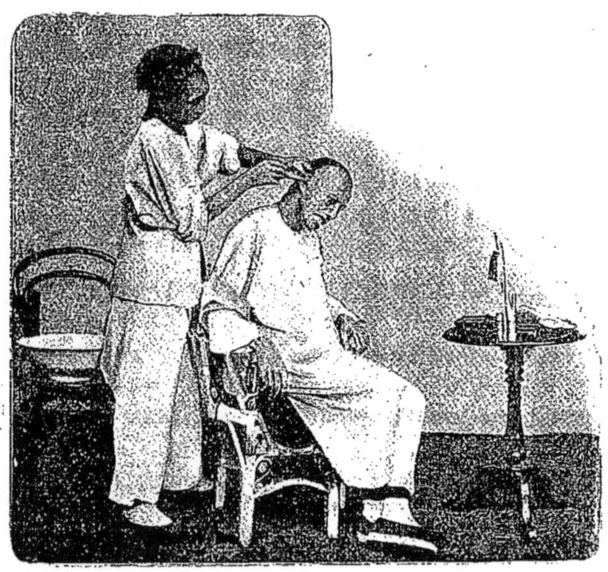

Fig. 9 — Barbier-auriste *(Relations de Chine)*.

Voici d'autres médications :

Contre l'ophtalmie : racine de plantain d'eau, bois de camphre, sulfure d'arsenic.

Contre le leuçome : badigeonnage au pinceau avec du sang d'anguille de rizière, mélangé de calomel impur.

Contre l'amaurose : tisane de haricots noirs.

Contre les anomalies de la réfraction : grosses lunettes aux vitres rondes encadrées de bois noir, qui donnent une si comique physionomie aux Chinois qui s'en affublent. Leur fabrication est imparfaite ; elles sont formées de deux petites plaques en cristal de roche, dont l'opticien modifie l'épaisseur par le moyen du tour, afin de l'accommoder aux yeux du myope ou du presbyte [1].

Contre la cataracte : rien, ou rarement opération ;

Contre l'épiphora : ponction de la chambre antérieure.

Les aveugles sont très nombreux en Orient. Quelques-uns, comme M. de Courcy, en font remonter la cause à la singulière habitude qu'ont les Chinois de se faire nettoyer l'intérieur des paupières avec une spatule d'argent ou avec une perle de corail fixée à un manche d'ivoire [2].

La véritable cause des ophtalmies est la poussière de *lœss* qui entre dans les yeux et c'est surtout la variole. La variole est la principale cause du grand nombre des cas de cécité. Les aveugles vivent de mendicité ou de l'exercice des professions de musicien ou de sorcier, en Chine, et de celle de masseur, au Japon.

Maladies des oreilles. — Contre les douleurs d'oreilles, on fait ingurgiter une infusion de graines d'euryale ferox ; on fait faire des onctions externes avec du sang d'anguille de rizière et finalement on se fait curer les oreilles et le nez par le barbier (fig. 9). Les Chinois prétendent avoir une herbe qui guérit la surdité.

Maladies des dents. — La chirurgie dentaire est nulle, en Chine ; on ne sait pas conserver les dents cariées, on les cautérise ou on les arrache. Leur prothèse élémentaire se borne à fabriquer des pièces d'ivoire qui sont fixées par des crochets aux dents voisines. Ils calment les douleurs de dents avec la racine de scrofulaire, du sulfate de chaux, du sulfate de cuivre, des sels d'arsenic ; ils les calment aussi en mettant de l'ail dans l'oreille.

Le Chinois possède, en général, des dents magnifiques,

---

[1] Judith Gauthier, *En Chine*, (Les Arts graphiques, Editeurs, 3, rue Diderot, Vincennes, 1911).

[2] L'*Empire du Milieu* par le marquis de Courcy, Didier et Cⁱᵉ, éditeurs, 35, quai des Augustins, Paris, 1867.

grâce à son régime alimentaire végétarien, mais l'âge fait aussi subir son irréparable outrage à la mâchoire de nos frères jaunes. La dentisterie est donc une profession nécessaire en Chine comme ailleurs. L'art se borne à l'avulsion des dents. Pour être dentiste, il faut apprendre le métier d'arracheur de dents ; pour être médecin, on n'a pas besoin d'étudier ; de ce contraste résulte une supériorité immense du dentiste sur le médicastre. Pas besoin de daviers, ni de clés ; le pouce et l'index suffisent. Où fait-il son apprentissage ? Chez le menuisier. Durant plusieurs années, l'apprenti dentiste s'exerce à arracher des chevilles de bois, puis des chevilles de fer enfoncées de plus en plus dans des planches de plus en plus dures. Lorsque, au bout de cinq à six ans de labeur quotidien, il est arrivé à pouvoir arracher les chevilles les plus serrées et à peine saillantes, entre le pouce et l'index, il est autorisé à travailler sur les mâchoires de ses congénères. Il arrache dents et chicots directement, sans luxer, d'un seul coup. C'est prestigieux. Il arrête les hémorragies avec de l'amadou, du poivre rouge et du riz mélangé. Quand ce moyen ne réussit pas, il place dans la plaie quelques grains de poudre de chasse pulvérisée et y met le feu. C'est barbare, mais c'est radical.

Chaque avulsion est payée un franc. Le dentiste cumule presque toujours sa profession avec celle de perruquier. Or, le perruquier est aussi oculiste. Ce triple métier nourrit bien son homme. Des dents arrachées, l'artiste fait des colliers-réclames ou de fines amulettes qui servent de talismans aux belles de Pékin, de Changhaï, de Soutchéou ou de Canton : nouvelles sources de profits [1].

---

[2] *Relations de Chine*, p. 404, avril 1912 : « le Dentiste chinois ».

CHAPITRE IV

MALADIES DES FEMMES

GYNÉCOLOGIE ET OBSTÉTRIQUE : SOINS QU'ON DONNE AUX NOUVEAU-NÉS

Les Chinois ne comprennent pas qu'un homme puisse être appelé pour une maladie de l'appareil génital de la femme. La gynécologie et l'obstétrique ont donc toujours été abandonnées aux matrones, aux sages-femmes.

A. — Gynécologie.

Nous n'entreprendrons pas de résumer le formulaire annamite des *dix mille maladies des femmes* ni les volumineux ouvrages chinois sur la matière : quelques indications suffiront pour donner une idée de leur conduite dans cette catégorie de faits.

La menstruation s'établit chez les jaunes, comme chez les blanches, vers l'âge de treize ans et se prolonge jusqu'à quarante ans, en général, avec beaucoup de régularité et peu d'abondance. Aussi le moindre trouble de la menstruation est-il un gros sujet de préoccupations et fait-il recourir à quantité de drogues qui varient, suivant qu'il y a retard ou avance, suivant que la couleur ou l'abondance présentent une modification.

Lorsque les règles sont un peu moins abondantes que

normalement, noires et variables, les femmes prennent de la carthame et, plus habituellement, des fleurs d'hibiscus rosa sinensis. On prétend qu'il suffit d'écraser dans les doigts et de faire macérer pendant dix minutes neuf de ces fleurs dans une demi-verrée d'eau, qu'on boit, pour rendre les règles rouges et abondantes. En cas d'insuccès, on prend une tisane contenant :

Extrait hydro-alcoolique de rehmania. . .	20 grammes
Racine d'ache	12 —
Pachyma cocos	8 —
Amandes de jujubes	8 —
Racine de pivoine blanche	8 —
Réglisse torréfiée	4 —
Feuilles de polygala tenuifolia (préparée). .	2 —
Ecorce de mandarine (préparée)	2 —

Lorsqu'il y a dysménorrhée douloureuse, on ajoute de la racine de souchet, ou l'on donne la décoction de :

Extrait hydro-alcoolique de rehmania. . .	20 grammes
Racine d'ache	20 —
Graines d'achyranthe du Japon.	8 —
Pulpe de tamisier	8 —
Racine de plantain d'eau	6 —

Si le principe passif est affaibli, on ajoute 2 grammes d'aconit préparé ; on ajoute du gingembre, en cas de faiblesse ; du souchet, si la douleur prédomine. Le remède héroïque de la dysménorrhée serait l'écaille de tortue brûlée, pulvérisée et absorbée avec de l'eau chaude.

La pharmacopée de l'Extrême-Orient est fort riche en emménagogues. Citons :

L'asaret de Virginie ;
La chamœdrée ;
La menthe pouliot ;
Les racines de morée ;

Le houttuyina cordata ;

Les armoises ;

Les amandes et les fleurs de pêcher (quand il y a des troubles mentaux).

On emploie malheureusement ces emménagogues comme abortifs avec addition d'ergot de riz, de maïs et de cantharides. Les prostituées emploient comme moyen anti-conceptionnel des préparations à base de mercure. La loi interdit bien les avortements et les infanticides, mais elle est lettre morte en pratique et les affiches s'étalent impunément avec leurs annonces de médicaments « pour faire couler le fruit », « pour réduire le fœtus en sang », « pour rester vierge ». Les Annamites se servent de la quinine à haute dose comme abortif.

La chirurgie utérine et la chirurgie abdominale sont des champs absolument ignorés là-bas ; heureux Célestes !

B. — Grossesse et accouchement (obstétrique).

On a remarqué que les fausses couches sont fréquentes au début du mariage et qu'ensuite les grossesses à terme se succèdent jusqu'à la fin de la période génitale. Les Chinois ont des enfants tant que leur femme (ou leurs femmes) peut en mettre au monde. La stérilité étant, à leurs yeux, le plus grand des malheurs, ils n'ont pas l'idée antisociale de limiter le nombre de leurs enfants, suivant les ressources du ménage. Là-bas, la grève des berceaux est peut-être la seule inconnue ; on procrée, sans souci, pour remplir le devoir de la nature et de la religion des ancêtres. Donner à ceux-ci une lignée indéfinie de garçons est la grande préoccupation, la grande dévotion des Chinois, pourrait-on dire. Dans ce but, la femme doit manger de l'iris fœtidissima.

De quel sexe sera l'enfant attendu ? C'est une question

que l'on se pose en Chine, comme ailleurs. La sage-femme chinoise prétend deviner le sexe du fœtus en examinant les lignes de la main, la couleur et le volume du ventre. Les mouvements du fœtus perçus par la mère ont une importante signification ; les filles bougent plus, étant plus irascibles. Dans le cas où leurs évolutions sont trop exagérées, on fait prendre à la mère de la gélatine de peau d'âne.

Il est impossible de parler d'accouchement, chez les Chinois, sans entrer immédiatement dans le domaine de la sorcellerie. La superstition n'enlace pas seulement le Chinois païen du berceau à la tombe, mais elle le saisit même avant sa naissance. Que de divinités n'invoque-t-on pas pour avoir des enfants ! On prie la fameuse déesse *Koan-yng-pou-sah* de donner de la progéniture ; on met un soulier au pied de son image qui est dans toutes les pagodes ; et, si elle exauce la prière, on lui apporte en ex-voto une paire de souliers neufs.

On invoque aussi *Tien-sien-song-tsé*, divinité taoïste, et une foule d'autres divinité subalternes, et même le dieu *Tchang-kouo-lao* qui, monté sur un âne, porte des enfants mâles aux jeunes ménages.

Il y a une foule d'images porte-bonheur pour le même but ; la licorne portant un enfant, le sphinx chargé d'un garçon, les cent garçons qui se distribuent tous les honneurs et toutes les dignités de ce monde.

Le Père Doré[1] indique une foule d'autres chinoiseries dans son magnifique ouvrage iconographique. Choisissons-en quelques-unes :

Beaucoup de femmes enceintes portent sur elles un petit miroir en cuivre, à titre de talisman contre les influences néfastes qui pourraient nuire à l'enfant qu'elles portent

---

[1] Henri Doré, de la Société de Jésus, *Recherches sur les superstitions en Chine. Variétés sinologiques*, Tou-sé-wé, Shanghaï, 1912, Guilmoto, libraire, 6, rue de Mézières, Paris.

dans leur sein. Quand elles sont munies de ce miroir, elles croient pouvoir entrer dans une maison, où l'on porte le deuil d'un défunt, sans crainte de faire mourir leur enfant.

Denys [1] parle de figurines au cou desquelles vont passer un collier de sapèques, dans les pagodes, celles qui veulent obtenir des enfants. D'après le choix fait, le bonze donne un nom à l'enfant promis ou espéré. Le recueil du folk-lore chinois dépasse l'imagination.

Le Père van Belle [2], missionnaire du Sin-tcheng (Kan-sou) en a recueilli quelques spécimens; par exemple, la prédic-tion du sexe de l'enfant à naître, en calculant sur l'abaque. L'abaque se compose de 49 boules. On demande à la femme quel jour du mois elle a conçu; à ce chiffre on ajoute 19; si le total est un nombre pair, l'enfant sera une fille; s'il est impair, ce sera un garçon. Si le nouveau-né s'avise d'être d'un autre sexe que celui prédit, il y a erreur et le fourvoyé mourra jeune.

Voici un autre procédé; il est basé sur l'examen du pouls. Si le pouls est égal sur les deux bras, il y aura deux enfants. Si le pouls du côté gauche est plus fort, on aura un garçon; s'il est plus fort à droite, ce sera une fille. C'est en vertu de la même idée qu'on tâte le pouls aux hommes sur le bras gauche et sur le bras droit aux femmes. Les Chinoises sont quelquefois suspectées d'infidélité par leurs époux. Ceux-ci s'imaginent qu'ils peuvent déceler leurs fautes au moyen de l'artifice puéril que voici. Ils font sur la peau de leur femme une marque avec de l'encre composée de cinabre, de litharge, de noix de galle macérée dans du sang de chauve-souris. Si la femme vient à commettre une infidélité, la marque s'efface... Alors le mari outragé se venge parfois plus cruellement que le tigre, qui n'ose attaquer une femme enceinte, parce que, dit-on, Bouddha le ferait mourir, Pour

[1] Denys, *The Folk lore of China.*
[2] *La Médecine et les superstitions chez les Chinois*, par Lafitte, 1912.

reconnaître si un fils est légitime ou adultérin, le Chinois se base encore sur une sorte d'axiome de physiologie. D'après cet axiome, le père et le fils ont même substance, même chair, même sang. On reconnaîtra donc la légitimité à l'aide du procédé suivant : piquer au doigt le fils et le père et laisser tomber une goutte de leur sang dans une tasse pleine d'eau : si les deux gouttes se rapprochent et se mêlent, l'enfant est légitime ; sinon, il est adultérin.

Witkowski, dans son *Histoire des Accouchements*[1], parle de la déesse Tsé-souen-niang-niang, à laquelle on offre des poupées du sexe que l'on désire. La femme enceinte n'est jamais tranquille, pas même pour la nourriture. Si elle mange des tourterelles ou des canards, son enfant sera muet ; si elle mange du lapin, l'enfant risque de venir au monde avec un bec-de-lièvre ; si elle mange trop de mouton, son enfant deviendra épileptique, etc. Ne rions pas trop. Est-ce qu'en Europe nous ne rattachons pas les noevi ou taches vineuses des nouveau-nés aux envies qu'ont eues les mères durant la grossesse ?

Voici une autre prohibition. La femme chinoise enceinte ne doit pas entrer dans un local où l'on élève des vers à soie : 1° parce que la femme étant du principe femelle Yin nuirait aux vers à soie ; parce que, les vers à soie étant étouffés dans leur cocon, il est à craindre que l'enfant à venir ne subisse le même sort dans le sein de sa mère. La pauvre femme doit se préoccuper encore de ne pas mettre son enfant au monde dans la première moitié du mois, si elle ne veut pas le voir mourir jeune ; et cela, parce que les premiers jours du mois sont consacrés au culte des dieux.

Arrivons au terme de la grossesse ; le moment approche ; vite, voilons les yeux du Tsao-kian, dieu du foyer ; il ne doit rien voir. Que le dieu tutélaire ne se plaigne pas ; car

---

[1] Witkowski, *Histoire des accouchements, mœurs et coutumes*, Steinheil, éditeur, Paris.

aucun homme, pas même le mari, ne doit être dans la chambre et nul regard masculin, qu'il soit d'un dieu ou d'un homme, ne doit percevoir le mystère. On fait dégager de grandes quantités de vapeurs d'eau, dans la chambre, pour que la femme soit *bien cuite* et ne prenne ni fièvre ni péritonite. Pour ne pas souiller l'habitation de famille, l'accouchement doit avoir lieu dans un coin retiré de la maison ou dans une case voisine, sur une claie élevée de 3o centimètres au-dessus du sol. On active les douleurs en faisant boire une décoction de cheveux d'homme torréfiés et pulvérisés. Dans le but de faciliter le travail, la femme a dû prendre plusieurs jours avant, dans de l'eau chaude, une poudre dite le *taching*, contenant :

Racine de livèche du Tay-chouyen. . .	4	grammes
— de pivoine blanche	4	—
— d'atractylis.	4	—
Ecorce de noix d'arec.	4	—
Ecorce de mandarine préparée. . . .	3	—
Sommités fleuries de basilic crépu . . .	3	—
Ginseng	3	—
Réglisse	1 gr. 20.	

S'il y a de l'anorexie, on ajoute des graines d'amome ; on ajoute des racines d'ophiopogon spicatus, en cas de toux ; de l'aristoloche, en cas de coliques ; de la racine de toque visqueuse, si la femme a chaud ; de la racine de buplèvre, si elle a le caractère irascible ; de l'ache, si elle est anémiée.

Au Tonkin, on fait usage de la queue d'hippocampe pour activer l'accouchement.

Si l'accouchement est pénible, on donne une préparation contenant des excréments de chauves-souris ou une tisane faite avec :

Racine d'ache	20	grammes
Graines d'achyranthe. . . .	8	—

<pre>
Cannelle. . . . .   8 grammes
Racine de livèche.   8   —
Fleurs de carthame   8   —
Graines de plantain   6   —
</pre>

On ajoute 12 grammes de carbonate de soude (fa-si-dà), lorsque l'enfant est mort dans la matrice et un peu de ginseng, si les *vapeurs* sont faibles.

Lorsque la dystocie est tenace, on emploie les graines d'euryale ferox, les racines de daphné myrrha et d'aristoloche, l'ergot de riz et de maïs : on prend ces remèdes dans de l'eau-de-vie de riz ou dans une demi-tasse d'urine de jeune garçon de trois ou quatre ans. On fait uriner dans trois verres et c'est seulement l'urine du second vase qui est bue. Jadis, en Europe, on se servait, en thérapeutique, de l'urine d'animaux et encore, aujourd'hui, ne prend-on pas, en certains pays de France, de l'urine de femme ayant ses règles, comme vermifuge ? On ne sait à quelle idée obéissent les matrones, lorsqu'elles font l'acupuncture aux jambes et aux mains des femmes qui ne peuvent expulser leur enfant mort dans la matrice. Dans certains cas, on hypnotise la femme pour l'empêcher de souffrir. L'accouchement a lieu sur un baquet renversé, où la femme se met sur le ventre, au dernier moment. Les traités de médecine chinois distinguent les présentations de la tête, du siège et de l'épaule. Ils recommandent le toucher vaginal pendant le travail.

L'accoucheuse doit savoir remonter le cordon procident, remonter un bras procident et faire la version céphalique ou la version podalique sur les deux pieds. En cas de présentation de l'épaule, si l'on reconnaît, en examinant le pouls de la mère et du bras procident de l'enfant, que celui-ci est mort pendant le travail, on l'extrait au moyen d'un crochet en fer et au besoin on le coupe en morceaux avec un couteau (embryotomie).

Au Japon, on fait porter une ceinture de grossesse et, à

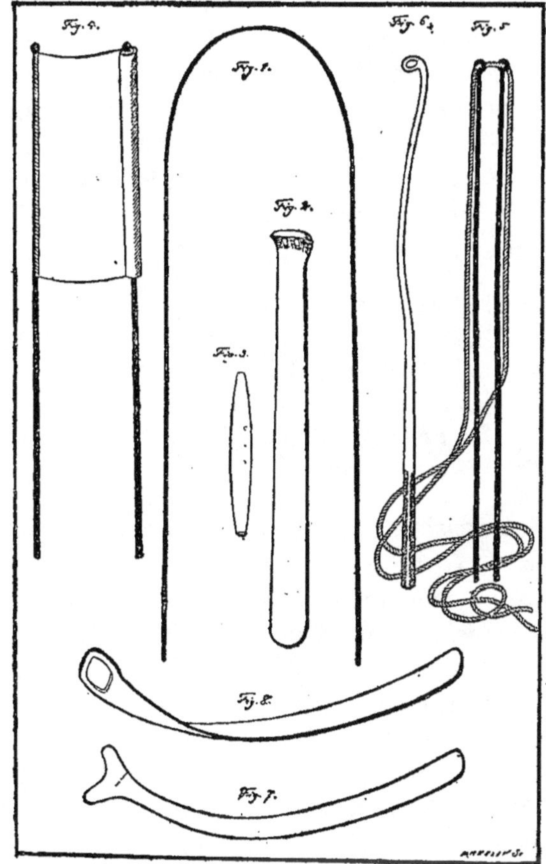

Fig. 408-415. — Instruments japonais, Pl. 1.

Fig. 10. — 1, longue tige de baleine mince ; 2, lame de baleine
plate percée de deux trous à 2 centimètres de l'extrémité
supérieure ; 3, poignée en bois percée de trous ; 4, deux petites
tiges de baleine autour desquelles on enroule une serviette de
soie qui est portée au-dessus de la tête et dont les chefs sont
ensuite passés dans le trou quadrangulaire de la spatule en
fer (8) ; 5, tiges de bobine avec leur long filet de soie, et 6,
petite tige en fer, et 7, lame de baleine plate pour la version
dans les positions transversales.
Ces instruments japonais ressemblent à ceux dont se servent
les Chinois. *(Histoire des accouchements*, par Witkowski,
Steinheil, éditeur).

partir du sixième mois, le médecin ou la sage-femme fait le massage du ventre soixante fois, c'est-à-dire pendant soixante jours, une fois chaque matin; puis l'accouchement est abandonné à la nature. L'arsenal des accoucheurs et des sages-femmes japonais se compose d'un crochet aigu et d'un crochet mousse, tous les deux fort dangereux à manier. Kangowa, accoucheur de la cour, inventa, en 1812, pour l'extraction des enfants (fig. 10) :

1° Une longue anse de baleine;
2° Une lame de baleine plate;
3° Une poignée en bois;
4° Deux petites tiges de baleine;
5° Une fine serviette de soie;
6° Une stapule de fer.

Ils ont aussi un forceps qu'on adapte à un treuil de traction.

Kangowa condamnait l'expression utérine et prétendait que les pressions lombaires suffisaient. On extrait le placenta en attachant un poids au cordon. Ce cordon précieux qui a été sectionné[1] après avoir été lié au moyen d'un gros fil de coton, est bien desséché et conservé, afin que le nouvel être le conserve toute sa vie et l'emporte dans son cercueil. En Chine, lorsque la délivrance est adhérente, la sage-femme en fait l'extraction au moyen d'un crochet en fer à deux branches (dangereux), ou bien en attachant par une ficelle un poids au cordon, jusqu'à l'issue du placenta, au bout de trois à cinq jours.

Les deux grands Empires de l'Extrême-Orient ont à peu près les mêmes procédés obstétricaux et le même arsenal. En Annam, les sages-femmes activent la sortie du placenta

---

[1] Pour couper le cordon, les Japonais se servent de couteaux en os; les Annamites enveloppent le moignon du cordon dans du papier chinois verni ou ciré et le fixent par une bande passée autour des reins. Japonais, Chinois et Annamites ont les mêmes usages.

avec les pieds en montant sur le ventre de la femme, tel un vendangeur foulant le raisin avec les pieds. Notre expression utérine, nos frictions, nos compressions abdominales sont remplacées par cette gymnastique foulante. Lorsqu'on se trouve en présence d'un cas de dystocie placentaire par

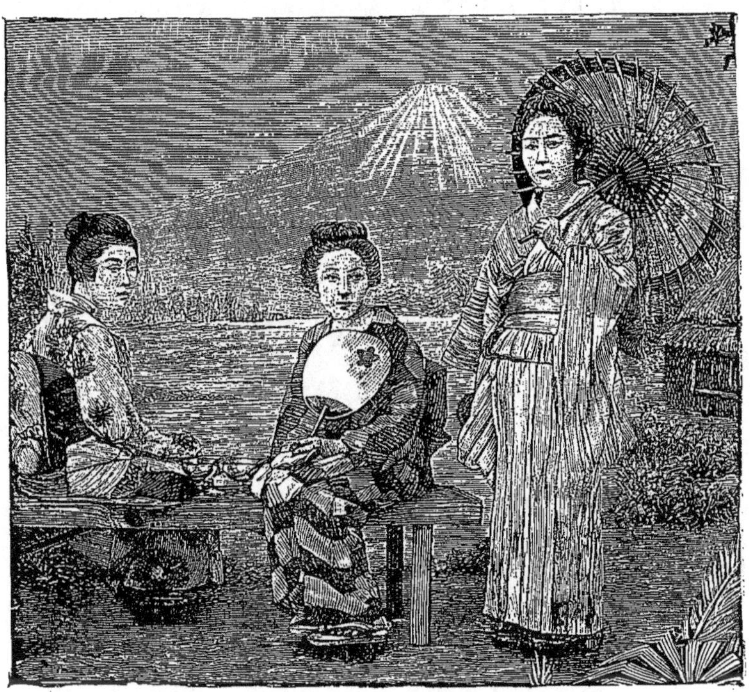

Fig. 11. — Dames japonaises *(Missions Catholiques)*.

insertion vicieuse, il est recommandé de tenter le décollement du placenta, et ensuite l'accoucheuse chinoise fait ce qu'elle peut[1].

[1] Le Père Doré publie des fac-simile d'amulettes en papier pour hâter la délivrance ; on brûle les feuilles et on fait boire les cendres dans du vin. Lorsque l'accouchement est trop laborieux, on va brûler de l'encens dans la pagode de Tsé-souen-niang-niang,

Quelle que soit l'intervention, la patiente boit tout le temps de l'arack (eau-de-vie de riz). Immédiatement après la naissance de l'enfant, on donne à la mère une tasse d'urine de jeune garçon; et, pour hâter la sortie du placenta, une tisane préparée avec 20 grammes de racines d'ache; s'il se produit une hémorragie de la délivrance, on administre le médicament hiou-koei (voir affections du système nerveux, p. 57); si la femme tombe en syncope, on donne de l'aconit et de l'atractylis qui régularisent les battements du cœur.

Lorsque la délivrance est complète, l'accoucheuse frictionne le ventre, nettoie la femme avec du linge sec. Elle lui recommande de ne pas se laver pendant douze jours et, si elle présente de la pâleur chlorotique, elle lui fait absorber une préparation de placenta desséché. Peut-être les Chinois ont-ils aussi remarqué que le placenta ingéré favorise la montée du lait et sa sécrétion (??).

Pendant l'accouchement et dans les jours qui suivent, la femme doit avoir du feu sous son lit de camp; ce feu est du charbon allumé dans une marmite. On ne peut rêver de coutume plus antihygiénique, c'est plus que l'équivalent de la chaufferette de nos mères. L'intoxication oxycarbonée est amoindrie par la ventilation qui existe dans le local ouvert à tous les vents, et, d'autre part, ce brasero placé sous la région génitale doit avoir une certaine valeur antiseptique.

La femme reste au lit trois jours et elle ne prend que du millet et de l'eau de riz; elle se lève le quatrième jour. En

matrone de la délivrance, ou bien l'on va chercher sa tablette en grande pompe et on l'expose dans la maison de la femme en travail. Il y a aussi la tablette et la pagode de l'ex-sage-femme de Houotchéou. Enfin, dans les cas très difficiles, on a recours aux prêtres taoïstes ou aux bonzes, qui dessinent des talismans et des amulettes. Il suffit de les coller sur le corps de la femme pour obtenir sa délivrance. Les prêtres taoïstes font aussi promener sur le ventre de la femme le mannequin de la déesse de la maternité et étendre un filet devant la porte de la maison pour arrêter les mauvais esprits.

certains endroits, on donne du bouillon de poulet *(gallus lanatus)* et force eau-de-vie de sorgho. L'allaitement commence le troisième ou le quatrième jour pour être prolongé longtemps. L'accouchée ne fait sa première sortie qu'au bout de deux mois. Elle va faire d'abord ses relevailles à la pagode des ancêtres pour les remercier.

On favorise *la sécrétion du lait* en mangeant des papayes, des pieds et des cuisses de porc, en buvant de la tisane de clématite et d'aralia. On arrête la sécrétion lactée chez les femmes dont les enfants sont morts, en leur faisant prendre de l'orge germée. On favorise les lochies et le retour des règles au moyen de tisanes de haricots noirs et de fleurs de carthame.

Etant donné le peu de souci qu'on a de la propreté, il n'est pas étonnant que les abcès du sein soient fréquents, chez les accouchées, malgré les pommades et tisanes variées qu'on met en usage.

Terminons cet aperçu obstétrical en rappelant les deux légendes du taoïsme et du sintoïsme. On place la naissance du fondateur du taoïsme, Lao-tsé, vers 600 ans avant notre ère. Ecoutons la poétique manière dont il fit son apparition dans ce monde. Une jeune et belle vierge ayant avalé une bulle composée de l'essence du soleil conçut et resta enceinte pendant quatre-vingt et un ans, — une grossesse un peu longue... en vérité... Au bout de ce temps, la vierge mit au monde, par le côté gauche, un enfant qui avait les cheveux blancs. Elle était alors sous un arbre appelé *li*. Le vieux nouveau-né s'écria aussitôt, en montrant l'arbre de la main : « Voilà mon nom de famille ». Cette naissance de Lao-tsé est un exemple de grossesse extra-utérine, dit-on, et en même temps de précocité d'enfant, puisque Lao-tsé parla en naissant.

La légende du sintoïsme, au Japon, raconte que Bunsio pondit cinq cents œufs et qu'elle les jeta dans le fleuve Ouo-sa-pia. Ces œufs renfermés dans un coffret furent recueillis par un pêcheur, qui les fit éclore au four. De chaque œuf sortit un enfant. La mère de Soto-ktais fut prévenue par une voix divine qu'elle était encore enceinte. Au bout de huit mois, elle entendit l'enfant parler dans son sein (il était encore plus précoce que Lao-tsé) et quatre mois après elle le mit au jour. Le sintoïsme se confond avec le bouddhisme.

E. — Soins aux nouveau-nés. — Allaîtement. Quelques maladies de la première enfance.

Dès que l'enfant est venu au monde, on lui met le doigt dans la bouche pour se rendre compte de sa vigueur vitale. S'il aspire bien le doigt, c'est un excellent signe, sinon, on lui donne vite un peu de tisane des six médicaments (louvi) et on le frictionne avec du safran. Les premiers jours on ne donne pas notre sirop de chicorée composé, mais quelque chose d'analogue qui est un *suçon* trempé dans une décoction de toque, de rhubarbe et de ptérocarpe; puis on lui donne encore une préparation de muscade, qui doit l'exciter à téter. Quand on a lié et sectionné le cordon à 7 centimètres de l'ombilic, on l'enveloppe de papier. Pour ce détail, comme pour tout, l'éducation obstétricale des Chinois est à faire. Nous savons que leur propreté est plus que rudimentaire. La prolification est tellement opulente en ce pays que l'on ne s'émeut pas de la mortalité des mères et des enfants.

F. — Maladies du premier âge.

Si le nouveau-né prend de la fièvre, s'il se met à tousser, vite on lui administre de la décoction de gingembre ou de menthe, à laquelle on ajoute une ou deux pilules de *pao-*

long[1] ou de *kin-ting*[2], qu'on pulvérise. Si l'estomac ne supporte ni le pao-long ni le kin-ting, ni le louvi, on donne une préparation appelée *seu-koen*[3].

La diarrhée infantile est combattue par des infusions d'écorce de noix d'arec; les indigestions des enfants par l'infusion d'orge, par le gingembre, la cannelle, la gentiane et l'écorce de mandarine préparée.

Lorsqu'un petit enfant est très souffrant de la gorge et qu'il

[1] *Pao-long*, contenant :

Ambre jaune	3 grammes
Ginseng	3 —
Tabaschir (concrétions siliceuses)	3 —
Bois de santal	3 —
Pachyma cocos	3 —
Réglisse rôtie	6 —
Bulbes d'arum pentaphyllum bouillis avec du fiel de bœuf ââ	6 —
Ecorce d'orange noirâtre (citrus fusca) desséchée après maturation	2 —
Ecorce d'orange noirâtre cueillie et desséchée avant maturation	2 —
Cinabre (ten-cha)	10 —
Racine de dioscorée	32 —

On ajoute aussi quelques feuilles d'or.

[2] *Kint-ing*, contenant :

Ginseng dépouillé de la partie superficielle de l'écorce	3 grammes
Racine d'atractylis dépouillée de la partie supérieure de l'écorce	3 —
Pachyma cocos blanc	3 —
Pachyma (fou-tsen)	3 —
Racine de dioscorée grillée	3 —
Oliban et cinabre	3 —
Ocre brune, qu'on lave après macération dans de l'eau chaude et que l'on dessèche ensuite sept fois	3 —
Musc de Chine	1 —

On ajoute de la farine pour piluler et l'on enrobe de feuilles d'or.

[3] *Seu-koen*, contenant :

Racine de gentiane	12 grammes
— d'atractylis	8 —
Pachyma cocos, réglisse torréfiée ââ	4 —

a le ventre enflé, on lui donne un remède préparé avec de la bave de crapaud. Cette bave est un suc visqueux, qu'on recueille sur un bourrelet glandulaire existant près des yeux, chez certains crapauds, et qu'on fait dessécher.

Contre les *ophtalmies* des nouveau-nés et des enfants, on emploie des préparations contenant des dépouilles de cigales, des lucioles ou de la cadmie retirée des fourneaux à or et à argent.

Un mélange de poudre de minium est employé dans l'*impétigo*.

Contre les accidents de la *dentition* on fait des frictions sur les gencives avec une poudre composée de :

Sel gemme	10 grammes.
Sulfate de fer	10 —
Cachou	8 —
Racine d'asaret de Virginie. . .	4 —
Réglisse	4 —

Les convulsions sont traitées par des préparations de dragon fossile.

Nous avons déjà parlé des vers intestinaux et des vermifuges (voir helminthiase, p. 52).

La posologie des enfants est ainsi calculée, par rapport à la dose d'un adulte : 3 fois moins, de zéro à 7 ans (1/3); 2 fois moins, de 7 à 13 ans (1/2); 1 fois moins, de 13 à 18 ans (2/3); la dose entière à 18 ans. Exemple : si la dose pour adulte est de 0 gr. 20, la dose sera de :

0 gr. 07, de la naissance à 7 ans;

0 gr. 105, de 7 à 13 ans;

0 gr. 14, de 13 à 18 ans.

CHAPITRE V

HYGIÈNE DE L'ENFANCE ET DE L'ADOLESCENCE

FAITS ET SUPERSTITIONS
MUTILATIONS ETHNIQUES (PETITS PIEDS)

Le Dr Morache dit qu'à la naissance l'enfant trouve, avec l'affection très vive de ses parents, leur ignorance et les épidémies, deux choses également meurtrières. L'alimentation lactée par les soins de la mère ou, à son défaut, par une nourrice est une règle absolue en Chine. L'allaitement artificiel y est totalement inconnu. Pas de biberon, pas de lait d'animal ; le Chinois n'entend pas se créer une parenté avec une vache ou avec une chèvre. L'allaitement naturel dure trois et quatre ans ; on ne sèvre l'enfant que lorsqu'il mange de tout. Les pauvres femmes sont épuisées par les allaitements et les grossesses ininterrompus.

On emmaillotte les enfants dans des couvertures ouatées en hiver ; ils sont presque nus en été ; et c'est en cet état de nudité que les mères les portent sur le dos (fig. 12). On ne lave pas les nourrissons, on les laisse croupir dans la saleté. Il n'est pas surprenant qu'ils aient des troubles digestifs. Pour calmer les coliques, on place sur le ventre une ceinture faite de corde rouge et se bouclant à l'aide de deux vieilles sapèques de la dynastie des Han, ou bien une ceinture en étoffe rouge plaquée de morceaux de soie noire représentant un tigre, un lézard, un serpent.

La superstition embrasse l'enfant naissant et ne le quitte

plus, avons-nous dit. La première sollicitude dont il est
l'objet, c'est de lui tirer son horoscope, d'après le jour et
l'heure de la naissance. On trouve des images qui simpli-
fient le calcul. Sur chacun des membres de la figure repré-
sentée on écrit une des douze heures chinoises : une sur la

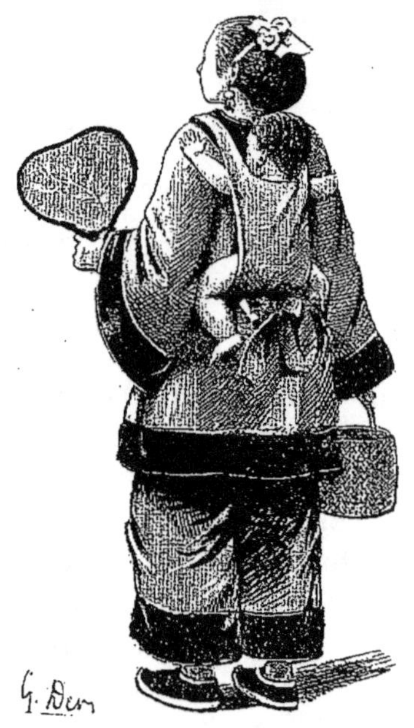

Fig. 12. — Comment les Chinoises portent leurs nourrissons
(Wittkowski, Steinhel).

tête, une sur chaque bras, une sur le ventre... Dès que
l'enfant est né, on s'empresse de regarder sur quelle partie
du corps se trouve la lettre correspondant à l'heure de la
naissance et avec cela on tire l'horoscope. On demande
aussi à un diseur de bonne aventure de venir tirer l'horoscope, après le bain qu'on donne, le troisième jour, au
nouveau-né. Si l'horoscope est mauvais, on allume la
lampe des sept étoiles, durant sept jours et sept nuits, près
de l'enfant. On fait aussi lancer par un archer des flèches

en bois de pêcher, ou bien on suspend des flèches au berceau. Chacun sait que le bois de pêcher est le meilleur
démonifuge pour mettre en fuite le chien céleste. La divinité voleuse des enfants prend aussi la forme d'un chat
pour s'emparer des enfants destinés à consolider les fondations d'une maison ou les piliers d'un pont. Il faut les
écarter avec des amulettes en bois de pêcher.

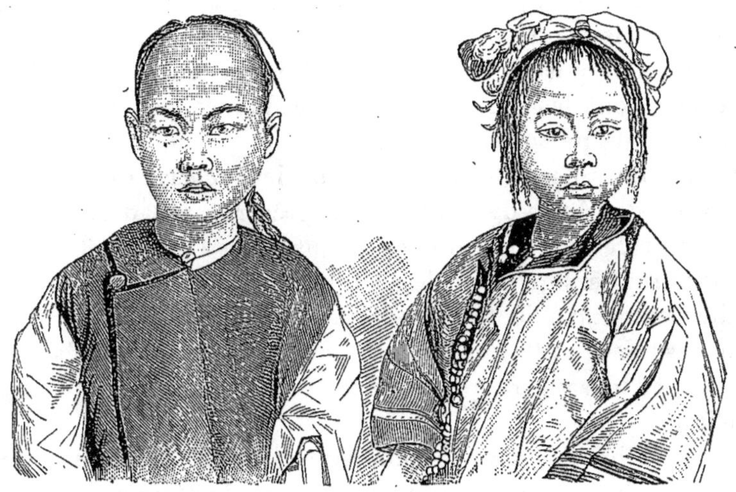

FIG. 13. — Enfants chinois *(Missions Catholiques)*.

On ne doit pas sortir le nouveau-né sans le munir de
l'amulette Keou-mao-fou en poil de chien. Si la mère et
l'enfant franchissaient le seuil de la porte, avant un mois et
sans l'amulette en poil de chien, ils attireraient des malheurs sur leurs voisins. Il faut encore immoler un coq ou
offrir un morceau de viande aux ancêtres de la famille, le
troisième jour. Plus tard, on mettra à l'enfant un collier
de sapèques ; on lui donnera un nom d'animal ou de fille
pour tromper le démon qui nuit aux garçons ; on lui mettra des sonnettes aux jambes pour effrayer les mauvais
esprits ; on lui plaquera le bout du nez, les joues avec du

vermillon, le rouge étant la couleur de la joie et portant
bonheur ; on lui mettra encore au cou un cadenas qui rattache à la vie, un collier de chien pour qu'il soit aussi facile
à élever et à nourrir que les petits chiens, des pendants
d'oreilles jusqu'à vingt ans afin que les diables le prennent
pour une fille et ne l'attaquent pas, les huit trigrammes
Tai-pa-koa avec les Chel-eul-choei ou les douze animaux
des années du cycle de soixante ans, gage de prospérité.
On lui laisse une couronne de cheveux jusqu'à seize ans ;
on lui fait porter des habits de bonze ou l'habit d'ar-
lequin dont les morceaux ont été donnés par un grand
nombre de personnes (fig. 13).

Les âmes des filles mortes avant leur mariage cherchent
à voler des âmes de garçons ; on préserve ces derniers de
leurs griffes en chassant ces voleuses par l'odeur fétide de
vieux souliers qu'on brûle ; on les épouvante aussi par un
filet entourant le berceau. Les mailles de ce filet sont
prises par ces filles méchantes pour des yeux braqués sur
elles, et le sang de porc, dont le filet est barbouillé, les
effraie.

Innombrables sont les amulettes destinées à le préserver
de maladies. Jusqu'à seize ans, le pauvre enfant aura à traverser trente douanes périlleuses, Kouo-Koan. La première
est celle des quatre saisons où habite le mauvais diable ; la sei-
zième est celle du tigre blanc et la trentième est celle de
l'eau et du feu. Le Père Doré les énonce toutes.

Quand l'enfant a eu la variole, on attache un morceau
d'étoffe rouge à ses cheveux pour que le diable n'essaie
pas de lui redonner cette maladie. Il y a encore les cadenas
de noyaux de pêche qu'on attache aux pieds de l'enfant,
parce que le pêcher confère l'immortalité ; le porte-bonheur : *Puissiez-vous avoir cinq garçons vigoureux, riches et
montant de dignité en dignité* ; le porte-bonheur des *cent
enfants de Wen-Wan : Ayez cent enfants et que l'un d'eux
soit reçu premier académicien*.

Même dans la confection du berceau on obéit à un sentiment de sollicitude empreinte de superstition religieuse.

Le berceau doit être construit avec trois bois symboliques ; avec du bois de pêcher, qui assure la longévité ; du bois de jujubier, qui signifie la dignité, et du bois de sapin, qui, demeurant toujours vert, est un gage de longue vie. On va même, quand un sort fâcheux semble peser sur la famille, jusqu'à l'adoption sèche, qui consiste à faire adopter l'enfant par une autre famille, jusqu'au terme des douanes périlleuses (seize ans).

Tant d'amulettes et de précautions superstitieuses ne préservent pas les enfants des maladies relevant de la malpropreté et du manque d'hygiène. Ils ont des maladies de peau de tout genre, maladies dans lesquelles la syphilis s'épanouit superbe. La diphtérie tue beaucoup d'enfants. Quelle serait la mortalité infantile, si, comme en Europe, les Chinois usaient du biberon et de l'allaitement mercenaire à la campagne ? Nourri par sa mère, le petit Chinois passe, dès qu'il peut marcher, toute sa journée au grand air, vagabondant dans les ruelles et les ruisseaux. Plus âgé, il se livre aux exercices du disque, de l'arc, de la course, de la gymnastique. Il est maigre et musclé ; ses muscles secs acquièrent la dureté du marbre. Les enfants ne sont jamais employés à des travaux manuels ; ils n'entrent en apprentissage qu'à l'âge de quinze ans; ils se développent donc bien librement. A Pékin, on les entasse, pendant l'hiver, dans des locaux surchauffés et dans un air vicié, mais en été ils sont réunis dans des cours abritées du soleil par un rideau mobile en nattes. Dans ces écoles, ils lisent tous à haute voix, ensemble, en se balançant de droite à gauche ; la cacophonie de cette lecture n'est point agréable à nos oreilles d'Européens.

Le garçon demeure longtemps enfant dans la société chinoise, c'est-à-dire que la puberté est retardée chez lui, qu'il n'atteint sa taille définitive que vers l'âge de vingt-cinq ans. C'est à cet âge seulement qu'apparaît un premier duvet de barbe qui restera toujours grêle. Au dire des observateurs, l'évolution morale du jeune Chinois semble être aussi lente, malgré les obscénités des pancartes étalées dans les rues, malgré les obscénités des albums qu'on met dans les mains des enfants. Le jeune Chinois, — plus dépravé par l'esprit et par les yeux que le jeune Européen des grandes villes — l'est matériellement beaucoup moins. Marié à une fille qu'il n'a jamais vue, si elle ne lui donne pas d'enfants, il la prend en grippe, la remplace par des concubines ou la répudie. La stérilité est un grand malheur pour la femme et la femme doit être préparée au mariage dès sa plus tendre enfance par la mutilation de ses pieds (fig. 14).

Les petits pieds, les lis d'or.

Dès après le sevrage, on comprime les pieds des petites filles avec des bandelettes huilées pour les réduire à l'état de moignons. C'est plus par mode que pour empêcher les femmes de courir. Ces petits pieds sont un mystérieux poème. Le mari ne doit même pas regarder les pieds déchaussés de sa femme, la pudeur le défend. Le Dr Morache bravant toutes les pudeurs est parvenu à voir, à Pékin, des pieds de femme, de jeune fille et d'enfant et à se rendre compte de la mutilation et des procédés au moyen desquels on l'obtient. Ces petits pieds, ces lis d'or, ornement de l'appartement intérieur, ne se voient pas partout en Chine. Si la mutilation podalique est une coutume générale dans les provinces du Midi, elle est une rareté relative à Pékin et dans le Nord, où la misère est bien répandue et où les Tartares ne sont pas autorisés à déformer de la sorte les pieds de leurs femmes. C'est surtout dans le Kouang-si et le Kouang-tong que l'on trouve les plus beaux spécimens de pieds mutilés. Avoir des petits pieds est une

preuve que l'on n'est pas de condition servile. C'est un
luxe que s'accordent les riches et... ceux qui veulent le

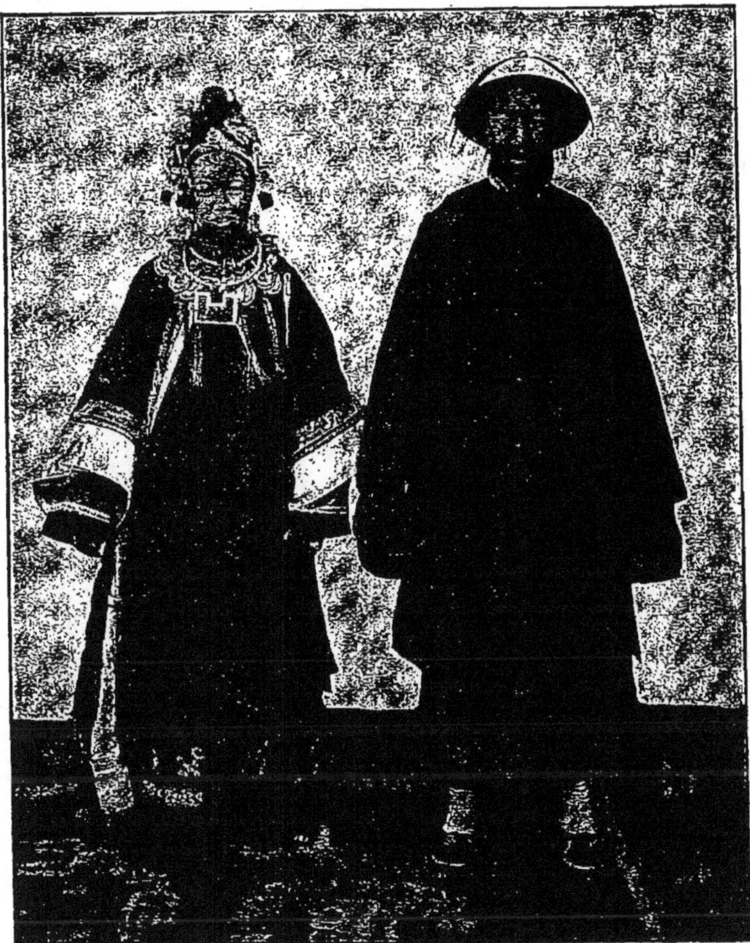

FIG. 14. — Fiancés chinois *(Missions Catholiques)*.

paraître, tendance innée chez le Chinois soucieux de « la
face ».

Il y a deux degrés dans la mutilation. Le premier consiste

en une flexion permanente des quatre derniers orteils sous la plante du pied ; c'est ce que l'on voit généralement dans le Nord. Le deuxième degré, qui est le maximum de la déformation, a pour caractères : 1° la flexion et l'enroulement des quatre derniers orteils sous la plante du pied, le pouce demeurant libre comme dans le premier degré ; et 2° la flexion extrême de la face plantaire, qui devient fortement concave, angulaire, le calcanéum n'étant plus horizontal, mais vertical. Au fond de la rainure plantaire, il existe souvent des ulcérations douloureuses.

C'est au moyen d'un bandage serré qu'on raccourcit le pied, en tassant les os du tarse, en exagérant la voûte plantaire, sans briser le calcanéum. Les Chinoises ayant les extrémités fines, l'opération est aisée. Dans le Nord, on se contente du premier degré, d'une demi-déformation qui permet à la femme de répondre aux exigences forcées du travail et de la locomotion et à celles de la coquetterie obligatoire (fig. 15).

Le Dr Morache a remarqué que les parties molles du dos du pied sont atrophiées et que celles de la plante paraissent hypertrophiées, parce qu'elles sont ramassées, comprimées et souvent le siège de congestions intenses et d'ulcérations. La façon de marcher est modifiée, on le comprend ; les mouvements ne se passent pas du tout, ou à un très faible degré, dans l'articulation tibio-tarsienne, parce que les muscles fléchisseurs et extenseurs de la jambe se sont atrophiés, ni dans le genou, qui est à peine actionné par les muscles également atrophiés de la cuisse (fig. 16). Les membres inférieurs rigides de la femme chinoise sont donc grêles, elle ne marche pour ainsi dire que par le jeu des hanches, comme un amputé des deux cuisses, comme si les jambes étaient des pilons. Il n'est pas étonnant qu'elle tombe souvent. On observe souvent des ostéites scrofuleuses des os du tarse ; elles débutent par le scaphoïde pressé entre l'astragale et les cunéiformes ; du scaphoïde l'inflammation

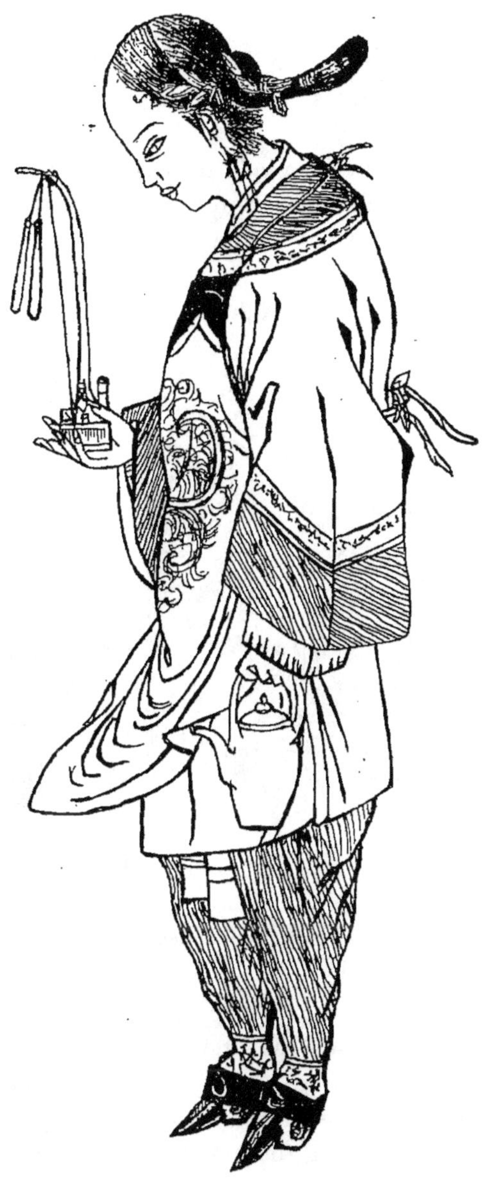

Fig. 15. — Dame chinoise. (Dessin à la plume de Mlle A...)
D'après une figure de : *En Chine* (Tchéli Sud-Est), du P. Leroy.
A comparer avec la figure 11. (Dames japonaises.)

passe aux autres éléments du tarse, puis du métatarse ; et
les ostéites et les nécroses se succèdent indéfiniment, faute
de soins appropriés.

La pathologie des petits pieds ne se borne pas à cela ; il
faut ajouter aux ostéites les entorses et les fractures de
jambe... qui se produisent facilement dans les chutes sur

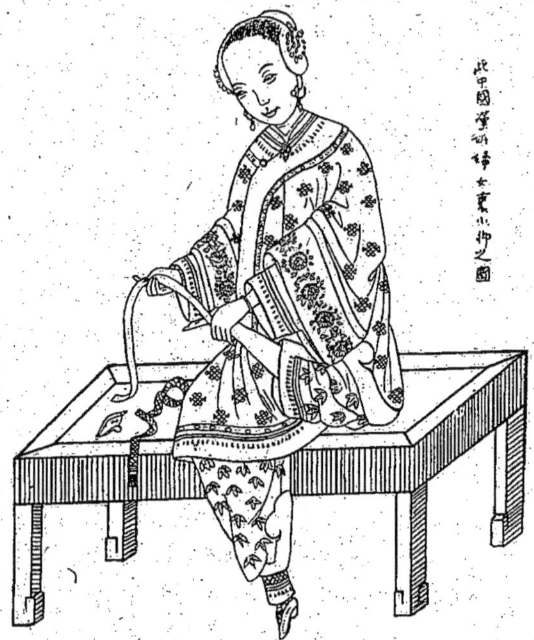

Fig. 16. — Le lis d'or, Chinoise se bandant le pied (Matignon).

ce squelette plus ou moins atrophié. La femme chinoise,
même d'une condition aisée, est généralement anémique, lymphatique, scrofuleuse, parce que les petits pieds l'empêchent
de marcher, de faire de l'exercice. Et cependant, elle n'aura
pas de plus constant souci, toute sa vie durant, que de continuer la compression pour que ses pieds demeurent des
lis d'or toujours irréprochables (fig. 16). Si elle négligeait
de les serrer, ils reviendraient peu à peu à l'état normal.

Le Dr Morache en a fait l'expérience à l'établissement des Sœurs de Saint-Vincent-de-Paul, à Pékin. L'expérience ne laisse pas que d'avoir un gros inconvénient, celui de condamner, à peu près sûrement, les enfants à un célibat perpétuel.

Les vierges chrétiennes, que nos religieuses emploient au service des pauvres, ne veulent pas renoncer à leurs petits pieds, non par coquetterie, mais par attachement instinctif à une ancienne coutume.

Manuel opératoire. — Voici comment on procède. Les manœuvres sont commencées, avons-nous dit, après le sevrage, c'est-à-dire vers quatre ans, au plus tard vers sept ans. La mère s'acquitte de ce soin ou elle confie la charge à une espèce de sage-femme.

Premier degré. — On masse le pied, on fléchit plus ou moins les derniers orteils et l'on applique un 8 de chiffre avec une bande de coton ou de soie de 5 à 6 centimètres de large et de 1 m. 50 de long ; on arrête la bande par quelques points de suture. Dans ces manœuvres on produit la flexion des quatre derniers orteils et la torsion sous la plante du pied des métatarsiens correspondants. On obtient en second lieu le tassement antéro-postérieur du pied en prenant point d'appui sur le calcanéum et en exagérant la concavité de la voûte plantaire. A chaque application on serre de plus en plus le bandage. Le massage est toujours accompagné d'une friction à l'alcool de sorgho ; sans quoi des ulcérations surviendraient. La chaussure est une bottine sans semelle dont la pointe s'amincit à mesure que la déformation s'accentue (fig. 17). Le pied qu'on a obtenu ainsi est le premier degré ; c'est le pied vulgaire, le pied des pauvres (fig. 12).

Deuxième degré. — Pour obtenir le pied élégant, chic, il faut placer sous la face plantaire un morceau de métal semi-cylindrique et, par-dessus, appliquer le bandage en

8 de chiffre, qu'on a soin de serrer fortement. C'est par ce moyen que l'on amène le calcanéum en position verticale. On a eu soin, avant de mettre la bande, de masser vigoureusement le pied sur le cylindre de métal posé sur le genou. On déploie toute sa force dans cette manœuvre, jusqu'à fracturer ou luxer les os du tarse, et, pour atteindre ce but, on ne craint pas, au besoin, de frapper avec un caillou. Dans certaines provinces, on accélère le traitement en extirpant

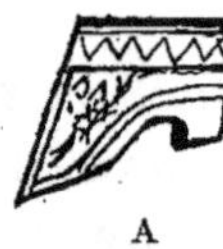
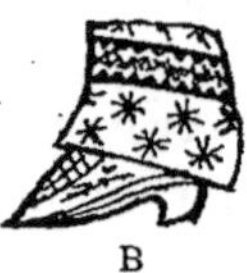

Fig. 17. — Soulier de femme chinoise. A, soulier de femme chinoise; B, aspect de la chaussure revêtue d'une sorte de guêtre (Matignon).

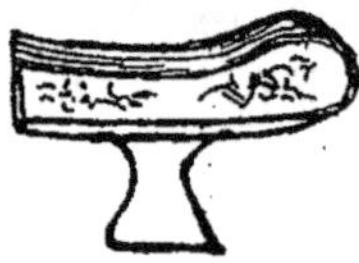
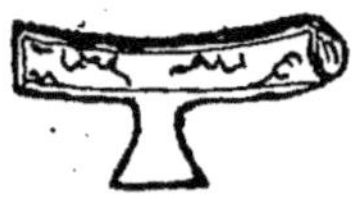

Fig. 18. — Souliers de femme tartare (Matignon).

le scaphoïde. Pour ce deuxième degré, on abandonne la chaussure plate et on la remplace par une bottine à semelle concave (fig. 15, 17).

Le Dr Matignon donne le dessin des chaussures de femmes chinoises A et de femmes tartares B (fig. 17, 18, 19).

On voit que les dames tartares mettent sous leurs souliers une sorte de pilon qui rend leur marche un peu semblable à celle des Chinoises. Celles-ci n'ayant d'appui que sur l'extrémité du calcanéum basculé sont forcées de marcher en écartant les bras, qui font office de balancier, et en s'aidant d'un bâton. C'est pour obtenir cette infirmité qu'elles ont tant souffert. Chaque pied bandé coûte une barrique de larmes, dit un proverbe chinois, et la coutume causerait 10 pour 100 de morts par consomption, chez les petites filles. Nous avons énuméré plus haut les autres inconvénients pathologiques. Pourquoi cette coutume ? Depuis quand existe-t-elle ? On ne le sait pas au juste. La coutume remonte dans la nuit des temps. On raconte qu'une impératrice Taki, 1.100 ans avant Jésus-Christ, avait un

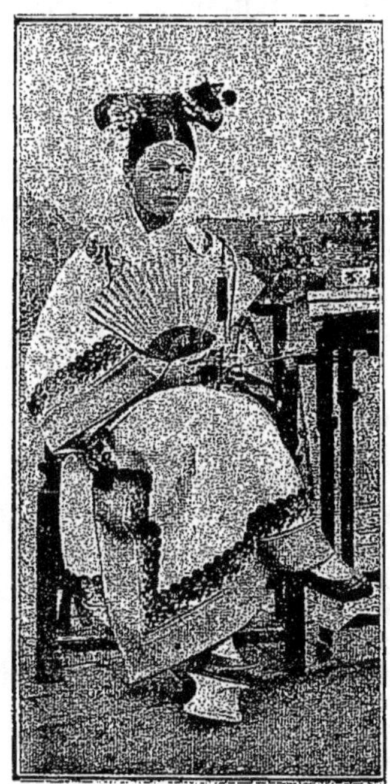

Fig. 19. — Dame mandchoue (Matignon).

pied bot de naissance et qu'elle fit ordonner qu'on comprimât les pieds de toutes les petites filles, afin de les rendre semblables à leur souveraine, type de beauté et d'élégance. On raconte aussi que la coutume aurait pour auteur l'empereur Gangti, 600 ans après Jésus-Christ. Il aurait forcé l'une de ses concubines de se comprimer les pieds et il aurait fait imprimer sous la semelle de sa chaussure une fleur de lotus qui, à chaque pas de la favorite, laissait une empreinte sur le sol, d'où le nom de lis d'or encore employé pour désigner le pied d'une Chinoise. On a dit aussi que les Chinois déforment les pieds des femmes pour les retenir à la maison et les rendre moins volages. Il est vrai que le Chinois est fort jaloux, mais il ne condamne pas sa femme à vivre recluse et voilée comme les disciples de Mahomet. Du reste, les petits pieds ne l'empêchent ni de marcher, ni de courir, ni de danser, ni même de faire des acrobaties à pied et à cheval ou sur la corde. Elle n'est arrêtée que par les excoriations qui surviennent, lorsque les soins sont défectueux. La petitesse du pied est le critérium de la valeur commerciale de la femme. Le mariage ne se fait, et par les parents seuls, que si le soulier de la jeune fille prouve qu'elle a un petit pied (voir fig. 15). La beauté chinoise réside donc dans le pied. « Un pied non déformé est un déshonneur », dit un poète. Seul le mari peut voir le pied de sa femme dans l'intimité. Une Chinoise ne montre pas plus facilement son pied à un homme qu'une femme d'Europe n'exhibe ses seins. Il paraît que les Chinois attachent une idée sensuelle aux petits pieds. Le Dr Morache suppose qu'elle est liée à cette observation que l'atrophie des membres inférieurs détermine une hypertrophie du mont de Vénus. Les femmes tartares qui ont le pied normal ne présentent pas cette conformation. Les chrétiennes ont, en général, les pieds normaux ; mais, dans certaines provinces du Sud, les religieuses des orphelinats sont forcées de déformer les pieds des petites filles, sinon celles-ci ne trouveraient pas à se marier, nous l'avons déjà dit. Plusieurs empereurs de la dynastie tartare, et jusqu'à la vieille Tseuhi, ont lancé des décrets défendant aux Chinois de mutiler leurs femmes ; ces décrets sont restés lettre morte. Quant aux femmes tartares (fig. 19), qui ont les pieds remarquablement fins, il leur est interdit, sous peine de mort, d'adopter la mode chinoise. En outre, il est interdit de recevoir à la Cour d'autres femmes que celles qui ont de grands pieds, depuis l'impé-

ratrice jusqu'à la dernière des suivantes ; de plus, il est défendu aux fonctionnaires d'épouser d'autres femmes que des
Tartares ou des Chinoises non mutilées. Les évêques ont

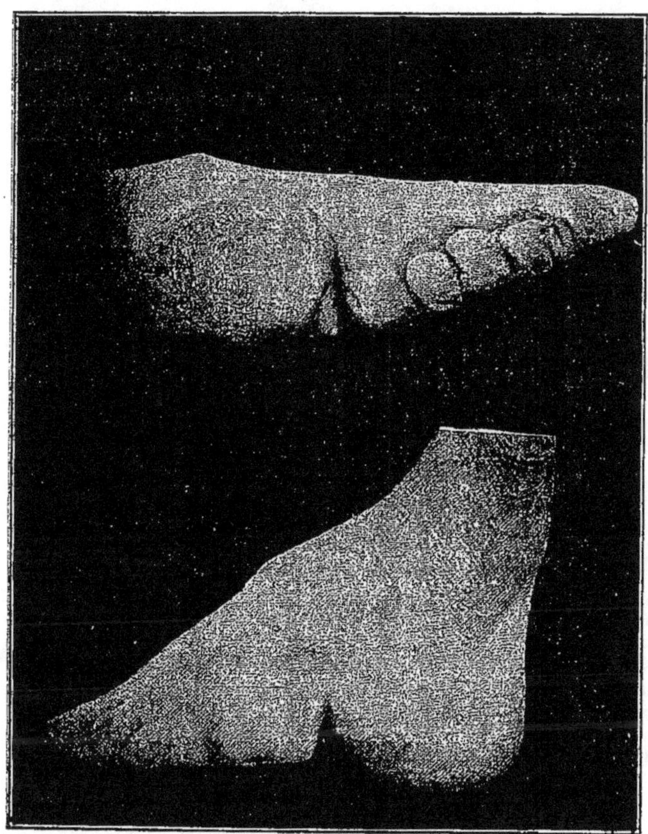

FIG. 20. — Moules de pied de Chinoise (Matignon, *Superstition*).

flétri et proscrit cet usage. Le succès a été médiocre jusqu'à
présent et il en sera ainsi tant que la doctrine évangélique
n'aura pas pénétré dans l'âme du Chinois suffisamment à
fond pour qu'il comprenne que la femme est son égale et
qu'elle n'est pas seulement un instrument de plaisir.

On trouve dans le livre *Superstition, Crime et Misère en Chine*, de Matignon, la photographie du moule de deux petits pieds d'une Chinoise que les Sœurs de Saint-Vincent-de-Paul lui ont permis de prendre sur le cadavre d'une fille

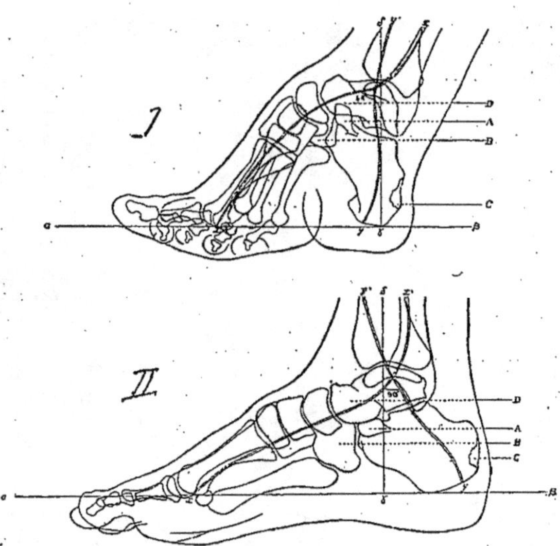

F𝐈𝐆. 21. — I, radiographie d'un pied mutilé de Chinoise; II, radiographie d'un pied normal de femme annamite de même taille. A, petite apophyse du calcanéum ; B, cuboïde; C, insertion du tendon d'Achille; D, tête de l'astragale; *xy*, *xy*, ligne tracée suivant les trouées osseuses délimitant l'angle d'ouverture de la voûte; α β, ligne horizontale tangente à la tête des premiers métatarsiens et du calcanéum; γ δ, ligne perpendiculaire à α β passant par le centre de gravité du corps (Dʳ Mouzels, *Presse Médicale*, nº 61, Masson, éditeur, 27 juillet 1912).

de vingt ans morte phtisique à l'hôpital de Nan-tang (fig. 20). Plus récemment, le Dʳ Mouzels, médecin des troupes coloniales françaises, a publié dans le *Bulletin de la Société Médico-Chirurgicale de l'Indo-Chine* (nº 2, février 1912, p. 136), la radiographie d'un pied mutilé de Chinoise et d'un pied normal de femme annamite de même âge (fig. 21). Le schéma dessiné sur la radiographie fait saisir au premier coup d'œil les modifications de l'architecture du pied mutilé et les conséquences qui en découlent pour le mécanisme de la marche. On voit bien le calcanéum rendu vertical et enroulé autour de son grand axe, sa face inférieure rendue antérieure; on voit bien aussi la presque verticalité de la direction générale du tarse antérieur, l'atrophie, etc... La Chinoise, cela se comprend, est forcée de marcher sur le pilier calcanéen comme sur un pilon et sa démarche est nécessairement saltitante et instable. Cette démarche est encore exagérée, dit le Dr Mouzels, par la crainte d'un appui un peu vif sur l'avant, appui qui, écartant brusquement l'encoche charnue qui correspond au milieu de la plante, détermine de vives douleurs, au niveau des ulcérations, lesquelles, au dire des rares personnes qui ont vu ces pieds lis d'or, siègent constamment en cet endroit.

CHAPITRE VI

MÉDECINE LÉGALE

LE SI-YUEN. — CRIMES, SUICIDES, INFANTICIDES, AVORTEMENTS, PROSTITUTION, FOLIE, ALCOOLISME ET OPIOMANIE

Nous allons grouper dans ce chapitre des questions de mœurs très spéciales à la Chine et relevant plus ou moins directement de la médecine légale, telle que nous la comprenons en Europe. Les Chinois ont un livre de médecine légale, le *Tsing-che-hoang* qui date de neuf cent soixante ans avant Jésus-Christ et qui est le traité classique de médecine légale *(Si-yuen)*. On y donne le moyen de découvrir les traces de coups et blessures sur un cadavre et de savoir si les lésions ont été produites pendant la vie ou après la mort, le moyen de découvrir si un cadavre retiré de l'eau est celui d'un suicidé ou de la victime d'un crime, s'il a été jeté à l'eau étant vivant ou déjà mort. Le traité de *Si-yuen* s'occupe aussi des empoisonnements.

Pour donner une idée de la valeur du *Tsing-che-hoang*, nous citerons le moyen indiqué pour savoir si un mort a été frappé : laver son cadavre avec du vinaigre, l'exposer à la vapeur qui sort d'une fosse profonde de riz en fermentation et *illico* les marques des coups apparaissent, si coup il y a eu. Ce livre enseigne que le vrai noyé a le ventre gros, de l'écume à la bouche et les pieds blancs, que celui qui a été étouffé dans un incendie a du feu et de la cendre dans la bouche et le nez...

En général, la Thémis chinoise s'inquiète fort peu des constatations plus ou moins ingénieuses et positives des experts, médecins et sages-femmes, suivant le sexe de la victime ; elle considère avant tout la beauté des cadeaux pour se prononcer. Si elle proclame qu'il y a crime, elle condamne au déshonneur et à la ruine celui sur le terrain duquel le cadavre a été relevé, fût-il innocent. Thémis attend que le malheureux propriétaire s'exécute librement et libéralement, sinon elle laisse tomber la sentence de ruine. « La malice de l'homme surpasse sa science » dit le *Tsing-che-hoang* et l'on abuse de tout pour cacher l'homicide.

Ce traité fait encore remarquer que, si la blessure a été faite par un homme vivant sur lui-même, du sang s'en écoulera ; si la blessure a été faite par autrui sur le corps d'un individu tué par accident, le sang ne coulera pas.

Autres remarques : le suicidé par colère ou vengeance a les dents serrées, le regard dédaigneux ; le suicidé par lassitude a les yeux fermés, non convulsés, les lèvres entr'-ouvertes. Si la gorge a été coupée avec la main droite, le bras droit restera souple plus longtemps que le gauche ; et il n'y a pas suicide, mais crime, lorsque les deux bras sont également rigides.

En cas de PENDAISON, l'aspect du cadavre est différent, suivant que la corde passe au-dessus ou au-dessous du larynx. Y a-t-il suicide ou crime ? Pour le savoir, on frappe la corde avec un bâton et l'on regarde : si la corde vibre bien, il n'y a pas de doute possible, vous êtes en présence d'un suicide. Qu'en pense Lacassagne ?

En cas de NOYADE, on dira qu'elle est le fait d'un *accident* si les mains sont ouvertes, les paupières écartées et le ventre peu météorisé. On dira qu'elle est le fait d'un *suicide*, lorsque les mains seront crispées, les yeux fermés et l'abdomen très météorisé, lorsque la peau des pieds et des mains sera macérée, les cheveux hérissés, lorsqu'il y aura du sable, de l'eau et des mucosités dans la bouche et dans le nez. On dira, enfin, qu'elle est le fait d'un *crime*, quand le noyé n'aura ni sable, ni eau dans la bouche et le nez, quand sa figure sera ictérique et que des traces de violence se montreront sur le corps.

Nous allons passer en revue quelques-uns des vices ou crimes sociaux qui déparent la vieille civilisation du Céleste-Empire : l'avortement, l'infanticide, la prostitution, les eunuques, la folie, l'opiomanie, le suicide.

AVORTEMENT. — Les avortements volontaires se font sur une vaste échelle à Pékin et dans les grandes villes, où les substances abortives sont affichées, à côté des aphrodisiaques, sous le nom de remèdes pour dégager le ventre, etc... Ils sont surtout pratiqués pour cacher les liaisons adultères, incestueuses ou irrégulières, dit Morache ; ils sont communs parmi les veuves que la loi oblige à une éternelle chasteté. Le *Si-yen-lu* (Si-yuen) renferme des procédés pour reconnaître l'avortement. Nous les citons, d'après Ernest Martin : « Pour voir si, dans une autopsie de femme ayant succombé à un avortement, un breuvage en a été la cause, on introduit dans les voies génitales une certaine quantité de mercure ; si cette substance se ternit, il faut penser à des manœuvres abortives. Quand les magistrats qui ont des soupçons, pensent qu'il s'agit bien d'un avortement, la sage-femme est appelée. Elle s'informe avec soin de l'époque à laquelle remonte la grossesse ; elle voit si la forme est celle d'un fœtus ou bien d'un caillot de sang. Ce dernier se décompose et, après un certain temps, il devient une masse qui exhale une mauvaise odeur ; dans ce cas, on a affaire à un avortement criminel. Si l'entrée des parties est obstruée par un amas de sang qui donne des mauvaises odeurs, on cherche si la mort de la femme vient de la non-expulsion du fœtus, ou si elle causée par une drogue abortive. Le magistrat commis à cette enquête devra noter avec soin toutes les circonstances relatives au fait. Il existe une méthode d'investigation qui consiste à employer une aiguille d'argent servant à la coiffure des femmes ; on l'introduit dans les parties ; si elle se ternit, on présumera qu'il a été fait usage de drogues abortives ; cependant, il ne faut pas subordonner cette conséquence à la méthode ; souvent l'avortement peut entraîner la mort par lui-même, par une grande secousse ; il faut donc procéder avec prudence et faire un examen approfondi. »

On apprécie l'âge du produit de conception de la manière suivante :

1° Après un mois, le fœtus ressemble à une goutte d'eau ;

2° Après le deuxième mois, il est comparable à une fleur de pêcher ;

3° Après le troisième mois, le sexe peut être discerné ;

4° Après le quatrième mois, il a forme humaine ;

5° Après le cinquième mois, les os et les jointures se distinguent aisément ;

6° Après le sixième mois, les cheveux ont acquis un certain développement ;

7° Après le septième mois, la main gauche remue à gauche du sein maternel, quand c'est un garçon ;

8° Après le huitième mois, la main gauche remue à droite, si c'est une fille ;

9° A la fin du neuvième mois, quand on palpe le ventre, on voit qu'il s'est produit trois changements dans la position du fœtus ;

10° Au commencement du dixième mois, l'enfant est complètement développé.

INFANTICIDE. — Il est aussi bien condamné que l'avortement par la loi et la morale, et de même toléré par la police et par les juges (fig. 23). Il est parfaitement reçu de faire disparaître les enfants monstrueux, qui sont fils du diable, ainsi que les enfants illégitimes. Quant aux petites filles, on en diminue le nombre sans scrupule; les Chinois ne s'intéressent qu'aux garçons qui doivent perpétuer la famille et continuer le culte des ancêtres. Lorsqu'un ménage débute par une fille, il la tue, parce que l'allaitement durant au moins trois ans, elle ferait trop attendre le garçon qu'on espère. Le procédé habituel est bien simple; on plonge la pauvre petite créature dans la jarre en terre qui sert de cabinet d'aisance aux femmes. Le Dr Regnault reconnaît qu'au Kouang-tong l'infanticide est si fréquent qu'il n'y a guère plus d'une femme pour trois hommes et que c'est à cette cause qu'il faut rapporter l'existence des maisons de prostitution, le vice de la pédérastie et l'enlèvement des femmes du Tonkin. Le Dr Morache proteste contre les missionnaires qui ont signalé l'etendue de ce crime social. Il n'est pas exact, dit-il, que des barbares sacrifient leurs enfants ou les vendent pour un petit écu. C'est l'exception. Un crime isolé ne stigmatise pas un pays. En France, aussi, on commet des infanticides et on abandonne ou tue les enfants. L'infanticide est une extrémité à laquelle la misère noire peut seule porter les Chinois ; car, en Chine, on est honoré suivant le nombre des enfants qu'on a. Mencius a dit : « Il y a trois choses qui sont contraires à la piété filiale, la pire de toutes est de ne pas avoir d'enfants. » Le culte des ancêtres a pour conséquence le désir de se créer une lignée qui le continue. On a dit que les filles étaient surtout abandonnées parce qu'elles coûtent et rapportent peu. En fait, elles meurent en grand nombre, parce qu'on les soigne très mal. D'une façon générale, le Chinois aime sa progéniture. « Le tigre lui-même ne mange pas ses enfants », dit un proverbe chinois. Si l'on trouve des cadavres d'enfants sur les grands chemins ou dans les rizières, c'est parce que les funérailles sont trop coûteuses. Il y a misère, il n'y a pas crime. Les porcs dévorant les enfants abandonnés, les fleuves entraînant des milliers de cadavres d'enfants sont de la fable. Et qu'a-t-on fait pour secourir cette misère? Bien peu de choses, dit Morache. Nous en reparlerons au chapitre des Institutions d'Assistance hospitalière indigène et européenne, dans notre prochain ouvrage sur *les Œuvres philanthropiques en Chine.*

Le Dr Matignon soutient aussi qu'il ne faut pas étendre à

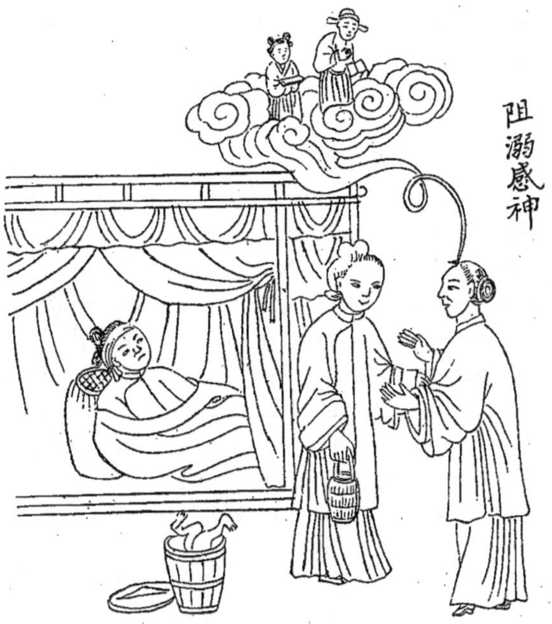

FIG. 22. — Celle qui s'oppose à la noyade touche le cœur des Esprits
(Matignon, *Superstition*).

tout l'empire les crimes qui se commettent dans quelques provinces contre la vie des enfants. Il rappelle que les édits les condamnent et il cite les sentences répandues dans le peuple par les autorités pour empêcher les coupables pratiques :

« Celle qui aura excité à noyer des petits enfants aura la langue coupée. »

« Celle qui aide les autres à noyer des enfants éteint en elle-même sa propre postérité. »

« Une femme qui aura noyé ses filles donnera naissance à un serpent à tête humaine. »

« Celle qui sauve une petite fille de la noyade obtient la transformation du visage. »

« Celle qui a empêché la noyade des petites filles aura un fils qui sera célèbre. »

« Celle qui s'oppose à la noyade touche le cœur des esprits (fig. 22). »

« Le bonheur est accordé comme récompense à une vertueuse sage-femme. »

Comme récompense, on fait envisager la beauté, la gloire, le bonheur et l'on prédit, comme châtiment, la stérilité, la mort des garçons, la mort de la mère, la mort des parents.

En opposition avec ces sentences on lit sur les murs de Pékin, à tous les pas et jusque sur les murs de la Légation de France, des réclames de sages-femmes et de pharmaciens vantant leur four-nien-tang qui transforme le fœtus en sang ; leur tachen-tang qui garantit l'avortement par la pilule au parfum de musc, leurs pilules stérilisatrices qu'ils appellent protectrices de la vie et qui empêchent la conception. Le paquet coûte 8 tiaos (2 fr. 50).

Les sages-femmes sont fort habiles, elles n'ont sous ce rapport rien à envier à leurs collègues des grandes villes de France et d'Europe ; elles ont des *secrets*. Elles se gardent bien de faire connaître aux médecins européens leur « manière infaillible de faire descendre les petits ». Le Dr Matignon cherche aussi à excuser les Chinois.

« Pourquoi s'indigner tant, dit-il ? A Rome et en Grèce aussi, on pratiquait l'infanticide. Jamais les autorités chinoises n'ont approuvé le crime. Motsou, le philosophe de l'ancien amour, 400 ans avant Jésus-Christ, s'indignait contre les barbares de Chan-si, qui mangeaient leur premier né, mâle ou femelle, comme étant malingre. A l'heure présente, l'infanticide existe, c'est vrai ; mais il ne porte guère que sur les filles et les enfants illégitimes qui sont tous étranglés, à leur naissance, quel que soit leur sexe. Ce n'est pas par cruauté, c'est la misère qui pousse à cette extrémité. » Le Dr Dugeon, de Pékin, dit aussi que l'infanticide n'est pas plus fréquent à Pékin et dans le Nord de l'empire qu'en Angleterre ; s'il se produit en plus grand nombre dans les provinces du Sud, au Fou-kien, au Chansi, au Kiansou, au Kouang-tong, ce n'est qu'en temps de famine. La fille est une lourde charge; on la tue ou on la vend pour la prostitution : horrible aveu qui n'est pas de nature à réhabiliter les parents. Le Dr Matignon s'efforce de les excuser en invoquant encore l'argument de la superstition. La plus grande offense faite à la piété filiale, a dit Mencius, on s'en souvient, est de ne pas avoir d'enfants mâles : on tue les filles, ce n'est rien; on épargne les garçons qui seuls peuvent pratiquer le culte des ancêtres. Que répliquer à des gens qui proclament le droit de vie et de mort appartenant aux parents sur leurs enfants? Autre excuse : on tue aussi les enfants pour les besoins de la thérapeutique chinoise. Leurs médecins disent que les yeux, le nez, la langue, le cerveau des enfants font de bons médicaments.

D'ailleurs, les enfants que l'on trouve morts dans les rues ne sont pas tous des victimes de l'infanticide. On a affaire, dans bien des cas, à des cadavres d'enfants morts de maladie. Les Chinois hâtent la mort des enfants malades en les portant hors de leur maison, dans le but d'empêcher les esprits malins de venir chez eux faire de nouvelles victimes. Il les mettent aussi dans la rue, parce qu'ils n'ont pas de terrain pour les inhumer ou pas de quoi payer les funérailles. Les corps sont ramassés par la charrette de la police et inhumés par les soins de celle-ci. Aux environs de Tche-fou, on enterre des enfants vivants dans les fondations des maisons et dans les piles des ponts pour apaiser les esprits. Leurs idées superstitieuses les aveuglent au point de considérer l'infanticide comme un service rendu aux filles qu'ils tuent, parce que de cette façon, ils hâtent le moment de la transmigration de leurs âmes dans le corps d'un garçon. Le plaidoyer est peu solide, en vérité. Le Dr Matignon le termine en donnant le manuel opératoire de l'infanticide. Quand une fille naît, les sages-femmes disent que c'est un garçon, avec l'espoir qu'on s'habituera à sa vue et qu'on ne

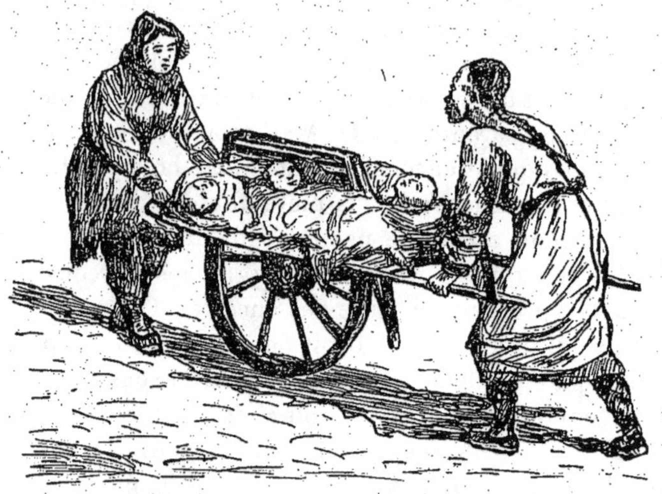

Fig. 23. — Comment on ramasse les enfants jetés à la rue (dessin à la plume par Mlle A..., d'après une figure de : *En Chine* (Tchéli Sud-Est) du P. Leroy, Desclée, éditeur.

la tuera pas. Si on découvre le stratagème et si on décide la mort de la fille, c'est la sage-femme qui est chargée de la tuer. Tantôt elle la met dans la caisse aux détritus avec des poussières qui l'étouffent; tantôt elle la place sous un coussin et prie quelqu'un de s'asseoir dessus; tantôt elle recourt à la noyade, c'est le procédé habituel. On noie l'enfant de deux manières : ou en le plaçant la tête en bas dans un baquet vide qu'on remplit ensuite d'eau, ou bien en le plongeant, tête première, dans le vase de grès ou de bois qui sert de cabinet aux femmes. Rarement on a recours à l'écrasement de la tête ou à la strangulation ; quelquefois on brûle l'enfant ou on le réduit en morceaux pour faire peur aux esprits. D'autres fois, on jette simplement les enfants dans la rue, en hiver, pour que le froid les tue vite.

Le D\ Matignon a cependant la loyauté de reconnaître que l'Œuvre de la Sainte-Enfance a obtenu de meilleurs résultats dans la lutte contre l'infanticide que les édits impériaux, les arrêtés des vice-rois et les sentences des philosophes. Les évêques et les missionnaires, qui voient les choses de plus près que les voyageurs, sont unanimes à dire[1] que l'abandon des enfants et l'infanticide se pratiquent encore, pour plusieurs parties de la Chine, dans des proportions inconnues à nos pays chrétiens, même les plus dépravés. « A Shanghaï, dit le Père de La Servière, si les apparences extérieures sont mieux gardées, si le répugnant spectacle des petits cadavres dévorés par les animaux est épargné au touriste européen, la suppression des petites filles dans les familles nombreuses se pratique couramment. La pauvre petite créature est étouffée, noyée ou simplement délaissée et condamnée à mourir, faute de soins et d'aliments ». A Zi-ka-weï, l'orphelinat tenu par les Religieuses Auxiliatrices du Purgatoire reçoit, par jour, de huit à dix et douze petites créatures abandonnées, qu'on s'empresse de soigner et de confier à des nourrices. Nous en reparlerons, lorsque nous exposerons les Œuvres des Pères Jésuites dans le Kiang-nang. Pour l'instant nous conclurons, avec le Père de La Servière, que le livre documentaire du D\ Matignon, loin d'atténuer les motifs de sa fondation, est le plus beau plaidoyer qui se puisse en faveur de l'Œuvre de la Sainte-Enfance.

Les eunuques. — Le corps des Eunuques est, en Orient,

[1] P. de la Servière, *Croquis de Chine*, librairie Beauchesne, Paris, 1912.

le corollaire de la polygamie et de la réclusion des femmes.
Il y a eu, en Occident, dans l'antiquité, des fanatiques qui
se sont mutilés par suite d'une idée religieuse, tels les
prêtres de Cybèle, tels Origène et ses disciples. En Italie,
l'art de la musique a fait mutiler des jeunes gens afin
d'avoir de belles voix de *soprani*. Le concile de Nicée et le
pape Grégoire XIV ont solennellement blâmé ces pratiques.
En Chine et à Constantinople, le mobile est tout autre :
c'est une profession, c'est un rouage social particulier des
palais et du sérail.

En Chine, la castration remonte à la plus haute antiquité ;
elle n'était à l'origine qu'un genre de punition comme en
Egypte ; elle faisait partie du code pénal, sous la dynastie
des Chou (empereur Chou-Koung, 1100 avant J.-C.). Plus
tard, une impératrice eut l'idée de les faire admettre dans
l'intérieur du palais et de faire de ces êtres, jusqu'alors
profondément méprisés, les commensaux des princesses et
des concubines de l'empereur. C'est l'empereur Ho-ti, de la
dynastie des Tsin (111 ans après J.-C.), qui organisa offi-
ciellement la servile institution. A partir de ce jour, la condition d'eunuque conduisit aux grades, aux dignités, même
au commandement des provinces et des armées ; dispensa-
teurs des plaisirs de l'empereur et de la cour, ils les domi-
nèrent par la confiance.

L'impératrice douairière Tseu-hi[1] (1835-1909), le *dernier
homme d'Etat* de la dynastie mandchoue, a jugé cette institution en prononçant ces paroles avant de mourir : « Ne
laissez plus jamais une femme s'élever au pouvoir
suprême ; les lois intérieures de notre dynastie l'interdisent.
Ne permettez pas aux eunuques de se mêler des affaires
publiques, la dynastie des Ming a été conduite à la ruine

---

[1] Tseu-hi, impératrice douairière, d'après les papiers d'Etat, les
mémoires secrets, les correspondances *(la Chine de 1835 à 1909,
par J.-O. Bland et E. Backhouse, Hachette et Cie éditeurs, 1912.*

par les eunuques et son destin doit être un avertissement pour mon peuple. »

L'empereur devait avoir 3.000 eunuques, les princes et princesses du sang 30, les neveux et les enfants de l'empereur 10. Les princes avaient charge de fournir, tous les cinq ans, 8 eunuques au palais, à raison de 1.000 francs par sujet. Le recrutement de ces êtres amoindris était assuré par la misère qui déterminait les parents à livrer des enfants pour une somme de 50 à 80 francs et qui déterminait même des individus mariés à faire le sacrifice de leurs précieuses pour sortir de la gêne.

D'autres cherchaient dans cet état d'abjection un gagne-pain facile, peu pénible ; d'autres étaient mus par une sorte de satisfaction morbide. On devenait donc eunuque, en Chine, soif par goût, soit par paresse, soit surtout par pauvreté. Les émoluments de ces domestiques émasculés n'étaient pas considérables ; ils variaient, suivant l'emploi, de 2 taëls (8 francs) à 12 taëls 1/2 (50 francs) par mois, mais le service offrait de nombreuses occasions d'accroître les mensualités d'argent et de riz. On a vu des eunuques arriver à une très grande fortune.

L'opération de la castration[1] est simple et facile. Après avoir engourdi les organes par un massage forcé et fait absorber des drogues stupéfiantes, les aides s'emparent de l'individu et le maintiennent vigoureusement. L'opérateur s'arme d'un couteau à lame droite ou courbe, ou d'une hachette, ou de forts ciseaux et tordant de la main gauche les organes pour exprimer le sang, il coupe d'un coup rapide les bourses et la verge, le plus possible au ras du

---

[1] Il est à souhaiter que cette opération ne se pratiquera plus en Chine, maintenant que la République a remplacé l'Empire. La corporation des eunuques du palais a suivi la dynastie mandchoue dans sa ruine, mais il se peut qu'une autre dynastie succède à la République et ramène les eunuques dans le palais, d'où le Président ne les a, peut-être, pas tous expulsés.

pubis. Quelquefois on fait l'expression du sang au moyen d'une bande de soie enroulée à la manière de la bande d'Esmarch. La section faite, on met une cheville de bois ou d'étain dans l'urètre, puis on lave la plaie avec de l'eau poivrée, ou bien on la saupoudre avec une poudre styptique composée de résines odoriférantes, d'alun, on ajoute des feuilles de papier, et l'on fixe ce pansement au moyen d'une bande enroulée autour du bassin. L'opéré est privé de boisson pendant trois jours. Au bout de ce temps, on enlève le bandage et le pansement, et le malade est invité à uriner. S'il y réussit, il est sauvé; sinon, il est perdu, destiné à d'atroces souffrances par rétention. Les Chinois ne savent pas cathétériser, petite intervention qui sauverait ces malheureux. La plaie met cent jours à se réparer. Il y a rarement des hémorragies; la mortalité ne serait que de 3 à 4 pour 100 des cas, elle est moindre chez les enfants que chez les adultes. La complication immédiate est l'incontinence d'urine; la complication éloignée est l'atrésie de l'urètre. Tant que dure l'incontinence, on peut suivre l'eunuque à son odeur, car il pue et on le sent à cinq cents pas. Le rétrécissement de l'orifice urétral est fréquent, on y obvie au moyen d'une bougie en étain, qui est sortie au moment de la miction. La castration féminise l'individu sous tous les rapports. Elle l'oblige à s'accroupir, comme les femmes, pour vider sa vessie ; aussi n'ose-t-il pas faire ses besoins *coram populo*, à la manière des Chinois complets. Ces émasculés, généralement grands, ont de la femme la tendance à l'obésité flasque, l'absence de barbe, la voix criarde, la mobilité d'humeur, les goûts enfantins pour le clinquant. Ils achètent tout ce qui brille et flatte l'œil ; joueurs, dépensiers, ils achètent et jouent jusqu'à leur peau et leurs membres. Ils paient sans marchander, ils sont ronds en affaires et passent pour n'être pas trop enclins au vol.

Ces infirmes sont sujets au catarrhe vésical et à la cystite; la stagnation et la fermentation des urines donnent lieu à la formation de calculs ammoniaco-magnésiens et à toutes les souffrances qui en résultent. On leur permet de se soulager en fumant de l'opium dans l'intérieur du palais. Les eunuques sont réputés vierges ; ils le sont par destination, mais ils aiment la société des femmes et quelques-uns se marient ; ils sont heureux d'être considérés comme les pères des enfants de leurs femmes. Rejetés de leur famille, ils n'ont pas droit à la sépulture de leurs parents ;

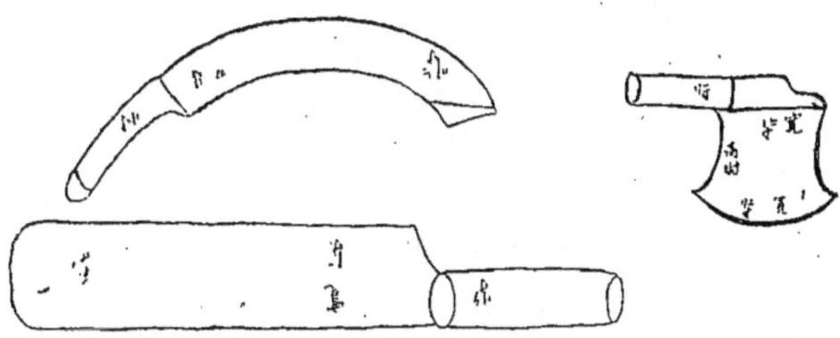

Fig. 24. — Instruments employés pour la castration, gravure chinoise (Matignon, *Superstition*).

mais on leur a donné un cimetière particulier, ainsi qu'une maison de campagne. Ils sont exclus de certaines cérémonies religieuses, comme les eunuques occidentaux étaient exclus du temple par la loi mosaïque. Ils ont au palais des fonctions multiples, depuis celle de coolie jusqu'à celle de conseiller et de favori du souverain. Dix-huit eunuques sont lamas, et représentent les 18 Lo-han, assistants de la déesse de la Pitié, Koan-yng ; 300 sont acteurs, d'autres sont intermédiaires entre l'empereur et ses 72 concubines. Ils sont partagés en 48 sections qui ont chacune des attributions spéciales ; chaque section a son chef eunuque mandarin de septième classe. L'eunuque, qui commande à toutes les sections, a le titre de mandarin de troisième classe. Des tribunaux leur sont réservés pour juger de leurs délits et les punir de la bastonnade ou de l'exil à Moukden, suivant la gravité des cas. On est très sévère pour les vols d'objets appartenant à l'empereur et affectés à son usage personnel ; ils sont tout simplement châtiés par la décapitation. Ils ont assez de liberté pour les sorties hors du palais. Toutefois, on leur impose l'obligation de porter un costume sombre, avec coiffure spéciale, des bottes en soie ou en drap ; ils sortent presque toujours en voiture, ayant peu de goût pour la marche, trait qu'ils ont encore de commun avec le sexe faible. Le peuple ne les aime pas ; il appelle *vieux coqs* ces pauvres êtres à figure ronde, à chairs molles, à ventre rebondi, à facies imberbe. Ces malheureux se consolent en pensant à l'autre monde. Ils conservent les pièces anatomiques qu'on leur enleva, ou c'est l'opérateur qui les garde dans un bocal à alcool bien étiqueté ; lorsque le moment viendra de quitter la terre, l'eunuque aura la joie de se présenter *complet* devant les ancêtres, grâce à la précaution qu'on aura de mettre dans son cercueil ces *précieuses* reliques. Si le malheur ou l'insouciance a fait égarer les pièces précieuses, on en demandera au châtreur, qui s'est déjà fait payer 20 francs pour l'émasculation et qui livrera un bocal de sa collection, moyennant un bon prix, qui peut, suivant la fortune du défunt eunuque, aller jusqu'à 15.000 francs. C'est cher, mais on ne saurait trop payer le bonheur de paraître complet devant les ancêtres, qui tiennent à ce que leurs descendants ne dissipent aucune partie du corps qu'ils leur ont légué, à titre de prêt temporaire.

PROSTITUTION. — C'est une des faces honteuses de la misère, le mal fatal de toutes les civilisations, et ce mal augmente avec la fortune. Ainsi s'exprime le Dr Morache. La polygamie et les mariages précoces n'en exemptent pas la Chine. La loi déclare infâme la prostitution ; l'empereur Kang-hi avait interdit l'entrée de Pékin aux prostituées ; le Gouvernement chinois actuel les parque dans la ville chinoise. Le mal a plus de pudeur qu'en Occident, où il s'étale et s'affiche; en Chine, il vit dans l'ombre. Mais, par contre, les images obscènes sont plus aisément tolorées qu'en Europe (cela pouvait se dire avant l'ère pornographique). Les prostituées sont des filles vendues ou volées ; elles sont toutes la propriété de quelqu'un, qui est le vieux père, Lao-papa, ou la vieille mère, Lao-mama ; elles ne sont jamais libres. Les mauvaises maisons s'intitulent : *temple de la félicité éternelle*, *temple du bonheur suprême*, *jardin des fleurs parfumées*. On y fait de la musique et on y fume de l'opium. A Canton, ce qu'on appelle *bateau de fleurs* n'est qu'un bateau de femmes de mauvaise vie. Les pauvres créatures sont éphémères comme les fleurs ; elles vieillissent vite et, quand elles sont vieilles, on les jette à la rue, où elles vont grossir les rangs de la mendicité. Elles sont rarement achetées par un individu qui assure leur avenir. Aucune surveillance médicale ne s'exerçant sur ce monde de débauche, les affections parasitaires, la syphilis et autres maladies vénériennes ne rencontrent le moindre obstacle à leur diffusion.

Le Dr Matignon décrit le vice que Virgile signale dans le vers connu et dont on ne comprend pas heureusement le sens au collège :

Formosum pastor Corydon ardebat Alexin.

La sensualité maladive des Orientaux les porte comme les Romains à ce vice abject. Ils ont des livres porno-graphiques dégoûtants (tsin-pi-meï) et ils abusent des aphrodisiaques. Cependant Sapho a fait peu de disciples parmi les Chinoises. Les garçons prostitués sont des sujets vendus ou volés. On leur apprend à débiter des vers, à dessiner, à calligraphier. Ces « jeunes messieurs » appelés *siankon* sont finis à vingt ans. Les siankon de bas étage propagent la syphilis et la blennorragie. Les barbiers sont des proxénètes clandestins. Dans cet avilissement, les femmes sont épargnées plus qu'en Europe. Sortons de cette

fange de la dépravation, quittons la folie des sens pour
envisager la folie moins dégoûtante de l'esprit.

FOLIE, OPIOMANIE, ALCOOLISME. — Nous avons déjà parlé
de l'*alcoolisme* et de l'*opiomanie*. Nous n'y reviendrons pas,
si ce n'est pour dire que la race blanche présente, vis-à-vis
de l'intoxication opiacée, une susceptibilité bien plus grande
que la race jaune, et que le Chinois sombre moins souvent
que l'Européen dans la folie, à la suite de l'abus de ce
poison. On dénonce le danger par le livre, par l'enseignement, par le dessin. Les artistes chinois ont peint les
misères du fumeur d'opium, depuis sa première pipe jusqu'à
son heure dernière. Ils le montrent passant par toutes les
phases de la déchéance morale et physique, se livrant à la
débauche, se ruinant, devenant un mari détestable, vaga-
bond, cachectique, mourant dans un trou comme un animal
blessé qui fuit la lumière du jour et s'enterre vivant. On
attribue au poison opiacé l'impondérance cérébrale de nombreux Asiatiques, l'impulsivité délirante qu'ils manifestent
souvent par un attentat hypocritement préparé. Le Dr Morache, sans prétendre réhabiliter l'opium, ne voudrait pas
qu'on le chargeât de tous les crimes et de toutes les bas-
sesses humaines. Il croit même à l'innocuité de la drogue
prise avec modération, comme le font les lettrés et les
grands fonctionnaires, dont l'intelligence est très déve-
loppée et qui conservent pendant de longues années, sinon
la vigueur matérielle de la jeunesse, au moins les qualités
de l'âge mûr. La fameuse impératrice Tseu-hi était aussi de
cet avis en théorie et en pratique.

Quand on parle de l'opium et de la Chine, on s'imagine
que la guerre de 1840 contre la Chine par l'Angleterre
n'avait d'autre but que de faire connaître et d'imposer
ce poison aux Célestes. Cette guerre reconnaît d'autres
causes. D'autre part, les Chinois connaissaient l'opium,
depuis longtemps ; car la Compagnie des Indes le fit

pénétrer en Chine, vers 1740, dans le but d'en favoriser l'usage, comme dans l'Inde et dans la Perse. Le fait est que, malgré les efforts du Gouvernement, la consommation de l'opium a singulièrement progressé : de 333 tonnes, en 1792, elle était montée à 3.905 tonnes, en 1868. Ce chiffre ne comprend que l'importation et non la production indigène. Il est impossible d'établir la statistique du nombre des fumeurs ; mais on peut affirmer que l'usage de l'opium s'est beaucoup répandu. C'est une source de misères ajoutées à mille autres. L'opium coûte 45 centimes le gramme et le fumeur en consomme de 1 à 6 grammes par jour. Comme les ivrognes d'Europe, le fumeur d'opium foule aux pieds sentiments, devoirs sociaux, devoirs de famille ; il va jusqu'au crime et au vol pour satisfaire sa passion. L'habitude se contracte souvent à l'occasion d'une maladie ; le médecin prescrit de l'opium pour calmer une douleur rhumatismale, une névralgie..., on continue et peu à peu l'opium devient un besoin. Le Dr Matignon répète, après le Dr Morache, que l'usage modéré de l'opium n'est pas nuisible, au contraire, qu'il excite le système nerveux, donne des idées, de l'énergie cérébrale. Il n'est pas vrai, soutient-il, que le peuple chinois soit abruti par l'opium. La preuve, c'est que la race jaune a une fécondité à nulle autre pareille. L'opium n'est pas, en Chine, comme le tabac, en Europe, un caprice ; il répond à un besoin du tempérament déprimé de l'Asiatique. J'espère que ces lignes n'inspireront à personne la tentation de chercher une excitation cérébrale dans l'opium. Il ne faut pas oublier les lamentables conséquences de la morphinomanie, ni les déchéances physiques et morales dont les fumeries d'opium sont la cause, en Indo-Chine et à Toulon, sur nos officiers de marine.

Le Dr Legendre [1] dit que les Chinois « paient, en dehors des épidémies, un bien lourd tribut à la tuberculose et à la

---

[1] Dr Legendre, *Presse Médicale*, 17 août 1912.

syphilis ; que l'habitude de l'opium n'a nullement disparu et que l'alcoolisme fleurit, de jour en jour, au vieil Empire, d'autant plus sûrement qu'il est regardé comme l'antidote de l'opium. Ces graves maladies, l'évolution des grands groupements sociaux ont profondément atteint la vieille vigueur des fils de Han. »

Les Japonais ont réussi à préserver leur pays de l'alcoolisme et de l'opium. Les hommes d'Etat nippons n'ont pas hésité à prendre, dans ce but, les mesures les plus énergiques. En premier lieu, on condamnait à mort les fumeurs d'opium, maintenant on se contente de les expédier aux travaux forcés. La fabrication et la vente de l'opium sont un monopole de l'Etat ; ce dernier n'en vend qu'aux vieux fumeurs invétérés et reconnus tels par une Commission spéciale ; le prix en est tellement élevé que les morphinomanes sont vite guéris de leur manie déprimante. On se souvient que le médecin, qui a refusé de s'ouvrir le ventre (harikari) après la mort de son impérial client, le Mikado, a formellement accusé ce dernier d'avoir avancé sa fin par l'abus de l'alcool.

Folie. — L'alcoolisme et l'opium peuvent s'associer pour conduire à la folie. Le Gouvernement ne s'occupe pas des fous, avons-nous dit ; mais certains bonzes exercent à leur égard des actes d'humanité louables, dans les pagodes de Koan-yng, déesse de la Miséricorde. Les fous sont regardés comme des saints ; c'est pourquoi les bonzes s'en occupent. Il y a un quartier spécial à Nankin, où se trouve la pagode de Koan-yng. On voit dans cette pagode des fous déguenillés accroupis autour d'un bonze, près d'une statuette de la Koan-yng à seize bras placée au fond de la pagode. Le bonze tient dans une main un miroir et dans l'autre un livre ; il s'approche de chacun d'eux, lui fait signe de fixer ses regards sur le miroir et, d'un ton d'autorité, lui ordonne d'être calme et obéissant. Il détache ensuite du livre un

feuillet, qu'il remet au fou ; ce feuillet est à la fois une amulette précieuse et la promesse d'une prompte guérison. La

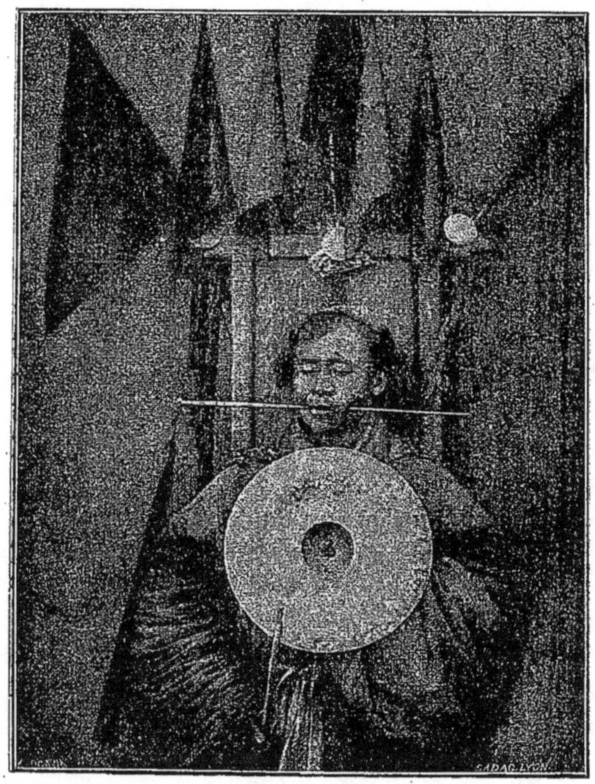

FIG. 25. — Bonze se perçant les joues.

La gravure montre, dit Matignon, que les bonzes sont suscep-
tibles de pieuses « carottes ». La joue gauche est seule traversée par la tige de fer qui, déprimant fortement la commis-
sure labiale droite, permet, à première impression, de croire
que la joue du même côté est également transpercée.

folie des Chinois est plus souvent une demi-folie mystique[1]

[1] D'{r} Jerusalemy, médecin de Tien-tsen-Pakou Railway, *Presse
Médicale*, 1911.

et on la traite par la persuasion. La folie mystique revêt
parfois un caractère effrayant. Des prêtres bouddhistes se
font brûler vivants et en grande pompe ; ils pensent que
l'autocrémation, la mort par le feu, leur procure le suprême
bonheur et une bonne recette d'offrandes pour le couvent.
A l'île Poutou, il y a un rocher, d'où ces pauvres aliénés se
jettent dans « l'abîme de la déesse de la charité ».

Le Dr Matignon explique les actes de frénésie des
Boxers qui ont mis à feu et à sang le Nord de la Chine par
la suggestion hystérique confinant à la folie. D'après lui,
le Chinois est un névrosé, dont la crédulité rivalise avec
l'absence de logique et l'incohérence des idées. Suggestible,
impulsif, cet Asiatique, en apparence apathique, est capable
d'entrer dans des colères soudaines d'une rare violence. A
la moindre contrariété, les femmes surtout, les Chinois ont
la sensation de boule qui étrangle, des éructations nerveuses, le hoquet et de fausses angines de poitrine. On les
guérit de ces souffrances, qu'ils trouvent épouvantables,
avec des pilules de *mica-panis*, des passes magnétiques, un
peu d'électrisation, ou même simplement en faisant sem-
blant d'extraire quelque chose de leur gosier. Ce sont des
hystériques, des nerveux enclins à des accès de démence
passagère. Le Japon donna un exemple aussi de folie
nationale, rappelant celle des Boxers, lorsqu'en septembre
1905 le peuple se livra dans les rues de Tokio à des manifestations excentriques. Il avait espéré que les victoires
remportées sur les Russes lui procureraient une indemnité
considérable, la possession entière et non le partage de
l'île Sakhaline. Dans son dépit, il perdit la tête un instant.
Puisque nous voilà dans l'*Empire du Levant*, nous en pro-
fiterons pour dire que, de nos jours, il n'y a encore qu'un
seul asile d'aliénés à Tokio et qu'il est payant. Les aliénés
pauvres vaquent, comme en Chine, dans les rues. S'ils
deviennent dangereux, on les enferme dans des cages, où
on les nourrit comme des bêtes. Il faut espérer que le

christianisme importera au Japon la pitié, cette fleur sublime
de l'Evangile. Les missionnaires ont établi 42 asiles pour
les orphelins ; les Japonais les ont imités en fondant
11 orphelinats. C'est un résultat déjà appréciable.

Le suicide est un fléau social plus grand au Japon qu'en
Chine. On a pu dire que le Japon est le pays du suicide.
Ludovic Naudeau parlant de son histrionisme national dit
que le Japon est un peuple qui pose devant l'univers avec
une dose d'orgueil inouï, mais collectif. Après une période
paroxystique d'exaltation, il cherche une retraite dans le
néant. On a compté 122.411 suicides en quinze ans, par
le fait de la difficulté grandissante de la lutte pour la vie,
surtout parmi les femmes. Ce n'est pas seulement la manie
du suicide qui se propage parmi les femmes japonaises,
mais c'est aussi la criminalité et l'aliénation mentale qui
augmentent. La manie du suicide est épidémique parmi les
étudiants de l'Université de Tokio ; les uns se jettent dans
la cataracte de Kegon, les autres dans le cratère du volcan
Asama. C'est la mort sans phrase et sans examen. Deux
mille personnes se sont jetées, en l'espace d'un mois, dans
la cataracte. Au Japon, on se suicide, à n'importe quel
âge, pour n'importe quoi et par n'importe quel moyen : on
s'éventre, on s'égorge, on s'empoisonne, on s'asphyxie, on
se fait broyer par un train, etc. La pendaison et la noyade
sont les moyens les plus ordinaires. Les *Samouraï* aristo-
crates s'ouvrent le ventre. Leur devise est : Vaincre ou
mourir ; vaincus, ces guerriers se suicident. Le peuple
n'admet, chez eux, ni défaillance, ni insuccès. On raconte
que l'amiral Togo montra à ses officiers le couteau symbo-
lique du *pacte avec la victoire ou avec la mort*. La victoire
leur donna la gloire et la vie. Saigo, chef du clan de
Satsuma, en 1877, se suicida après sa défaite. Ce fut de
tout temps un vertige funèbre dans l'armée nippone.

Les généraux chinois vaincus terminent aussi leur vie
par le suicide. Tout cela ramène invinciblement à l'esprit

les souvenirs de la vie antique ; nous revoyons, dit Naudeau, Cassius et Brutus s'immolant à Philippe de leur propre épée ; nous revoyons Antoine se suicidant après la trahison de Cléopâtre.

Le suicide est presque aussi fréquent en Chine qu'au

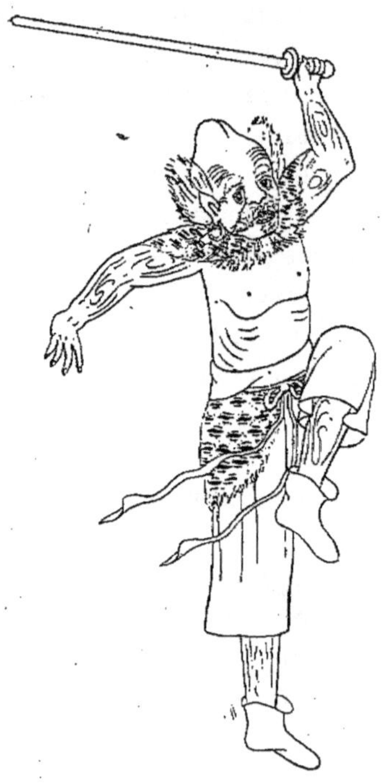

Fig. 26. — Le génie du suicide (Matignon, *Superstition*).

Japon, avec cette différence que la frénésie de la gloire nationale ne l'inspire à peu près jamais. Le Chinois foncièrement égoïste n'a pas de sentiment, pas de philanthropie, pas d'idées élevées. Faire le bien pour le bien, accomplir le devoir pour le devoir est au-dessus de son intelligence (Matignon). Son apathie morale est aussi grande que son apathie physique. « La vie me pèse, je me débarrasse de ce fardeau », tel est son raisonnement. Egoïsme et fatalisme résument ce qui sert de morale aux Chinois. Il part tranquille pour l'autre monde, s'il est sûr que les siens lui offriront un bon cercueil et rendront les honneurs dus à ses mânes. Moins sensible que nous, il supporte les petites opérations sans anesthésie ; il craint peu le froid ; il marche sur des moignons gelés, se coupe un doigt au jeu sans sourciller, comme il joue sa femme, ses filles et ses habits. Pour un bon cercueil, on se laisse couper le cou à la place d'un autre. Les mandarins de Tien-tsin, en 1870, trouvèrent des gens qui se laissèrent exécuter à leur place pour de bons dîners et un bon cercueil. Les lugubres négociations sont facilitées par l'absence d'état civil, en Chine.

Les causes des suicides sont multiples et difficiles à catégoriser. On se pend, on se tranche la gorge, on s'empoisonne par folie ou religiosité, par point d'honneur ou parce qu'on a perdu de l'argent, ou perdu la face et qu'on craint le ridicule ou la misère. On se suicide dans un moment de tristesse et de chagrin, de jalousie, de colère, de dépit ; on se suicide par vengeance et rancune. La vie se payant par la vie, on se pend à la porte d'un ennemi pour le faire supplicier, ou pour le ruiner par les frais de justice et les indemnités à donner aux familles. La misère et la piété filiale inspirent rarement le suicide. Les mauvais traitements portent au suicide les petites filles enfermées dans les maisons de prostitution et les femmes, à cause de la tyrannie des belles-mères. Il y a souvent des disputes par jalousie entre les légitimes et les concubines ; la belle-mère exerce sur toutes ces femmes une autorité despotique qui engendre la révolte et le désespoir. Les brus se tuent en se jetant dans un puits ou en avalant de l'opium. Le Chinois ne s'ouvre pas le ventre comme le Japonais ; il met moins d'art théâtral dans sa vie et dans sa mort. Le plus souvent il se détruit pour des motifs sans grandeur : ce sont des joueurs ou des fumeurs d'opium ruinés qui se suicident, parce que la considération étant basée sur la fortune, et l'argent menant à tout, ce n'est pas la peine de vivre, quand on a perdu le nerf de la guerre.

Il arrive cependant que les motifs du suicide empruntent à l'idée de patrie et de gloire nationale, à l'idée de vertu filiale une apparence de noblesse d'âme. Ainsi, le commandant des forts de Takou se suicida de désespoir, le lendemain de la prise de ces positions par les escadres alliées. Le général Sué, qui commandait l'armée impériale à Tientsin, se coupa la gorge, lorsque cette ville tomba entre nos mains, le 14 juillet 1900. « Quand nous nous emparâmes du palais impérial de Pékin, dit le Dr Matignon, après nous être battus dans les rues, dans les maisons et sur les toits, toute la matinée, pour délivrer l'évêché et nous approcher de la ville interdite, et que nous pénétrâmes dans le mystérieux parc impérial, où jamais Européen n'avait encore pénétré, le gardien âgé se trancha la gorge de désespoir. »

On connaît le cas du censeur Oukoutou qui vint, après l'élection de l'empereur Kouang-siu, se tuer aux portes du palais pour protester contre l'illégalité commise par l'impératrice Tseü-hi, suicide qui obligea celle-ci à lui élever une pagode pour apaiser ses mânes. On cite 24 exemples de suicide par piété filiale. Le suicide d'Ouan-che, femme de Tchou-yen-cheou, sous les Tang (618 à 905 après J.-C.), est un exemple de fidélité conjugale. Le cas est rare. Si une femme mariée se suicide quelquefois par fidélité, on n'a jamais vu un homme tomber dans cette erreur. Le suicide des veuves est un vestige des anciens sacrifices humains, que les Chinois accomplissaient sur la tombe des morts, « parce que ces veuves brûlent de chasteté ». D'aucuns opinent que c'est pour se soustraire à la pauvreté ou à la tyrannie de la belle-mère et des beaux-frères. On élève des arcs de triomphe aux veuves qui ne se remarient pas, aux femmes vertueuses. Le suicide des veuves a dû se produire jadis plus souvent qu'aujourd'hui, puisqu'en 1729 l'empereur Yoang-tchen crut devoir lancer un édit contre le suicide des veuves et déclarer qu'il refuserait désormais de leur accorder des tablettes et des arcs de triomphe. Les voyageurs ont remarqué qu'à Pékin il n'y a pas un seul arc de triomphe élevé aux veuves vertueuses.

Le célibat des jeunes filles est tenu en grand honneur. Il arrive quelquefois qu'une fiancée, qui a perdu son fiancé, se suicide. Est-ce l'amour qui l'entraîne, est-ce un sentiment de gloriole et de coquetterie posthume? On ne sait. Un proverbe aimé des Célestes dit que des cent vertus humaines la piété filiale est la plus importante. Il n'empêche que le suicide par piété filiale est un événement rare. On voit parfois un fils s'enlever un morceau de peau pour obtenir la guérison de son père ou de sa mère, on le voit la lui faisant manger; parfois aussi, on apprend qu'un fils s'est fait couper la tête pour sauver son père. Au temps de l'empereur Kang-hi, ces actes de dévouement étaient fréquents sans doute; car le souverain fit paraître, en 1685, un édit contre le suicide par piété filiale. « Notre corps tout entier nous vient de nos parents, nous n'avons pas le droit de le défigurer ou de le détruire[1]. »

La misère habituelle du peuple ne lui donne pas l'idée d'en finir avec la vie. Les mendiants professionnels se suicident rarement; ils meurent de faim et de froid, en si grand nombre, qu'ils n'ont qu'à prendre un peu patience. Le mendiant accidentel, qui ne l'est devenu qu'après des revers de fortune, se suicide plus souvent en s'empoisonnant. Nous avons parlé du fanatisme des prêtres bouddhistes qui aspirent au Nirwana, au néant et se jettent du haut d'un rocher, comme à l'île de Poutou, ou se brûlent vivants. La monomanie mystique n'est pas rare en Chine, où l'on voit parfois éclater des épidémies de folie de suicide. Les fous religieux, les lypémaniaques se laissent mourir de

---

[1] Le P. Amyot, *Mémoires concernant les Chinois.*

faim; d'autres se pendent ou se coupent la gorge. Les condamnés à mort n'attendent pas leur exécution, ils la devancent très souvent par le suicide.

Il y a à citer les suicides commandés par ordre de l'empereur. Lorsque le souverain veut faire à un grand coupable appartenant à un rang élevé l'insigne faveur de lui épargner la honte d'une poursuite judiciaire et d'une condamnation infamante, il lui envoie les trois cadeaux précieux : une feuille d'or, un sachet de poison et une corde de soie jaune. On choisit le plus souvent la corde de soie qui ne mutile pas et permet de se présenter dans l'autre monde le corps intact et revêtu de beaux habits. C'est ainsi que les chefs boxers se suicidèrent par ordre de l'empereur, afin de prévenir les exigences des ambassadeurs des nations alliées.

Voici quelques renseignements sur les divers modes de suicide :

Empoisonnement. — Les riches préfèrent la boulette d'opium qui procure une mort agréable; les autres s'adressent à l'arsenic, au mercure, au phosphore.

Pendaison. — C'est un moyen économique et simple adopté par les femmes.

La *strangulation* est rare, mais on *s'asphyxie* élégamment au moyen de feuilles d'or qu'on aspire et qui vont oblitérer la glotte; la *noyade* dans les puits ou les rizières a aussi la faveur des femmes. Les lypémaniaques refusent la nourriture et meurent d'*inanition*. Le théâtral procédé de l'*incinération du vivant* se pratique seulement chez les bonzes atteints de folie mystique. Il y aurait encore des gens qui se suicideraient en avalant des morceaux d'ivoire, de porcelaine, de verre, etc., ou en se mordant les doigts, jusqu'à se procurer une infection.

Ces Chinois qui se suicident avec tant de facilité et si cruellement ont horreur des opérations chirurgicales, non point à cause de la douleur, mais à cause de la mutilation qu'une opération comporte. Ils gardent tout ce qu'on leur coupe pour le mettre dans leur cercueil. Le respect du corps transmis par leurs parents leur fait un devoir de ne pas s'exposer au danger, à la guerre et ailleurs. La piété filiale exige que le fils rapporte entier à ses ancêtres le corps qu'il en a reçu et qui est comme un rameau issu des parents. Le Chinois se conforme à cet axiome avec une indifférence résignée. Le catéchisme bouddhique défend le suicide; ce qui n'empêche pas les prêtres de cette secte de se suicider, malgré la peine de l'enfer, malgré l'absence de métempsycose, dont le catéchisme les menace. Ils trouvent sans doute toujours moyen, dans leur esprit, de bénéficier de l'une des exceptions qui excusent le suicide : par exemple, la fidélité au prince, la piété filiale, la chasteté à sauvegarder, la justice à satisfaire, les nécessités de la guerre.

D'autre part, le *taoïsme* ne condamne pas le suicide et Confucius n'a blâmé que le suicide inspiré par la piété filiale.

Espérons que le christianisme en se répandant en Chine y exercera une influence moralisatrice, grâce à laquelle les suicides deviendront moins fréquents.

Si le duel persiste encore, en Europe, malgré le christianisme, il ne constitue pas un argument contre la doctrine chrétienne qui le défend aussi bien que le suicide. Le duelliste oublie ses principes, lorsqu'il expose sa vie aux hasards d'un combat singulier pour des motifs d'honneur déplacé. Il y a, en tout cas, quoi qu'en dise Matignon, une sève moralisatrice plus active dans le christianisme que dans le bouddhisme polythéiste, athée, panthéiste, que dans le taoïsme matérialiste, que dans le confucianisme à la morale si large et si facile.

CHAPITRE VII

EXERCICE DE LA MÉDECINE ET DE LA PHARMACIE EN CHINE

SUPERSTITIONS MÉDICALES DES CHINOIS
COMPARAISON AVEC NOS SUPERSTITIONS MÉDICALES EN EUROPE

I. — Exercice de la médecine et de la pharmacie en Chine.

L'exercice de la médecine est absolument libre en Chine. Les Chinois, dit le P. Huc, sont tous comédiens, cuisiniers et médecins. Quelle satire ! Elle est plus incisive que celle de Molière. En général, on ne paie que le remède et, si on ne donne rien au médecin, on a cependant le droit de le poursuivre, lorsque le malade n'est pas guéri. Il y a beaucoup de spécialistes ; sous ce rapport, la médecine chinoise nous a devancés, ils ont même des spécialistes buveurs de sang, vraies sangsues bipèdes. Chacun peut se déclarer médecin d'un jour à l'autre. La médecine n'est défendue à personne, disait le Père Matteo Ricci, au XVIᵉ siècle ; tous ceux qui le veulent peuvent se mettre à médeciner, qu'ils sachent peu ou beaucoup. Les ratés des examens et les incapables de devenir lettrés se jettent dans la médecine, qui est en aussi basse estime que les mathématiques [1]. La situa-

---

[1] Matteo Ricci, au chapitre *la Medicina et la Filosofia morale*, dit : L'arte de la medicina e assai diversa dalla nostra, ma si reggono pure per il falso. Fanno molte assai belle cure, ma tutte per simpli,

tion n'a pas changé. Le P. de la Servière, S. J., dans ses *Croquis de Chine* (1912), raconte comment un brouettier devint médecin. Un nommé Lo, brouettier d'un médecin à la mode, à Chang-haï, à force de voir opérer son maître, se pénétra de ses recettes et, sans autres études, s'établit médecin à son compte. La vogue lui vint à son tour et l'humble brouettier gagna une véritable fortune. Il sait faire la part de Dieu et contribue généreusement à toutes les œuvres de Haimen. Il vit entouré d'une trentaine d'enfants et petits-enfants, parmi lesquels 5 yanilons (orphelins de la Sainte-Enfance) adoptés dans la famille et traités comme les autres. La profession médicale est le plus souvent héréditaire de père en fils, légitime ou adopté. Des moines bouddhistes exercent la médecine et y initient de jeunes bonzes. Les lettrés qui ne peuvent acheter une charge se font médecins. La grande difficulté pour exercer est d'apprendre à tâter le pouls ; il faut au moins deux ans d'études cliniques. Nous parlerons plus loin du Collège Médical, qu'on décore pompeusement du titre d'*Académie impériale de Médecine*. Elle est composée des principaux médecins de l'empereur, qui ont le grade de mandarins et sont chargés

di erbe, radici e altri ingredienti e responde piu tosto alla nostra herbolaria. No vi è di questa arte nessuna schuola publica, ma tutti imparano dal maestro che vogliono. Nelle corti si fa essame di questa arte è si da gradi, ma con tanto puoco deletto che nessuna autorita di piu tiene il medico con grado di quello che tiene il non graduato; perciochi non e proibito il medicare a nessuno, e tutti quei che vogliono, o sappino molto o puocco, si mettono a medicare. Et è cosa certa che, si alla matematica come alla medicina, non si applicano se non persone che non possono studiar benele loro lettere, per il puoco ingenio e habilità; e cosi stanno queste scientie in bassa stima e fioriscono assai puoco (p. 26, lib. 1, chap. v, delle *Arti liberali, Scientiæ, etc.,* vol. 1). — Commentari della Cina *(Opere storische del P. Matteo Ricci, S.-J.)*, con prolegomeni note e tavole dal P. Pietro Tacchi Ventura S. J., Macerata, 1911. Cette magnifique édition des œuvres historiques de M. Ricci est un hommage national rendu à ce savant fondateur de la Mission des Jésuites à Pékin.

de veiller à l'instruction des médecins. Ils se contentent, en guise de cours, de faire lire les classiques. Il existe, depuis quelque temps, des médecins militaires chinois, mais les soldats chinois ne s'en soucient guère ; ils ont l'habitude de se secourir entre eux, à la guerre. Les lettrés appellent rarement le médecin ; ils lisent les livres de médecine et se traitent d'après leurs formules. Ce n'est que lorsqu'ils se croient très malades qu'ils font appel au médecin... ou au sorcier. Alors les locutions ordinaires remplacent celles du dédain et le médecin devient « le noble guérisseur ».

Pour être pharmacien, il suffit de savoir lire le nom des médicaments, d'apprendre quelques manipulations et de s'installer dans une boutique spacieuse et de belle apparence avec une pancarte mirobolante. Le Chinois adore les drogues, d'où le proverbe : « On connaît la richesse d'un homme à sa note chez le pharmacien ». L'instrumentation de l'apothicaire se réduit à une balance, un concasseur, un mortier, du papier, une écritoire et un cachet de pharmacien. La balance est une sorte de romaine perfectionnée à poids invariable et à point d'appui variable pour trois graduations. En Chine, comme en Europe, les spécialités abondent. Ce sont le plus souvent des bouteilles bien emballées avec l'inévitable papier-réclame dans une jolie boîte. Le Dr Regnault cite comme exemples de spécialités répandues : le *po-hoioû*, ou huile de menthe, contre la migraine ; le *pi-la-houân*, ou pilules de cire blanche ; l'*écorce de mandarine*, qui se vend en jolis petits pots vernis.

Le poids employé en pharmacie est le *leang* et ses subdivisions :

Le *leang* = 39 gr. 80 ;

Le *tsien* = 3 gr. 98 ;

Le *fenn* = 0 gr. 398 ;

Le *li* = 0 gr. 0398 ;

Le *hao* = 0 gr. 00398 ;

Le *seu* = 0 gr. 000398.

Outre les pharmaciens, il y a des herboristes domiciliés ou ambulants, qui vendent des onguents pour les plaies et les rhumatismes.

A l'envers de l'Europe, l'Extrême-Orient juge le médecin d'après le nombre de morts survenues dans sa clientèle. Un empereur obligea les médecins à placer, la nuit, autant de lanternes allumées qu'ils avaient perdu de malades, dans l'année. Les Chinois racontent une histoire qui n'est pas sans malice [1] : Un jour, le roi des enfers tomba malade et pria un des diables à son service d'aller lui chercher un bon médecin sur la terre des vivants. « Voici, ajouta-t-il, la marque à laquelle tu le reconnaîtras : Compte le nombre des âmes vengeresses qui assiègent la porte des médecins pour se venger d'avoir été empoisonnées par eux dans leurs existences précédentes. Celui qui en aura le moins devant sa porte, c'est celui-là que tu inviteras à venir ici pour me guérir ». Le diable s'en alla faire sa ronde. Des centaines d'âmes se pressaient à la porte de tous les médecins. Il commençait à désespérer, quand, à la fin, il arriva chez un médecin qui n'avait devant sa demeure qu'une seule âme venue pour obtenir vengeance. Tout joyeux il le conduisit au roi des enfers et rendit compte à celui-ci de sa mission. Le Dieu interroge le médecin :

— Depuis combien de temps exerces-tu ton art ?

— Depuis peu de temps.

— Combien as-tu traité de malades ?

— Un seul.

— Et il est mort, n'est-ce pas ?

— Oui.

— Va-t'en, tu vaux les autres.

En Chine, un bon médecin doit avoir l'étoffe d'un homme d'Etat. Clémenceau et Combes doivent être de cet avis. Les

---

[1] Le Père H. Doré, *Recherches sur les superstitions en Chine*, *Variétés sinologiques*, Tou-sé-wè, Shanghaï, 1912.

médecins de l'empereur [1] ne doivent pas faire d'erreur dè diagnostic. L'examen de ce client divin est fixé par les rites. La figure de l'Empereur reste invisible ; il passe ses bras, à droite et à gauche, au travers d'un épais rideau. Chaque médecin prend un poignet, le palpe, se renseigne sur les 74 variétés du pouls impérial ; et chaque médecin, sans se parler, sans rien se communiquer, doit arriver au même diagnostic, sinon la bastonnade punira la divergence d'opinion. Afin de l'éviter, les médecins ont la précaution de se concerter au préalable sur le diagnostic à donner. Les pauvres confrères sont généralement peu estimés, tenus pour ignorants et malhonnêtes. Le métier ne nourrit pas son homme. A Pékin, les médecins reçoivent de 1 à 5 francs d'honoraires, par visite, suivant leur célébrité.

Comment avoir une grande estime de professionnels qui raisonnent dans le goût que voici, en matière de régime : les estomacs des convalescents ont besoin de mets légers ; or, le canard est léger, puisqu'il flotte sur l'eau ; donc, il doit être donné aux estomacs délicats.

Et, en matière de corps étrangers, ils raisonnent ainsi : le mercure dissolvant les métaux, il faut faire avaler du mercure pour dissoudre les balles reçues par un blessé.

Cette singulière thérapeutique n'empêche pas le peuple de regarder les médecins comme des thaumaturges et des sorciers et d'avaler leurs remèdes avec leurs ordonnances.

Les Chinois croient les médecins européens plus savants ; mais ils croient aussi que leurs congénères initiés aux sciences occidentales sont infiniment plus forts que leurs maîtres européens.

Le Dr Morache estime que la Chine en est encore à la barbarie pour la médecine ; que cette science y est

---

[1] Ce que nous allons dire appartient au passé, depuis deux ans à peine. Il n'y a, en vérité, que le titre de Président à substituer à celui d'Empereur ; le reste persiste, mœurs et gouvernement.

encore dans l'enfance avec son empirisme et son observation aveugle. Ce qu'elle sait paraît venir du berceau commun de l'Inde, comme la médecine grecque. La médecine n'étant soumise à aucun règlement, les professionnels sont innombrables, depuis le plus vulgaire médicastre jusqu'au médecin de la Cour. Il y a cinquante ans, le prix de la visite variait d'un tiao (o fr. 8o) à quatre tiao (3 fr. 20), médicaments compris.

Certains ont vanté, outre mesure, la médecine chinoise, jusqu'à dire que celle de l'Europe lui est à peine supérieure et que même la Chine nous aurait devancés dans la voie des découvertes. Evidemment, en faisant la part du merveilleux et des erreurs qui tiennent à l'inexpérience, on trouve, dans leurs vieux livres, des indications intéressantes. Le Dr Morache dit même qu'actuellement le médecin Céleste n'admet plus l'idée d'enchantement et de sortilège relativement à l'origine des maladies. Il croit que le *tien* (ciel), qui régit toutes choses sur la surface de la terre, est le maître de la santé de l'homme, comme il l'est de sa vie ; mais si la maladie ne peut se produire que par sa volonté, elle a toujours pour origine une altération des forces vitales ou des organes, et cette altération ne peut être combattue que par l'emploi de moyens matériels déterminés, que la médecine doit connaître et savoir appliquer. Cette conception philosophique est peut-être plus personnelle au Dr Morache qu'au médecin chinois, qui est, lui, pénétré des théories cosmogoniques du *Yang* et du *Yn*. On peut accorder à cet honorable confrère que la matière médicale des Chinois est très riche. Elle est puisée, comme chez nous, dans les trois règnes, mais elle n'est pas transformée par les procédés de notre chimie moderne et demeure à l'état brut. « On croirait, dit Gubler, avoir sous les yeux la matière médicale de Geoffroy ou l'un de nos vieux traités avec ses préjugés et superstitions populaires. »

L'idée de la spécificité domine la pratique médicale, en Chine, comme naguère, en Europe. Telle substance guérit

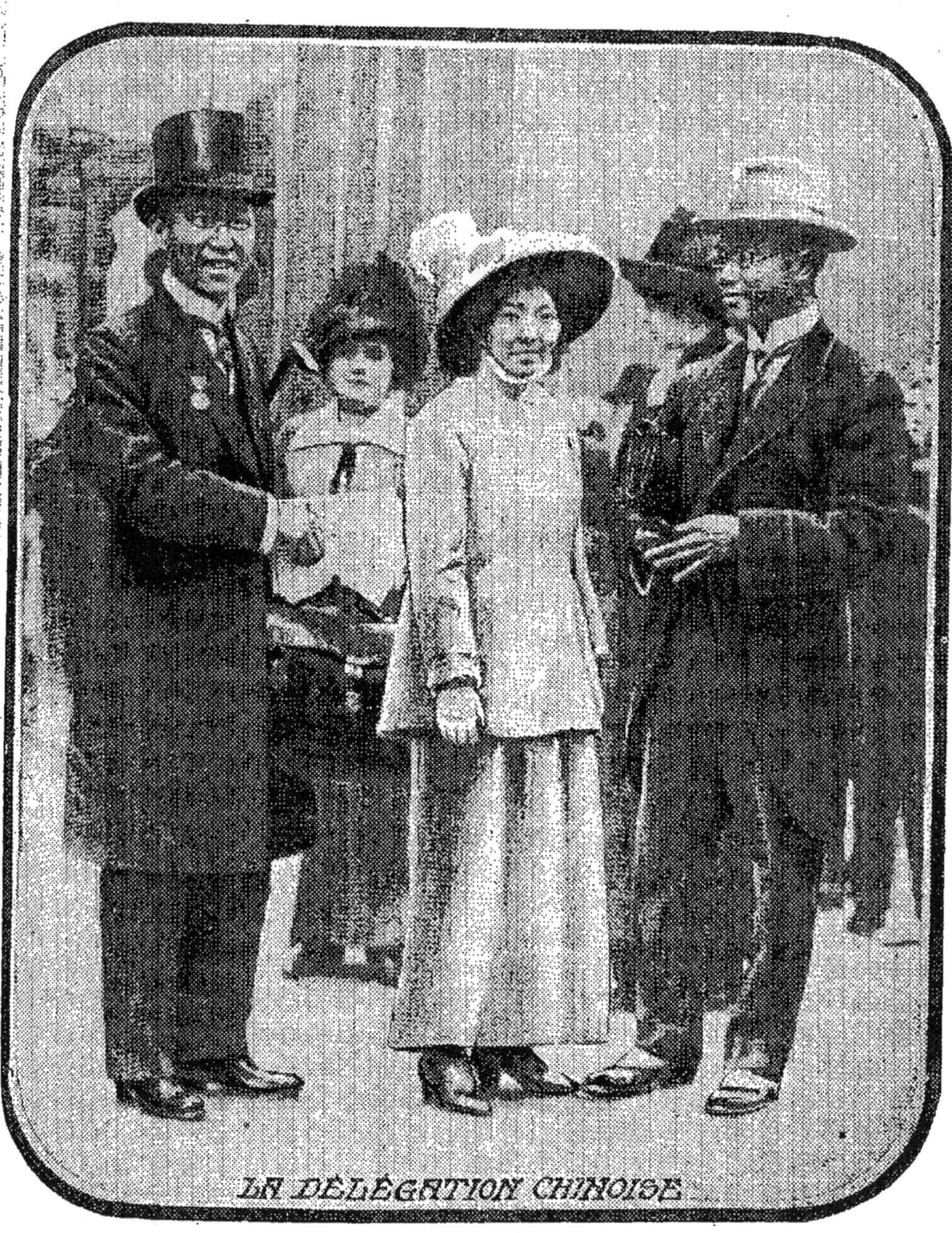

FIG. 27. — Les médecins chinois modernes au Congrès Médical International
de Londres, en 1913.

le rhumatisme, telle autre les maladies du poumon. La luciole guérit les maladies des yeux, la garance rouge est un emménagogue, le gin-seng aux racines bifurquées comme des jambes est un aphrodisiaque, etc. A côté de ces erreurs, il y a de bonnes choses, telles que le judicieux emploi des astringents, des amers, des balsamiques, du fer, des cendres de varechs contre le goitre, des ergots de seigle et de maïs comme hémostatiques (ils sont trop souvent administrés comme abortifs), du mercure contre la syphilis, de l'arsenic dans les fièvres intermittentes.

Les médicaments sont administrés comme chez nous sous forme de poudre, d'infusion, de bols ou de pilules (pilules colorées en rouge). L'exercice de la médecine rapporte moins que la pharmacie ; le Chinois se drogue lui-même ; il n'a recours au médecin que lorsqu'il se croit mourant. Quand il est en présence du médecin, il discute avec lui sur la nature de son mal, *chaud* ou *froid*, sur les médicaments, sur leur prix, et il traite à forfait sa guérison. Si le mal empire, le malade s'achète un cercueil et envoie promener le médecin, qu'il ne paie pas, et à qui parfois ses héritiers intenteront un procès en dédommagement. Ces procédés paraissent injurieux, mais ils s'expliquent par le manque de dignité de trop de médicastres chinois, qui sont souvent des industriels, des barbiers, des coureurs d'aventures, auxiliaires du vice et souvent du crime.

II. — **Superstitions médicales en Chine et en Europe.**

Rien d'étonnant à ce que le sorcier ou le bonze soit préféré au médecin, dans un pays où, quoi qu'en dise Morache, les maladies sont attribuées aux mauvais esprits et aux démons. La visite du bonze ne manque pas d'intérêt par son originalité et sa bizarrerie. Armé d'une cravache, il tourne autour du malade, lance des imprécations, somme le mauvais hôte de déloger. L'esprit n'a rien de mieux à faire qu'à vider

les lieux ; et le bonze court après lui, et bientôt fait le geste
de le saisir et de l'enfermer dans un cruchon, qu'il bouche
solidement et qu'il va enterrer au croisement de deux chemins. Là, cette maudite créature sera foulée aux pieds et
étouffée par les passants. Le souffle du bonze a par lui seul
une vertu curative très grande parfois ; ce souffle puissant
arrête l'afflux du sang dans les blessures et les fait se fermer
à l'instant. Quand il ne réussit pas, le bonze remplace l'action
du souffle par le contact d'un objet à lui personnel, une
bague par exemple : c'est infaillible, à moins que quelqu'un
ne lui ait jeté un sort et n'ait préparé un maléfice contre lui.
Par exemple, on aura enterré des os, des tessons, des formules dans un cimetière, en pensant à lui. Ce dernier trait
montre que la *magie médicinale* chinoise est en tout comparable aux autres magies pareilles, qu'on observe dans
toutes les basses civilisations, chez les Nègres, chez les Aus-
traliens, chez les Peaux-rouges. Féticheurs et bonzes opèrent
de même en faisant du vacarme autour des malades, pour
chasser les esprits malins qui causent les maladies et pour
retenir l'âme des moribonds.

Ils font aussi asseoir les malades sur une chaise armée
d'aiguilles qui s'enfoncent dans les chairs et en délogent les
esprits méchants qui causaient la maladie.

En Chine, on croit se garantir des mauvais esprits avec
des papiers jaunes ou rouges, ou avec des pièces d'étoffes
rouges qu'on brûle et dont on avale les cendres dans du thé.
On s'imagine les chasser aussi en battant les matelas et les
couvertures avec une branche de pêcher ou de saule pleureur
ou avec un fouet. Quand le choléra éclate plus meutrier, on
multiplie les processions bruyantes, les pétards et les fusées.

Le Dr Regnault remarque justement que la médecine
chinoise avec ses diverses théories des correspondances, des
signatures, des influences astrales concorde avec la médecine occulte des Paracelse, des Van Helmont et de leurs suc-
cesseurs, les occultistes d'aujourd'hui. On combat ce qu'on

appelle les mauvais esprits, c'est-à-dire les forces astrales, au moyen de pointes de couteau.

Le guide illustré (p. 153) du Musée Guimet, de Lyon,

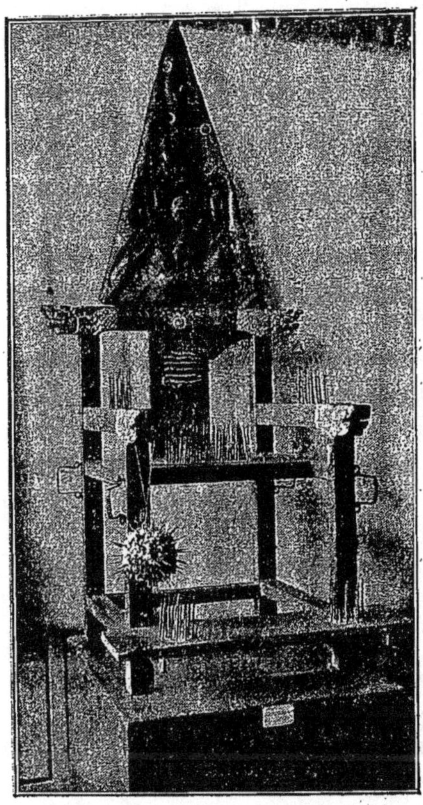

FIG. 28. — Chaise à pointes et aiguilles (photographiée au Musée Guimet de Lyon), destinée à faire sortir les esprits malfaisants, auteurs des maladies.

présente ce fauteuil comme un instrument d'exorcisme : « Enfin, au milieu de la salle, se trouve une chaise ou fauteuil de bois dont le siège, le dossier, les accoudoirs et la tablette pour les pieds sont hérissés de longs clous pointus. Cet instrument sert à promener processionnellement les possédés du démon, que l'on exorcise. Les tiges aiguisées du fauteuil chassent l'esprit démoniaque. Une boule garnie de 102 clous pointus sert à frapper le possédé pour activer le départ du mauvais esprit. »

Les collections du Dr Gaubert et de Groot, dans le Musée, sont extrêmement intéressantes. Nous y avons remarqué les statuettes de *Chun-noung*, le dieu de l'agriculture, l'inventeur de la médecine ou le guérisseur divin ; de la déesse *Kouan-yin*, la patronne des femmes et des enfants, dite aussi Miao-chen, déesse de l'île de Poutou ; de *Kouan-ti*, dieu de la guerre ; de *Houa-tho*, médecin célèbre de l'époque des Trois Empires, qui guérit Kouan-yn, adoré comme dieu de la guerre sous le nom de Kouan-ti ; de la dame *Lin-choui*, déesse des femmes en couches ; du dieu et de la déesse de la petite vérole.

On a représenté la scène des prières pour un mort, la scène du culte des ancêtres... Une visite à ce Musée vous instruit, vous émerveille et vous laisse l'illusion d'un voyage en Orient.

La géomancie guide les Célestes dans le choix du terrain destiné à recevoir une tombe et pour le déplacement d'un cercueil, si les esprits poursuivent un individu. Dans le cas où l'esprit du mort, ou sa coque astrale, persiste dans sa fantaisie de vagabondage, on le fixe en plantant en terre un clou, au niveau de la tête du cercueil. Ces esprits *revenants*, qu'on appelle *koei* ou *maqui*, ont la malicieuse manie de jeter du poison dans les aliments ou les remèdes. On les arrête en plaçant sur le couvercle des marmites un couteau ouvert. Les Chinois usent aussi du sabre contre ces fantômes malfaisants. Ainsi procédait Paracelse. Ces pauvres Célestes ont le tourment d'avoir à se défendre sans cesse contre les maléfices de ces affreux maqui, dont la perversité cherche à faire mourir ou à défigurer les beaux enfants par la variole. C'est pour cela que les parents ne laissent pas voir les enfants ou leur infligent des noms grossiers. On met, la nuit, un masque très laid sur la figure du bébé, afin que le maqui passe sans lui donner la petite vérole. A propos d'enfant, il faut être averti que, si l'on rend visite à une accouchée, on ne doit jamais s'enquérir du sexe du nouveau-né et que l'on doit, par contre, lui donner à sucer un pan d'habit trempé dans du thé.

Les fumigations que l'on pratique autour des lits, en cas de fièvres éruptives, sont inspirées par les mêmes idées superstitieuses, qui se traduisent en incantations, en prières accompagnées de gong et de pétards. Il y a des sorciers et des sorcières qui charment la piqûre des serpents en faisant force simagrées magiques, qu'ils terminent en crachant sur la morsure. Revenants et démons interviennent dans les rêves obscènes; mais ces maqui détestables filent la parade, lorsqu'on mange de la viande de tigre. Quelle aubaine, si l'on possède des yeux de tigre ou des tiges d'acore! Il suffit de les suspendre au-dessus des portes pour en éloigner les mauvais esprits et les fantômes. Un papier maculé de sang de tigre constitue une excellente amulette ; de même l'os hyoïde ou une griffe de cet animal. Du papier taché de sang frais de poulet placé au-dessus de la porte arrête également les esprits.

L'action des pointes contre les esprits paraît tellement importante à ces craintifs Chinois qu'ils relèvent, pour les en éloigner, les coins des toitures de leurs maisons et de leurs pagodes.

Nous avons vu les Chinois traiter les fractures en appliquant sur le membre un coq fendu par le milieu. En usant de cette zoothérapie chirurgicale, les Chinois s'imaginent mettre en action les fluides vitaux d'un animal, comme s'imaginent aussi le faire, en pareil cas, les occultistes européens.

Les superstitions médicales ont dans les *talismans* une mine inépuisable de recettes prophylactiques ou curatives. L'invention des talismans remonte à Chang-taoling qui s'en servait pour extorquer du riz. « Les taoche ont emboîté le pas, dit le P. Doré, ils en font commerce pour se procurer des vivres. » Les bonzes, chevaliers d'industrie, les ont imités. Tous dessinent, suivant leur fantaisie, des pattes de canard incompréhensibles, qu'ils donnent comme des amulettes préservant de malheurs. Nous ne parlerons pas de talisman exorciste, qui fait déguerpir les génies malfaiteurs, par ordre de Laotsé; ni des caractères *choei* à l'eau de chaux; ni des cinq talismans contre les incendies; mais nous citerons les douze talismans guérisseurs des maladies pouvant menacer, pendant les années du *rat* (tsé), du *bœuf* (tcheou), du *tigre* (yng), du *lièvre* (mao), du *dragon* (tcheng), du *serpent* (sé), du *singe* (chen), du *chien* (siu), du *porc* (hai). On brûle les papiers talismans et l'on mélange la cendre à un liquide que l'on boit.

Il y a des talismans contre les maladies contagieuses (choléra surtout), contre la toux, on en boit la cendre dans du bouillon de navets; il y en a contre les vomissements, on boit la cendre avec du vin chinois ; contre les battements de cœur, on colle le papier contre la poitrine, puis on le brûle et l'on boit la cendre; contre la fièvre typhoïde, contre les coliques, contre les hydropisies, contre les maux de cœur, les maux de tête, les maux d'yeux ; il faut toucher la partie malade, brûler le papier et boire la cendre. Il y en a contre l'asthme (fig. 29), les glaires, les inflammations du poumon, on boit les cendres dans une infusion de plantain ; contre les sueurs trop abondantes, boire les cendres dans du bouillon de blé entamé par les charançons; contre la fièvre opiniâtre, la cendre du talisman-papier se boit dans une décoction de dix grains de gingembre; contre le délire, contre les douleurs abdominales, hépatiques, néphrétiques ; contre la diarrhée, l'enflure des membres, contre les maladies extraordinaires connues ou inconnues. Il y a des talismans que les femmes enceintes portent sur leur tête ou qu'elles collent à leur lit; il y en a pour les affections des seins, etc. Il y en a pour

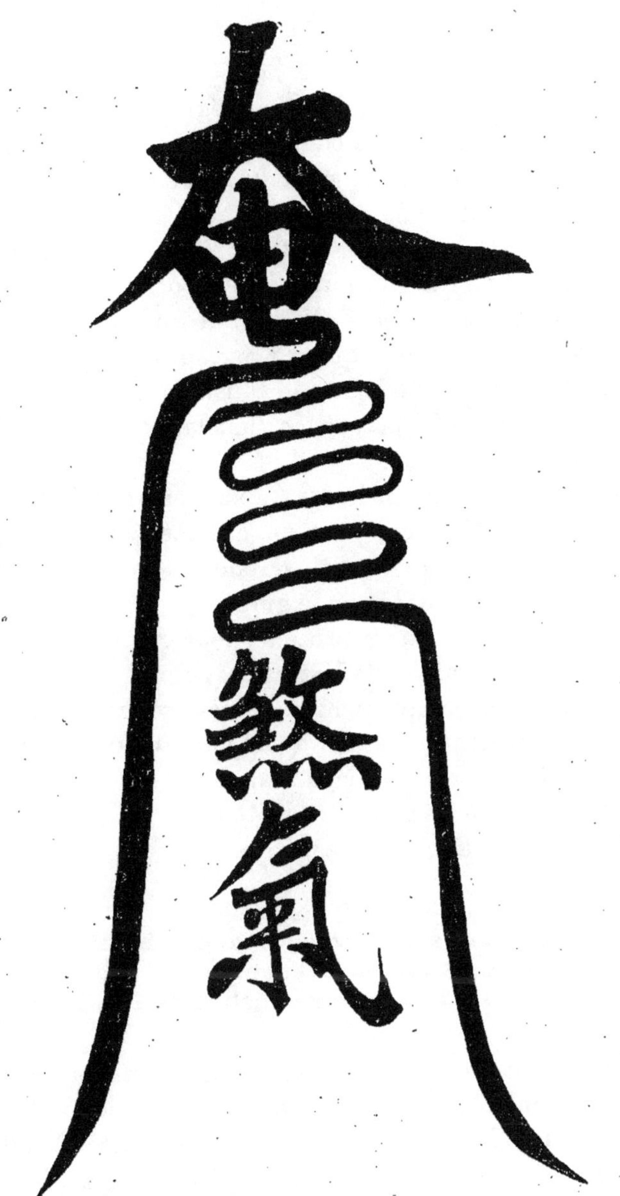

Fig. 29. — Talisman contre l'asthme. On le brûle, on met la cendre dans du vin et l'on boit le tout. Une sueur salutaire s'ensuit et la guérison est complète (Père Doré, *Recherches sur les Superstitions en Chine*, Tou-sé-wé, en Chine et à Paris, chez Guilmoto, 6, rue de Mézières).

chasser les revenants et pour réintégrer l'âme dans le corps qu'elle a quitté; il y en a pour tout, pour toutes les maladies, pour tous les malheurs, pour la sécheresse, pour la pluie, pour les récoltes, pour le choix de l'emplacement d'une maison. Il y a les cinq porte-bonheur, les talismans des divines vertus, des dix mille onces d'or, de la richesse, de la longévité, de la paix (ling-nyan-fou), le porte-bonheur Pakhoa, Yng et Yang, qu'on cloue sur les poutres et sur la porte d'entrée des maisons; le talisman des navigateurs, le talisman contre le *pilangcha* (insolation), le talisman des cinq venimeux [1], etc.

Il y a encore la série des talismans *stellaires*, qui sont basés sur l'idée que, chaque homme étant l'incarnation vivante d'une étoile du ciel, il faut s'adresser à son étoile, lorsqu'il est malade, pour le guérir.

Ils ont un ingénieux procédé pour guérir les *épizooties*; s'il s'agit de bœufs malades, par exemple, on brûle l'image d'un bœuf, dit supplément ou *émissaire*, image où le fabricant de talismans prétend avoir fait passer toutes les maladies; et tous les animaux malades de même espèce sont guéris. Il en est de même pour tous les animaux. Avis aux vétérinaires d'Europe. C'est simple et facile.

III. — **Opinions sur la valeur de la thérapeutique chinoise; équivalence des superstitions et niaiseries médicales d'Europe avec celles de la Chine.**

La médecine chinoise a ses admirateurs et ses détracteurs. Gubler s'extasiait devant cette science médicale, datant de plusieurs milliers d'années, dans laquelle on retrouve, avec le même usage qu'en Europe, les mêmes

---

[1] On trouvera dans les deux volumes de l'ouvrage déjà cité du Père Doré la représentation en couleur de tous ces talismans; c'est un très curieux album.

médications ou des médications analogues. Perny vante beaucoup la thérapeutique et la pharmacopée chinoises. Le Dr Matignon et le Dr Morache, qui ont vécu au cœur de l'Empire Céleste, estiment qu'on a surfait tout ce monde asiatique, sa médecine et le reste. « Une étude de la médecine chinoise, même la plus sommaire, est plus que suffisante pour convaincre de ce fait, que la Chine est, par excellence, le pays de la routine », dit le Dr Matignon. Il ne croit pas non plus à la grandeur ni à l'intelligence de la Chine. « La médecine des Chinois est moins intelligente et moins scientifique que celle d'Hippocrate. » Beaucoup de volumes et pas d'originalité; ce sont de simples commentaires des maîtres contemporains de Macaon et de Podalire qui soignaient les blessés à la guerre de Troie. Le Dr Regnault ne partage pas cette manière de voir qui est peut-être juste, quoique sévère. Il tient à souligner que ces gens stupides faisaient de l'opothérapie avant Brown-Séquard, qu'ils faisaient de l'hypnotisme et du magnétisme animal avant les Européens. Ce n'est pas bien péremptoire ; car on en peut dire autant de la médecine populaire d'Europe, où l'on a toujours fait de l'opothérapie et du magnétisme animal, sans le savoir. A Brown-Séquard, à Charcot et à d'autres, revient la gloire d'avoir expliqué et synthétisé les faits de l'opothérapie, de l'hypnose et du magnétisme. Laissons le Dr Regnault poursuivre sa thèse. Les Chinois sont traditionalistes, dit-il; mais depuis combien de temps le *magister dixit* n'est-il plus un argument chez nous ? Leurs idées sur l'emploi de la bile dans les affections hépatiques sont justifiées par les résultats. En France aussi, on pratique la zoothérapie ; ne les taxons donc pas de stupidité. La médecine chinoise reste stationnaire, c'est vrai; la cause en est dans la méthode synthétique et analogique. En Europe, nous progressons, parce que nous suivons la méthode analytique de Bacon et de Descartes, parce que nous avons la dissection des organismes et les ressources de l'expérimentation. Si les Chinois avaient eu Bacon et Descartes, ils seraient peut-être en avance sur nous. Les Chinois ont accumulé plusieurs siècles d'observations cliniques, qu'ils ont mises en ordre et classées. Le Dr Regnault pense même que la routine qu'on leur reproche a été un grand bien, en ce sens qu'elle les a préservés de bouleversements préjudiciables aux malades. Si leurs maîtres sont les contemporains du siège de Troie, nous sommes, nous, les contemporains des féticheurs hottentots et dahoméens et des sorciers de la Patagonie.

Superstitions et niaiseries médicales sont universelles; nous n'avons rien à envier, en Europe, pour les superstitions médicales répandues dans le peuple des villes et des campagnes. Jacquart, dans ses publications : *Erreurs, préjugés, coutumes et légendes du Cambrésis;* Coulon, dans plusieurs de ses écrits, et notamment dans sa brochure : *Erreurs et superstitions dans le Cambrésis,* ont fait des recueils fort curieux de préjugés, que Matignon qualifierait aussi de stupides, et avec raison. On peut dire que le Cambrésis est le type de ce qui existe partout en Europe et au Nouveau Monde, en dehors de l'enseignement officiel et en dehors des classes instruites de la société. Laurent Joubert, médecin de Henri III, disait : « Dans les autres arts qui sont moins obscurs et difficiles, où l'on a presque tout à l'œil, on laisse faire à l'artisan comme il l'entend. En médecine, le plus occulte de tout et où le peuple ne peut voir goutte, chacun veut gouverner comme rat en paillère. »

Dans les erreurs et superstitions de nos campagnes et faubourgs, le grotesque le dispute au ridicule, comme dans l'Empire du Milieu. « Que de gens, dit le Dr Coulon, avides de merveilleux, sont d'une crédulité rebelle au plus simple bon sens, d'un esprit mobile; que de gens, incapables de distinguer le savoir-faire du vrai savoir, se laissent endoctriner par tous ces prétendus guérisseurs, rebouteurs, soi-disant spécialistes, inventeurs de remèdes secrets, charlatans de tout acabit, magnétiseurs, hypnotiseurs, somnambules extra-lucides, diseurs et diseuses de bonne aventure, et enfin par le premier prometteur venu. Même dans les classes instruites, il y a des hommes qui oublient parfois qu'ils sont intelligents. ».

« L'homme n'a pas plus tôt fait son apparition sur cette terre que l'erreur et les préjugés s'emparent de lui, dit encore le Dr Coulon, sans même respecter ce qu'il a de plus précieux: sa santé et sa conservation. »

Citons quelques exemples de nos erreurs et superstitions européennes à comparer avec celles de la Chine :

Un collier de corail, d'ambre ou de verre, ou de pattes de taupes facilite la dentition et préserve des convulsions. Un collier de bouchons ou un bouquet de persil dans le cou font passer le lait. Les urines fortifient la peau ; le lait de chèvre rend les enfants plus gais; les tapes dans le dos font passer les coliques; une friture de souris empêche les enfants de pisser au lit.

Les pigeons vivants, coupés en deux, et appliqués palpitants sur la tête, constituent un remède infaillible contre la méningite. Nos paysans parlent de gale rentrée, de rhumatisme remonté au cœur, de décrochement d'estomac, de sang bouillant ou rôti, de fièvre chaude et de fièvre froide, de lait répandu dans le corps, de matrice remontée à la gorge, de nerfs qui se croisent, qui tressautent, de sang qui se glace et ne circule plus. D'après le Dr Coulon, l'homœopathie, avec ses atténuations médicamenteuses, poussées à l'infini n'est, en somme, qn'une superstition. Peut-on retirer un effet purgatif, par exemple, d'une goutte d'huile de ricin divisée en mille parties? Les succès prétendus de l'homéopathie ne se montrent que dans les maladies qui disparaissent sans le secours de la médecine.

Autres erreurs : ne pas se faire enlever une loupe à l'époque de la sève; car, alors, tout renaissant à la vie, la loupe repousserait ; il faut nourrir le cancer en lui donnant une tranche de lard de bœuf, si l'on ne veut être dévoré par le mal.

Les taches de naissance, appelées *envies*, sont dues à l'imagination de la mère qui a désiré un fruit pendant sa grossesse ; il faut lui conseiller de se gratter le derrière, afin que, s'il y a envie, l'enfant ait cette tache cutanée dans une partie cachée du corps.

On tue le ver chaque matin, parce qu'il renaît chaque jour de ses cendres.

On est resté humoriste à la campagne ; on y parle de pituite, de catarrhe, de sang tourné, d'humeur en mouvement, d'amas de bile, etc. On a des panacées pour tous les maux. Le Dr Henri Bon[1] cite un opuscule ayant pour titre : *Remèdes curatifs et préservatifs de la peste donnés au public en 1652*, où l'on trouve la prescription suivante : *Préparation des crapauds pour faire des pentacules à préserver de la peste.* « Il faut prendre un gros crapaud, le plus gros est le meilleur, et l'attacher par les pieds de derrière avec un fil et le pendre devant un petit feu, mettant sous sa bouche une écuelle ointe de cire et le tenir pendu jusqu'à ce qu'il soit mort. Avant de mourir il vomit de petits vers et mouches vertes et de terre ; et il faut recevoir cela et incorporer avec de la cire fondue ; et le corps du crapaud, il faut le faire sécher au four, à petit feu, en telle façon qu'il se puisse mettre en poudre, laquelle il faut conjoindre avec ce que le susdit crapaud a vomi ; et on fait du tout, avec de la cire jaune, de petites pastilles qui, portées sur le cœur, préservent assurément de la peste et la guérissent. » Ambroise Paré considérait les ulcères et cautères comme prophylactiques de la peste. Les médecins anglais

---

[1] *Essai historique sur les épidémies en Bourgogne depuis l'établissement des Burgondes en Gaule jusqu'à la Révolution*, par le Dr Henri Bon (thèse de Lyon, 1912).

faisaient ouvrir les tombeaux des villes. Fourcroy, dans son Essai sur les *Maladies des Artisans*, disait que les ouvriers exposés aux exhalaisons fétides sont préservés des maladies pestilentielles et que les médecins ont, en conséquence, proposé de répandre des excréments dans les rues des villes où règne la peste. Sans ordonnance, il en est ainsi à Pékin, et l'atmosphère de latrines ne la préserve pas des maladies pestilentielles.

Quant aux *Idées superstitieuses d'Europe*, elles sont légion. Exemples : Si un homme meurt la bouche ouverte, il en appelle un autre dans la maison. Une femme enceinte ne doit pas être marraine, sous peine de voir mourir l'enfant qu'elle doit mettre au monde. Si vous désirez connaître le sexe de l'enfant, prenez un sou, introduisez-le contre la chair par l'encolure de la robe de votre femme : celle-ci aidant, vous ne tarderez pas à trouver le sou à ses pieds; s'il tombe face, c'est un garçon ; s'il tombe pile, c'est une fille. Il arrive même quelquefois que c'est les deux. Si une femme enceinte remue le pied droit souvent, elle aura un garçon ; si elle ressent une douleur au côté droit, ce sera aussi un garçon. Quand tout cela se passe à gauche, hélas! ce sera une fille.

En guise d'amulette, dans maintes familles, on munit la femme enceinte du recueil d'oraisons intitulé : *le Trépassement de la Vierge Marie*, pour avoir une bonne délivrance. D'autres récitent la prière de l'empereur Charles, trouvée sur le Saint-Sépulcre, en 1503, et envoyée par le Pape à l'empereur Charles, lorsqu'il allait en guerre. On disait jadis : « Allez la voir en la ville de Saint-Michel en France où vous la trouverez imprimée d'une beauté étonnante en lettres d'or. » Elle n'y est plus, on n'en a qu'une copie.

L'apparition d'un hibou est une menace de stérilité. Comme en Chine, on croit aux sorts et aux sorciers qui marmottent des prières et soufflent sur le mal pour le guérir, qu'il s'agisse des yeux, de la peau, de fracture ou d'entorse et de tout ce qu'on voudra. Pour guérir les *brû-lures*, ils font un signe de croix et disent : « Feu de Dieu, perds ta chaleur, comme Judas perdit sa couleur quand il trahit Notre-Seigneur au Jardin des Oliviers. » Avez-vous un abcès ? Appliquez de la bouse de vache bien chaude. Avez-vous une angine? Mettez sur votre cou une tranche de lard ou un cataplasme de vers de terre, que vous laisserez jusqu'à la guérison ; ou, si vous le préférez, portez en cravate un bas de laine bien imprégné de sueur plantaire. Si vous avez la luette gonflée et tombante, vous n'avez, pour la remonter, qu'à soulever en haut une poignée de vos cheveux. Pour cela, il faut en avoir ; sinon, pas mèche.

Il y a toute une kyrielle de Saints guérisseurs, en vertu de la simple consonance. On invoque saint Cloud pour guérir les clous ou furoncles ; saint Aignan pour la teigne ; sainte Aurelle pour les oreilles ; sainte Claire pour les yeux ; saint Evariste pour les varices ; saint Gal pour la gale ; sainte Foy pour les affections du foie ; saint Ladre pour la ladrerie ; saint Pierre pour les maladies de la pierre, etc.

Avez-vous le malheur d'avoir attrapé un chancre? Récitez l'oraison : « Chancre des chancres... je te conjure d'apaiser ta chaleur comme Judas apaisa sa fureur contre Notre-Seigneur. » Mieux vaut, croyez-moi, aller vous faire directement traiter par le Dr Horand ou par le Dr Aubert.

Nous avons encore bien des recettes à citer : les granules de cérumen des oreilles contre la colique ; le sachet contenant quatre pattes d'une taupe tuée sur le chemin, lequel sachet suspendu au cou des enfants les préserve des convulsions. On guérit de la *coqueluche* en buvant, dans une noix de coco, de l'eau puisée dans un seau d'écurie, où l'on a préalablement fait barboter un cheval entier.

Vous souffrez des *dents*, n'allez pas chez le dentiste ; allez trouver un encloueur de dents. Cet encloueur frappera sur la dent malade avec un clou, qu'il plantera ensuite dans nùe porte et cela emportera la douleur. On enlève encore les maux de dents en les touchant avec une dent de mort.

Jadis les rois guérissaient les *écrouelles* en les touchant. Les rois étant partis, on aura la ressource de suspendre au cou des racines d'oseille.

Nous avons dit que les sorciers guérissent les entorses en soufflant dessus, en crachant dessus, après avoir fait des signes de croix. Quand ces simagrées échouent, on peut employer efficacement l'huile de vers de terre. Les *érysipèles* sont parfois dangereux et toujours désagréables ; vous n'en serez pas atteint, si vous avez la précaution de porter sur vous une tranche de savon blanc ou de brûler de la corne de sabot de cheval deux fois par jour. Vous éviterez les *engelures* en vous plongeant les mains dans du fumier et cela exactement le *premier mai*, ni avant, ni après.

Ecoutez bien ; ceci est important : l'œuf pondu le Vendredi Saint et mangé à jeun le jour de Pâques est un préservatif souverain contre la fièvre. Qu'on se le dise en pays de Bresse. Vous vous moquez des herbes de la Saint-Jean, vous avez tort. Ces herbes, la gratiole, la pariétaire, la cynoglosse, l'armoise, le mille-pertuis coupent la fièvre lorsqu'elles ont été cueillies à jeun et pendant la nuit qui précède la fête de la Saint-Jean. Enfin, si la fièvre est tenace, vous avez encore un bon moyen de vous débarrasser d'elle en vous mettant sur les tempes un cataplasme d'araignées. Il serait malséant d'ajouter qu'elles voisineront, dit le Dr Coulon, avec celles qui pourraient se trouver en dedans de la boîte crânienne. Aimez-vous mieux une autre bête ? On vous offre encore pour chasser la fièvre un petit crapaud enfermé dans un sachet ; suspendez-le à votre cou.

Passons à d'autres maladies.

La tourmentante *goutte* est expulsée par une hématite portée au doigt, ou par une rasade d'urine, ou encore par une jarretière en peau d'anguille.

Avez-vous des *hémorroïdes?* Quand bien même elles seraient turgescentes et douloureuses, vous n'en serez plus gêné, si vous avez dans votre poche des marrons d'Inde ou si vous portez une bague non soudée, ou bien si vous appliquez sur les bourrelets variqueux un morceau de drap mortuaire.

Contre l'*hydropisie*, les ponctions et les diurétiques sont inutiles, il suffit d'appliquer sur la région des reins une grenouille coupée en morceaux. L'empereur Adrien vidait un ventre hydropique rien qu'en le touchant ; une décoction de cafards bue courageusement sera aussi efficace. Dans la *jaunisse*, on donne de la carotte, en raison de la couleur identique ; mais on la traite aussi heureusement en faisant prendre un bain de pieds composé de lait mélangé avec de la bouse de vache, ou en mettant sur la région du foie une tanche vivante. Les riverains du Rhône ont grande confiance dans le cataplasme de goujons. Et Ambroise Paré, lui-même, n'ordonnait-il pas contre la jaunisse la fiente de poussin ou de poule blanche desséchée et réduite en poudre? De cette poudre il faisait prendre un drachme dans un petit verre de vin blanc, le matin, pendant neuf jours de suite.

En Cambrésis, on arrête les *métrorragies* au moyen de pilules de crotte de chien nourri uniquement d'os. C'est l'*Album græcum* de l'ancienne médecine. On prend ainsi des phosphates gélatineux qui agissent comme reconstituants et non comme hémostatiques. Il est moins répugnant d'employer un glycéro-phosphate de chaux sortant d'une autre fabrique. Sur les plateaux de la Haute-Loire, le Dr Mathian nous a dit qu'on met un cataplasme de fiente de porc sur le ventre des accouchées qui ont une hémorragie. Horrible ! Comment s'étonner que les femmes meurent de fièvre puerpérale en ces régions où l'air est cependant si pur ? L'homme gâte la nature.

Voici maintenant des recettes contre les *maux d'yeux*.

Mettez sur l'œil malade du fromage blanc ou une tranche de veau frais ; contre les *taies*, usez du collyre fait avec du sang de coq mêlé avec du miel ; contre le *larmoiement*, instillez quelques gouttes d'urine ou de purin (et si des ophtalmies purulentes éclatent, n'en soyez nullement surpris). Des guérisseurs plus inoffensifs soufflent sur les yeux en dessinant une croix ou ils ordonnent une neuvaine à sainte Claire, ou à sainte Larme. Les fontaines qui guérissent les yeux sont innombrables. Elles valent autant et plus que la limace rouge qu'on fait cuire dans l'eau, laquelle eau dégraissée est mise en compresses sur les yeux, en se couchant. L'orgelet ne résiste pas à un signe de croix fait sur l'œil malade avec un anneau nuptial qu'on passe ensuite devant l'œil en allant de la racine du nez à la tempe ; mais l'anneau n'est efficace que s'il sert pour la première fois.

On ne comprend pas qu'il y ait encore des mains enlaidies par des *verrues*, tant il y a de remèdes populaires infaillibles dirigés contre elles. Entrez dans une église que vous n'avez jamais encore visitée, trempez la main dans le bénitier et jetez-y un sou, la personne qui viendra après et prendra le sou héritera de toutes vos verrues. Autre moyen : frottez-les avec un escargot et pendez cet escargot au bout d'un bâton ; quand il sera desséché, vos verrues auront disparu.

Ne réclamez pas un coup de bistouri pour un *panaris*, il suffit de mettre le doigt dans l'oreille d'un chat ou d'appliquer sur le panaris une grenouille vivante et de l'y maintenir pendant quarante-huit heures. Pauvre grenouille ! et aussi pauvre malade ! J'aimerais mieux plonger le doigt dans un œuf tout frais pondu, c'est moins répugnant que le contact visqueux du batracien et moins inquiétant que la griffe du chat.

La tribu des *rhumatisants* est bien nombreuse et elle gémit sans cesse ; elle n'en a cependant pas le droit, puisqu'il suffirait, pour se préserver des douleurs, de porter, dans une poche, une patte de lièvre ou une pomme de terre crue et, pour les calmer, quand elles viennent, de mettre *loco dolenti* un cataplasme de limaçons pilés avec leur coquille.

Je vous entends plaindre, en vous agitant, malheureux homme tourmenté par l'impossibilité d'épancher de l'eau ; le besoin est pressant ; consolez-vous, nous allons faire tomber des gouttes de chandelle allumée sur votre nombril, et... la *rétention d'urine* cessera à la minute. Quel soulagement !

Le *zona*, qu'on appelle feu Saint-Antoine, est affreusement douloureux ; mais on l'enlève en faisant des signes de croix avec une alliance d'or. Le *catarrhe* le plus rebelle séchera si vous arrivez à cracher adroitement (ainsi que dans un crachoir de poche) dans la gueule d'une grenouille vivante. Votre *asthme* et vos suffocations s'évanouiront devant la fumée de cheveux grillés. Tout le monde sait que la clé forée mise dans le dos arrête les saignements de nez, que la teigne est guérie par l'urine avec l'aide d'oraisons plus ou moins saugrenues ; mais on ignore trop que le *carreau* se guérit, chez les enfants, lorsqu'on suspend deux fers à cheval à leur lit et qu'on dit, pendant neuf jours, une prière, à heure fixe.

En voilà assez pour prouver, qu'en fait de superstitions et d'erreurs médicales, l'Europe et les autres parties du monde ne sont pas inférieures à la Chine.

Notre supériorité médicale sur le terrain scientifique n'est pas douteuse. Elle ne va pas jusqu'à prétendre pourtant que nos méthodes guérissent tous les maux. Hélas ! non, nous sommes bien persuadés que nous n'avons pas le pouvoir surhumain de dompter les lois inexorables de la nature. « La guérison n'appartient pas davantage que la récolte au plus expert agriculteur », dit le Dr Coulon. C'est une autre formule de l'adage d'Ambroise Paré : « Je le pansay et Dieu le guarit. » Le rôle du médecin consiste à s'opposer à l'aggravation de la maladie et aux complications, à faciliter la puissance curative de la nature. Il guérit quelquefois, il soulage souvent, il doit consoler toujours.

Nous trouvons dans les *Petites Relations d'Orient* (août 1912) une consultation bien suggestive : « Un jour que Zoul-l-noun passait près d'un médecin qui, installé devant sa porte, donnait des consultations à une foule d'hommes et de femmes, il eut l'excellente pensée de s'approcher du fameux praticien et de lui demander son avis afin de vivre long-temps et sans péché. Je m'approchai, dit Zoul-l-noun, je saluai le médecin, il me rendit mon salut, puis je lui adressa ces paroles :

« — Que Dieu te donne miséricorde ; formule-moi un remède contre les fautes, les péchés et la brièveté de la vie ? »

« Le docteur baissa un moment la tête, puis la releva et dit :

« — Si je te formule une prescription, y feras-tu atten-tion et comprendras-tu ma pensée ?

« — Je l'espère avec la grâce de Dieu.

« — Eh bien ! voici : Prends des racines de pauvreté avec le cresson de la patience ; ajoute à ces deux plantes le myrobolan de l'humilité, l'ombilic[1] de l'humiliation sainte, la muscade de l'abaissement devant Dieu, le polypode de la crainte du Seigneur, l'agaric de la bonne foi et la rhubarbe de la pureté ; jette toutes ces drogues dans la marmite de la confiance en Dieu ; allume par-dessous l'amour divin et entretiens le feu soigneusement jusqu'à ce que la crème de la sapience s'amasse en écume. Une fois que la crème de la sagesse est formée, décante avec soin sur le tamis des prières et des dévotions, verse le tout dans la coupe de la résignation, évente alors jusqu'à complet refroidissement avec l'éventail de la glorification du Très-Haut. Quand

---

[1] Genre de plante de la famille des Crassulacées.

cette préparation sera bien rafraîchie, tu boiras lentement et tu rinceras ta bouche avec la modération et la tempé- rance. Dès lors, ajoute le médecin, tu ne reviendras plus aux œuvres du mal et tu vivras longtemps en parfaite santé [1]. »

Cette leçon médico-morale méritait d'être rapportée, mais il faut revenir à nos Chinois et conclure avec le Dr Bouffard que la médecine chinoise ne mérite ni le dédain des uns, ni l'enthousiasme des autres ; qu'il y a beaucoup à glaner dans sa thérapeutique et dans sa pharmacopée.

Les Chinois demeurent fidèles à leur médecine indigène, mais ils reconnaissent notre supériorité en chirurgie et recourent volontiers aux médecins d'Europe pour leurs opérations. Ils en sont encore aux cataplasmes de feuilles pour les pansements comme nous en étions encore, il y a peu d'années, aux cataplasmes de farine de lin. Instinctive- ment, ils ont réalisé une certaine asepsie en employant des poudres de papier brûlé, d'écailles de pangolin grillées ; ils ont réalisé une certaine antisepsie au moyen des poudres de calomel, de borax et de sulfate de fer.

Ils n'ont pas confiance en nous pour le traitement des affections médicales, parce que nous ne nous appliquons pas sérieusement à l'étude du pouls, parce que nous n'écou- tons pas avec assez d'attention l'exposé des symptômes ressentis par le malade et que nous perdons notre temps à palper, à percuter et à ausculter. D'autre part, comment avoir confiance en des gens qui ne parlent pas leur langue et qui sont généralement peu initiés aux théories et aux médications chinoises ? « Par contre, dit le Dr Regnault, ils sont émerveillés de voir des plaies, pansées suivant nos méthodes d'asepsie, se cicatriser en cinq à six jours, et ils viennent facilement solliciter les soins des chirurgiens

[1] D'après le Kadja Omer Haleby Abou Othman, traduction de Paul de Regla.

européens, dans les centres où les communications avec l'étranger ont modifié quelque peu la mentalité des fils de Han. »

En terminant cette étude de la vieille médecine chinoise, nous transcrirons *in extenso* un *Document inédit sur la chirurgie des Chinois*. Nous l'avons trouvé dans les manuscrits de la Bibliothèque de l'Institut de France, cote D. M., 167, que M. Rebelliau, conservateur, a eu l'obligeance de mettre à notre disposition.

RÉPONSE ABRÉGÉE DE M. RAU [1]

Lazariste, supérieur de la Mission à Pékin (1788)

Au mémoire circonstancié sur plusieurs points de chirurgie pratique sur lesquels on désire savoir de la Chine des instructions avec le détail des opérations qu'on y pratique.

Adressé à M. Bertin par M. Pierre Sue, commissaire de l'Académie royale de Chirurgie pour les correspondances, ancien prévôt du Collège de Chirurgie, ancien professeur d'anatomie et de chirurgie à l'Ecole pratique, chirurgien de l'Hôtel de Ville de Paris, membre des Académies de Montpellier, Rouen, Dijon, Lyon, Bordeaux, Orléans.

« La chirurgie étant un objet absolument étranger à mes connaissances, dit M. Rau, je me suis adressé à un médecin-chirurgien chinois instruit et qui a beaucoup d'expérience ; je lui ai remis en mains le mémoire traduit en langue chinoise en le priant d'y répondre article par article avec le plus de clarté et de précision qu'il serait possible ; j'envoie ici ses réponses, on verra que les Chinois ont fait bien peu de progrès dans un art aussi utile et même nécessaire que la chirurgie.

---

[1] La réponse est contresignée par M. Rau, lazariste, supérieur de la Mission de Pékin, à qui Bertin avait sans doute fait passer le mémoire.

« ARTICLE PREMIER. — *Demande :* On désire savoir, dans les fractures et les luxations, quels sont les moyens de réduction que les Chinois emploient ? s'ils font de fortes extensions et avec quoi ? Combien de temps ils laissent le membre dans les liens et quels médicaments ils emploient alors ?

« *Réponse :* C'est presque le seul objet de chirurgie sur lequel les Chinois se soient exercés, aussi mon médecin s'est-il fort étendu sur la réponse à ce premier article. Il n'a pas moins écrit que quatre cahiers de certaine étendue, il a fait dessiner plusieurs figures qui représentent la manière de faire les opérations, et les instruments dont on se sert. Mes occupations ne m'ont pas permis de mettre son travail en état d'être envoyé par les vapeurs de cette année, je me propose de l'envoyer l'an prochain. Je tâcherai d'y joindre les procédés employés par les Mongols dans les fractures et les luxations. S'il faut juger de leur utilité par le succès qu'ils ont en cette capitale, ils méritent une attention particulière.

« ARTICLE DEUXIÈME. — *Demande :* Dans les plaies de tête, si les Chinois emploient l'opération du trépan et de quels instruments ils se servent, avec la figure de ces instruments?

« *Réponse :* Sur la fin de la dynastie des *Han*, il y a eu en Chine un médecin célèbre appelé *Hoa-to*, qui a su employer l'opération du trépan ; le secret de son opération a fini avec la vie de cet habile homme et depuis ce temps on n'en a fait aucun usage. On peut voir, dans le recueil des *Lettres curieuses et édifiantes*, combien l'opération du trépan, faite sur un mouton par un Frère Jésuite chirurgien, causa d'admiration et de surprise à l'empereur *Cang-hi*, aïeul de l'empereur actuellement régnant.

« ARTICLE TROISIÈME. — *Demande :* S'ils sont sujets aux hernies, aux descentes ? quels espèces de bandages ils emploient alors ? s'ils pratiquent une opération lorsqu'il y a des accidents ?

« *Réponse* : En Chine, les hommes et les femmes sont sujets aux hernies ou descentes, lesquelles s'annoncent suivant les livres de médecine par des douleurs vives au bas ventre et dans les parties de la génération. On n'a jamais eu l'usage des bandages ni des remèdes appliqués extérieurement. Les médecins chinois se contentent de donner des médecines à prendre intérieurement. Ils distinguent sept sortes de hernies et, pour les guérir, ils ont sept sortes de remèdes composés de simples. Ce détail irait trop loin. S'il peut faire plaisir, je pourrai l'envoyer dans la suite. Je crois que tout l'effet de ces remèdes se réduit à adoucir la douleur et ne produit pas une entière guérison. Les Tartares Mandchous qui vont souvent à cheval sont les plus sujets aux hernies. L'empereur lui-même en a une depuis bien des années.

« ARTICLE QUATRIÈME. — *Demande* : S'ils ont des remèdes particuliers pour la gangrène ? dans quels cas ils pratiquent l'amputation, et comment ?

« *Réponse* : L'amputation d'un membre gangrené est absolument inconnue. Les Chinois sont même surpris de nous entendre dire qu'on la pratique en Europe. Dans le cas où tout autre moyen de sauver la vie est désespéré, ici tout se borne à donner des remèdes extérieurement et intérieurement. Si la partie gangrenée s'annonce par une tumeur, on perce d'abord la tumeur ou l'enflure avec une aiguille pour tâcher de faire sortir le sang gâté ou le pus qui peut se trouver dans la plaie ; on y applique, ensuite, un morceau de viande de bœuf.

« ARTICLE CINQUIÈME — *Demande* : S'ils connaissent la cataracte et autres maladies des yeux ? s'ils ont pour cela des opérations particulières qu'ils pratiquent en certains cas ?

« *Réponse* : Il paraît que les Chinois ne connaissent pas la vraie cataracte ; ils connaissent cependant un très grand nombre de maladies d'yeux et ont beaucoup de remèdes qu'ils croient propres à les guérir ; ils cherchent et prétendent

trouver dans les cinq principaux intestins la cause de toutes
ces diverses maladies et, d'après la connaissance qu'ils
croient avoir de la cause, ils préparent et donnent des
remèdes, soit pour fortifier, soit pour ôter l'inflammation ;
mais on parle d'une eau, qui se trouve naturellement dans
un rocher de Tartarie, laquelle eau, disent-ils, est souveraine
pour guérir le mal d'yeux. Elle s'appelle Kon-Fsing ; la
petite quantité de cette eau trouvée dans le cœur du rocher
se vend jusqu'à cent taëls, qui font sept cent cinquante livres,
argent de France ; je n'en ai pas vu et il est difficile de s'en
procurer.

« ARTICLE SIXIÈME.— *Demande :* S'ils connaissent les ané-
vrismes ou tumeurs des artères ? s'ils en font de différentes
espèces et s'ils lient les artères, dans le cas d'hémorragie,
ou s'ils les brûlent soit avec le feu, soit avec des caustiques ?

« *Réponse :* On connaît les tumeurs des artères et on en
distingue de diverses sortes. On ne lie pas les artères dans
le cas d'hémorragie, on ne les brûle pas avec le feu. 1° Si
la tumeur vient de fracture, meurtrissure, etc., les Chinois
emploient un remède composé d'encens et d'alun fondu,
qu'ils appliquent sur l'hémorragie. Dans la composition de
ce remède, il entre : trois mas d'encens sur sept mas d'alun
fondu qu'on a laissé refroidir, le tout se broie ensemble. On
sait qu'un mas est la dixième partie d'une once. 2° Lorsque
la tumeur des artères vient de l'inflammation du sang dans
le cœur, ils appliquent le remède que voici : ils prennent la
moitié de la coque d'un fruit appelé long-yuen, qu'ils
remplissent d'encre liquide ; le tout s'applique sur l'endroit
de l'artère d'où sort le sang, on l'enveloppe avec des bandelettes de toile ; après trois ou cinq jours, on ôte l'appareil.
En outre, ils font prendre des remèdes intérieurement ; ils
consistent dans la liqueur exprimée du gingembre ou bien
ils donnent à prendre trois onces d'huile de jugoline ou
sésame.

« ARTICLE SEPTIÈME. — *Demande :* Comment ils réunissent

les plaies ? s'ils les cousent ou s'ils emploient seulement des remèdes agglutinatifs et des bandages ?

« *Réponse* : Dans la réunion des plaies, ils ne les cousent pas, ils emploient seulement des remèdes agglutinatifs et des bandages. S'ils trouvent de la difficulté à réunir les chairs, ils donnent un remède propre à les nourrir ; ils serrent bien la plaie avec des bandelettes et recommandent au malade de s'appuyer et de se coucher sur le côté de la plaie afin, disent-ils, de faciliter la réunion et le rapprochement des chairs.

« Article huitième. — *Demande* : S'ils pratiquent la lithotomie ou incision de la vessie pour tirer la pierre ? quels sont à ce sujet leurs instruments, avec la description de la méthode qu'ils emploient ?

« *Réponse* : La maladie de la pierre est presque inconnue en ce pays. On connaît encore moins la méthode de l'incision de la vessie pour en tirer la pierre et on n'a aucun instrument à cet usage. On attribue communément au fréquent usage du thé le défaut de pierres qui s'engendrent dans la vessie. Les livres de médecine font, cependant, mention de cette maladie et dans ce cas ils prescrivent un remède à prendre par le dedans. Ce remède est composé de trois ingrédients dans cette proportion : de *han-tsao* (réglisse) une once, de *fchou-cha* (cinabre) un mas, de *noa-chi*, six onces, que l'on écrase et broie bien dans un mortier ou sous une petite meule jusqu'à ce que le tout soit réduit en poudre ; après, on ajoute un peu de *nou-pa*. On prend cette poudre dans de l'eau ou dans du bouillon de riz ; à chaque fois, on en prend trois mas. J'envoie ces quatre espèces de drogues susdites.

« Article neuvième. — *Demande* : Si, dans les accouchements, ils emploient quelquefois les crochets ou autres instruments ?

« *Réponse* : On assure qu'ici les accouchements sont des plus heureux et qu'il arrive rarement de fâcheux accidents.

On n'a jamais recours à la main d'un chirurgien dans les accouchements ; c'est uniquement l'affaire des sages-femmes, lesquelles n'emploient que les mains. A la couleur noir-violette de la langue de la mère, elles jugent que l'enfant est mort et alors elles donnent des remèdes pour procurer l'avortement.

« A Pékin, ce 5 d'octobre 1788.

« RAU,
« Prêtre de la Congrégation de la Mission. »

Voici enfin des MODÈLES D'ORDONNANCE de nos confrères chinois. La première est celle d'un médecin renommé de Shanghaï (type pour malades riches) :

« Tchelin mon neveu (pour dire jeune), 11e Lune, 14e Jour. Le poumon a subi un mauvais vent, cela a excité le crachat de l'humeur. Le nez est obstrué et il en sort (malgré cette obstruction ?) beaucoup de mucosités.

« La gorge lui démange. Il tousse et crache avec beaucoup de difficulté.

« Je donne le conseil de commencer par nettoyer le poumon et l'estomac. »

Suit la liste des plantes à faire bouillir ; il y a toujours au moins neuf plantes ; on en ajoute quelquefois d'autres ; c'est le cas ici.

Voici la liste :

1° Fleurs de magnolia Yulan, 8 fen [1] (3 gr. 024).

2° Pinellia tuberifera, 3 tsien (11 gr. 340) ;

3° Uvalaria grandiflora (en enlever le milieu), 1 tsien ;

4° Feuilles de mûrier gelées, 1 tsien 1/2 ;

5° Feuilles de néflier du Japon, propres et grillées, 3 tsien ;

6° Pépins d'oranger, 1 tsien ;

---

[1] Un *fen* est la dixième partie d'un *tsien*, il vaut environ 0 gr. 378. Un tsien est la dixième partie d'une once, il vaut 3 gr. 780.

7° Amandes d'abricot (enlever la pointe), 3 tsien ;

8° Ecorce de bryone, roussie au feu, 1 tsien 1/2 ;

9° Scutellaria indica, 3 tsien ;

Supplément :

10° Orge perlé trié, 3 tsien ;

11° Graines de courge (benincasa cerifera), 3 tsien ;

12° Racines de chiendent (enlever le milieu), 1 paquet.

(Pas de signature.)

Sur cette ordonnance, le pharmacien a appliqué le cachet de sa boutique et écrit le prix total des drogues : 0 piastre 28 cents ou 280 sapèques = 0 fr. 70.

AUTRE TYPE D'ORDONNANCE

11ᵉ Lune européenne, 29ᵉ jour.

Le second jeune Monsieur a éprouvé d'abord beaucoup de sécheresse, aussi il a des crachats. Dans le cœur il a froid ; dans le corps il a chaud ; la gorge est douloureusement enflée ; la poitrine éprouve de l'oppression, le mal de tête est très violent, le pouls est très faible et ne saute pas avec vigueur. Cela prouve qu'une chaleur mauvaise se trouve dans l'intérieur. La langue, de jaune, est devenue blanche et épaisse. Il faut trouver moyen de dilater et de purger et d'annihiler le crachat (ne croirait-on pas lire du Molière ?).

J'attends qu'un plus savant que moi émette son jugement. Maintenant, voici le remède :

1° Menthe poivrée, 5 fen (1 gr. 890) ;

2° Siangpei (enlever le cœur), 3 tsien ;

3° Panax jenseng, 1 tsien 1/2 ;

4° Arabia papyrifera, 5 fen ;

5° Chrysanthème de Hangtcheou, 1 tsien 1/2 ;

6° Racine de platycodon grandifolium, 8 fen ;

7° Arctium lappa (séché au feu et pulvérisé), 1 tsien 1/2 ;

8° Ecorce verte d'oranger, 1 tsien ;

9° Feuilles de mûrier gelées, 1 tsien 1/2 ;

10° Réglisse fraîche, 5 fen ;

11° Pinellia tuberifera, 1 tsien 1/2 ;

12° Lichan, 1 tsien 1/2 ;

13° Racine de chiendent, 5 tsien ;

14° Ajouter à la fin recurva cuspis, 3 tsien ;

15° Pour mettre avec jus de carottes, 1 ou 2 verres.

(Pas de signature.)

Les livres chinois donnent les propriétés suivantes aux plantes les plus usitées :

Benincasa cerifera, courge, graines adoucissantes dans les coliques, spasmes.

Bryone, écorce purgative.

Chiendent, expectorant.

Magnolia yulan, fleurs et boutons sont carminatifs, stimulants, diaphorétiques.

Mûrier, usage médicinal indéterminé.

Néflier du Japon, aux fleurs amères, dissolvant les inflammations, arrêtant toux et soif, apaisant mélancolie et renforçant l'estomac.

Orge, diurétique.

Panax jenseng, plante divine, essence de la terre, mucilagineux très puissant.

Pinellia tuberifera ou Bupartita, mauvaise herbe, fraîche est un poison violent, émétique, un diaphorétique ; sèche, elle guérit fièvre, rhumatisme, apoplexie et maladies des reins.

Platycodon grandifolium ; c'est une campanulacée, contre la toux.

Scutellaria indica, racine émolliente, pectorale, antihelminthique, fébrifuge.

Uvilaria grandifolia, cultivée à Ningpo, racine bonne

contre la fièvre, rhumatisme, dysurie, hémorragie, maladies des yeux.

Ils emploient aussi, nous l'avons vu, la rehmannia (scrofulariacée), l'ophiopogon (hémodoracée), le gynura (synanthérée).

Toutes ces drogues sont mises à bouillir dans une casserole ; cela donne un liquide brunâtre, qu'il faut boire tout chaud, en une fois. Le remède doit agir du premier coup, sinon le médecin sera déclaré incapable et on en prendra un autre. Les ingrédients restés au fond de la casserole doivent être jetés dans la rue et devant le seuil de la porte, pour que, si le malade meurt, et si on l'accuse de l'avoir tué, le médecin puisse faire recueillir les ingrédients, les faire examiner et être en mesure de se défendre.

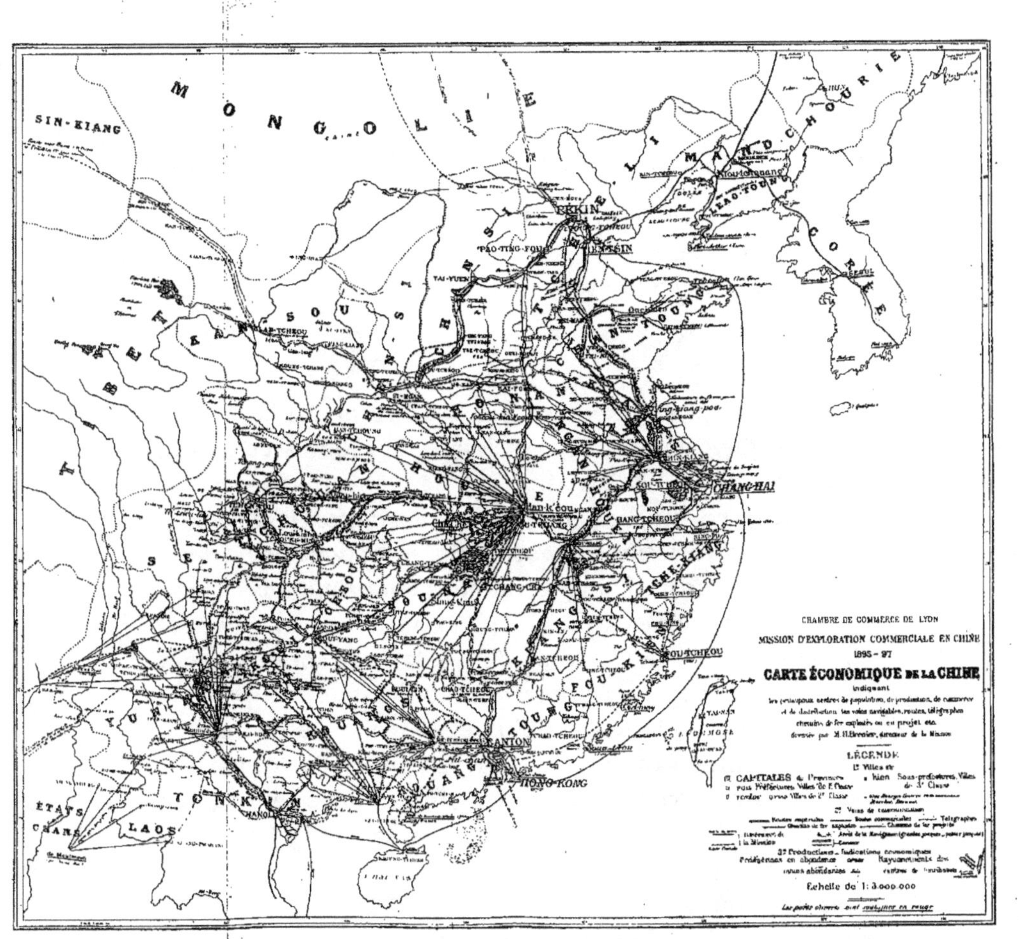

Fig. 3o. — Carte économique de la Chine (Mission d'exploration commerciale en Chine, 1895-1897). Nous l'avons fait réduire et nous avons fait ajouter en traits noirs les principales lignes de chemins de fer.

LIVRE II

LES CLIMATS DES COTES ET DES PROVINCES DE LA CHINE

QUELQUES CONSIDÉRATIONS GÉOLOGIQUES

Le *climat* des 18 provinces est, au dire de M. de Courcy, plus sain que celui des autres régions du globe occupant les mêmes latitudes. Les épidémies y seraient plus rares, les étés moins ardents, les hivers moins glacés. Excepté sur les côtes, les variations atmosphériques et thermométriques sont moins brusques. Les printemps sont humides et orageux ; les automnes calmes et sereins. Les oscillations extrêmes de la chaleur vont de 40 degrés centigrades au-dessus à 12 degrés centigrades au-dessous de zéro. La température des plaines est plus égale, mais elle ne rend pas le pays plus salubre sur les rives des fleuves, particulièrement aux environs de Nankin. Il y a, dans ces régions, des fièvres paludéennes tenaces et graves, du typhus et des maladies cutanées.

Les provinces les plus insalubres sont : le Kouangsi, le Kouangtong et le Yun-nan. Les provinces centrales ont une température plus égale, un climat sain, magnifique, disent les Chinois. Les brises périodiques des parages indiens, appelées *moussons*, soufflent au printemps et à l'automne sur les côtes de Chine,

La mousson du nord-est commence en octobre et finit en février ; la mousson du sud-ouest commence en avril et finit en octobre. Pendant le mois de mars, la nature est calme ; mais viennent ensuite les orages, les brouillards, les pluies torrentielles. Les parages méridionaux de la Chine sont visités par les ouragans, par des typhons, pendant les mois les plus chauds de l'été. Ces tempêtes coïncident avec une forte et brusque baisse barométrique ; elles soulèvent les flots de la mer avec furie, causant de nombreux sinistres maritimes ; dans les terres, les typhons déterminent d'épouvantables désastres.

En Chine, dit le P. Richard[1], il y a deux saisons nettement tranchées : 1° *celle des vents du nord*, avec le froid qui devient de plus en plus rigoureux, à mesure qu'on s'élève au nord ; c'est la saison sèche, la saison des tourbillons de poussière, dans les plaines septentrionales ; elle dure de novembre à avril ; 2° *celle des vents du sud*, avec des chaleurs humides et malsaines sur les côtes, moins accablantes et moins nuisibles, quoique plus élevées dans l'intérieur des terres. C'est la saison des pluies, la saison des inondations.

Entre ces deux saisons, se placent un printemps et un automne très courts et caractérisés par la variabilité des vents et de la température ; l'automne est habituellement doux et agréable, fin octobre et moitié novembre.

Le climat de la Chine est, en général, assez sec, excepté dans les provinces du Sé-tchouen, du Yun-nan, du Koeï-tcheou et du Kansou qui sont, dans leurs parties basses, le théâtre de brumes et de pluies fréquentes. Le climat de la Chine est solidaire des variations atmosphériques du haut et vaste plateau de la Mongolie. Lorsque l'éloignement du soleil a refroidi l'air, en hiver, cet air plus lourd se précipite

[1] *Géographie de l'Empire de Chine*, par le Père Richard, Shanghaï, imprimerie de Tou-sé-wè.

des hauteurs pour remplacer l'air chaud dans la Chine située plus bas. A ce courant venant du nord en succède un autre en sens contraire, pendant l'été. Alors, c'est à la surface des sables brûlants de la Mongolie que se trouve un air plus chaud que celui de la Chine relativement refroidie par les pluies, par les rivières et par la mer ; la loi des vases communiquants établit le courant du sud au nord. Les variations caloriques sont, d'après Richard, moins accusées sur les bords de la mer que dans l'intérieur des terres, parce que les eaux de la mer s'échauffent plus lentement que la terre et les sables. Les influences thermométriques et barométriques se combinent avec le phénomène des *moussons* auquel est soumis le continent asiatique dans son entier. Ces vents périodiques appelés moussons offrent des variations diurnes et nocturnes. D'après l'observatoire de *Zi-ka-wei*, le vent souffle, en septembre et en mars, de l'ouest, le matin ; ensuite du nord et de l'est, le soir, durant la mousson d'hiver. Et pendant la mousson d'été (juin, juillet et août), il souffle au sud à minuit et à l'est au lever du soleil. Durant la saison de transition (mars à mai), une variation progressive conduit d'un régime à l'autre, de telle sorte que le vent tourne dans le sens des aiguilles d'une montre autour du continent. Le mois d'octobre est celui où le vent total est le moins fort et le mois de juillet celui où il est le plus fort. La mousson d'été est celle qui offre cependant le moins de difficulté à la navigation. Les savants et illustres observateurs de Zi-ka-wei estiment que la mousson d'été (vent du sud-ouest) provient de ce que l'air froid se précipite des mers vers les terres consécutivement à l'élévation de la température et aux basses pressions qui règnent sur le continent ; et que la mousson d'hiver (vent du nord-est) résulte des basses températures et des hautes pressions du continent asiatique, dont l'air froid se précipite vers les mers. Le vent des moussons tourne autour du continent dans le sens des aiguilles d'une montre. C'est dans un sens

opposé (à celui des aiguilles d'une montre) que tournent les terribles *cyclones*, qui sont une autre particularité météorologique de cet Extrême-Orient. Ces tempêtes tournantes font de grands ravages sur les côtes de Chine. On les explique par une soudaine et plus ou moins grande baisse de la pression atmosphérique, dans une région déterminée. Dans les cyclones du nord, les vents soufflent bien autour de la dépression dans le sens contraire des aiguilles d'une montre, comme nous l'avons dit; mais il n'en est pas ainsi dans l'hémisphère sud, où ils soufflent dans une direction contraire (comme les aiguilles d'une montre). En outre du mouvement en spirale autour d'un centre, il y a, pour les cyclones, un mouvement de translation d'un lieu à un autre dans une direction variable et avec une vitesse également variable (de 12 à 100 kilomètres à l'heure). Le diamètre des cyclones est parfois très considérable, de 80 à 2.000 kilomètres, ce qui augmente l'étendue de leurs désastres sur les habitations, les récoltes et les humains, sur terre et sur mer. Il y a, en effet, deux espèces de cyclones : on réserve le nom de cyclones continentaux aux tempêtes tournantes des terres et l'on donne à ceux des mers le nom de *typhons*.
a) Les *cyclones continentaux* proviennent de la Sibérie ou de la Chine occidentale; ils marchent vers la mer par le nord-est dans la direction du Japon; ils sont surtout redoutables en hiver. Ils sont habituellement suivis de tempêtes dans le Nord et le Nord-Ouest et sur la côte du nord de la Chine. Sur la côte du sud, les cyclones sont renforcés par la mousson nord-est. Les cyclones font de 12 à 100 kilomètres à l'heure. b) Les *typhons* se forment sur le Pacifique au sud du 20ᵉ degré de latitude nord, ils se dirigent vers le nord-ouest, les uns vers l'Indo-Chine et le golfe du Tonkin, les autres vers le nord-nord-est en suivant plus ou moins la Chine ou le Japon. A l'inverse des cyclones qui rugissent en hiver, les typhons sont l'effroi de la saison d'été. Ils s'annoncent par une brusque baisse du baromètre et

par des vents nord-est tournant suivant la loi de la circulation cyclonique ; la marche des typhons peut aller en
vitesse jusqu'à 80 kilomètres à l'heure.

. Le *brouillard* est une autre condition atmosphérique
qu'il faut signaler, parce qu'elle influe sur le climat et
qu'elle constitue un péril pour la navigation. Il est fréquent,
au printemps, à l'embouchure du Fleuve Bleu, il est très
rare au cœur de l'été. Il en est ainsi jusqu'au sud du canal
de Formose. Mais sur la côte nord de la Chine, le maximum
des brouillards est en juillet ; et à Hong-Kong, c'est en
mars et avril que le brouillard est le plus épais.

Phares. — Pour diriger les marins, pendant la nuit et à
l'époque des brouillards, au milieu des écueils et des bas-
fonds du littoral, rien n'avait été fait jusqu'en 1854. Les
Chinois se contentaient de lanternes accrochées à des perches
de bambou ; depuis la date que nous venons d'indiquer,
l'inspecteur des douanes a fait établir de nombreux phares,
des bateaux-feu, des bouées. On compte actuellement au
moins 102 phares, 24 bateaux-feu, 113 bouées, 109 balises
sur les côtes et les cours d'eau de la Chine. Deux de ces
phares sont reliés au réseau télégraphique de la Chine et
préviennent l'observatoire de Zi-ka-wei de l'approche des
cyclones (station de Gütz laff, où six câbles aboutissent).

Le P. Richard a dressé la carte des phares de la côte de
Chine. Indépendamment des phares, les navigateurs ont
encore pour se guider le vacarme des gongs, les cris déchi-
rants des sirènes à vapeur, le bruit des canons. Le premier
phare a été élevé à Tchefou, en 1867 ; bien avant cette date
les Portugais avaient établi un phare à Macao. Aucun des
phares de la côte de Chine n'est éclairé à l'électricité, tous
brûlent de l'huile végétale, sauf au nord, où l'on emploie
du pétrole. Le phare le plus lumineux est celui de Ningpo,
il est visible à 48 kilomètres de distance. Le phénomène
des *marées* n'est pas sans influence sur le climat, nous en
dirons donc quelques mots. Deux fois par jour la marée

s'élève et s'abaisse le long des côtes. On sait que ce phénomène est dû à l'attraction combinée du soleil et de la lune sur les eaux qu'elle soulève plus ou moins. L'influence de la lune est prépondérante, ce qui est dû à sa moindre distance. C'est pour ce motif que les marées sont plus fortes peu après la nouvelle et la pleine lune. Les marées ne se font pas sentir partout en même temps ; celles de Hong-Kong devancent d'une heure celles des îles Chusan ; celles de la Corée précèdent de huit heures celles du Chantong et de vingt heures celles du golfe du Tchéli. L'obstacle des îles en retarde la course.

Les marées ont une grande importance pour la navigation. Grâce à elles, beaucoup de rivières deviennent navigables, à une grande distance de leur embouchure. Grâce à elles, les bas-fonds et les barres peuvent être franchis et de gros bateaux peuvent pénétrer dans les ports. Au Foukien, les marées atteignent un maximun de 5 m. 40 et parfois de 7 mètres. Disons-le, en passant, à titre de curiosité, il n'y a qu'une marée par jour sur les côtes du Tonkin.

Climat particulier
de certaines villes et des diverses provinces.

A Pékin, le climat est celui des villes à climat extrême, comme New-York, par exemple. Il y fait froid, en hiver, comme à Stockholm, et chaud, en été, comme à Naples. Pékin est situé au 39° degré de latitude nord et au 114° degré de longitude est de Paris, au même méridien que Naples et Madrid. Quatre mois durant, de novembre à mars, tout gèle, les fleuves et la mer même gèlent ; le thermomètre descend à —12, —18 degrés sous zéro en hiver, et il monte à +40 degrés en été ; environ 60 degrés d'écart. Les Pékinois disent : le vent souffle du nord en hiver, du sud en été, de l'est au printemps, de l'ouest en automne ; l'atmosphère est donc sans cesse agitée. La grande sécheresse de l'air rend le froid pénible, mais elle a l'avantage de tempérer la grande chaleur estivale qui est extrême aux mois de juin-juillet. On a, à Pékin, et dans la région circonvoisine, trente à quarante jours de pluie ou de neige par an, de grandes pluies en juillet et août. En hiver, la transparence de l'atmosphère est merveilleuse. Le fléau, ou tout au moins, le grand ennui de Pékin, c'est la poussière soulevée par le vent du nord, poussière épaisse et jaune : habitations et habitants sont couverts de cette poussière jaune de lœss et autres corpuscules de toute provenance ; tout en devient sale à Pékin, et, à dire le vrai, pas ne serait besoin de cette saleté surajoutée à tant d'autres.

Le climat de *Tien-tsin* ressemble à celui de Pékin. A *Shanghaï*, qui est bâtie sur l'alluvion et sous le 31ᵉ degré de latitude nord, la chaleur est lourde et accablante l'été ; le froid est rendu pénible, l'hiver, par la brume glaciale qui règne sur la côte. Le thermomètre baisse jusqu'à 4 et 8 degrés sous zéro l'hiver, et monte à + 36 et 39 degrés l'été. Les variations atmosphériques sont brusques. Aussi les diverses manifestations du rhumatisme, la fièvre intermittente et la phtisie, sont-elles fréquentes à Shanghaï. A *Ning-pouo-fou* et dans les *îles Tchousan*, le climat est plus salubre, la chaleur moins étouffante ; on y voit quelquefois de la neige.

A *Amoy*, le temps est remarquablement beau, en été, en automne et en hiver ; il y fait moins chaud qu'à Ningpo et la température y est moins variable. Au printemps, les tempêtes éclatent dans la région avec le retour de la mousson du sud-ouest.

A *Canton*, à *Macao* et à *Hong-Kong*, entre les parallèles 22 et 23, le climat est relativement tempéré : 32 degrés de chaleur en été et quelquefois zéro en hiver, rarement de la neige, rarement aussi le thermomètre monte à 36 ou 38 degrés. L'été est plus suffocant à Canton et à Hong-Kong qu'à Macao.

Les pluies torrentielles et chaudes font du printemps, au sud de la Chine, une saison malsaine, désagréable et fort débilitante.

Le climat général de la Chine est plutôt assez sec, excepté dans le Se-tchouan et certaines parties du Yunnan, du Koeitcheou, du Kansou et du Chansi, où le ciel est souvent brumeux et pluvieux.

Dans les *vallées du Pého et du Hoang-ho* (fleuve jaune), le climat est très rude et très sec en hiver ; le thermomètre descend à —20 degrés dans le Tchéli ; les cours d'eau y demeurent congelés pendant plusieurs mois. Au sud du Kansou et du Chensi, la température est plus douce, mais pluvieuse, nous l'avons déjà dit. Pour se garantir du froid dans les provinces du nord on se sert d'un fourneau appelé *kang*, sur lequel on couche. Au centre et au sud, ce moyen de chauffage n'est pas nécessaire : on peut se défendre du froid en se couvrant davantage. Quoique très chauds, les étés du Nord ne sont pas malsains, parce que l'air est sec. Le fléau de ces contrées septentrionales, ce sont les tourbillons du vent glacial, chargé de poussière désagréable. Il y en a moins dans le Ngan-hoei et le Kiangsou. Les provinces du *Kansou* et du *Chensi* ont une atmosphère très sèche et très froide au nord, mais le climat s'y adoucit au sud en devenant humide, comme dans le bassin du Yang-tsé-kiang. Durant de longs mois d'hiver, le *Kansou* est enseveli sous la neige et la glace, toutes les rivières y sont prises, et les habitants vêtus de peau ne se défendent du froid qu'avec peine. Le vent glacial qui souffle du plateau de la Mongolie est un voisin terrible. En été, la chaleur monte parfois à 40 degrés, c'est l'époque de la végétation hâtive et des cultures. Les nuages chargés de pluie qui montent du sud adoucissent à tel point certaines vallées du sud du Kansou qu'on y voit croître les plantes du Midi de la Chine, le *pi-po* et le plaqueminier, par exemple. Du Kansou, passons au Chensi. Le *Chensi* est fort différent suivant qu'on l'envisage dans sa partie au nord ou au sud des monts Tsin-ting. Dans la partie septentrionale, c'est le climat de la région du Hoang-ho avec ses grands froids secs, ses poussières et ses vents violents; dans la partie méridionale, c'est le climat de Sé-tchouan. Les chaînes de montagne arrêtent les vents du nord et du sud; de février à octobre, le ciel est nuageux, humide et la température estivale est très élevée. Les froids ne commencent qu'à la fin de novembre et l'on dit que c'est la belle saison.

Au *Chansi*, le climat est plus rigoureux que dans l'ensemble de la région septentrionale; cela tient à l'altitude moyenne de Chansi. Les neiges couvrent cette province pendant les longs mois d'hiver, où le thermomètre descend à —20 degrés et au delà. En 1903, le lac près de Tayuen-fou est resté gelé jusqu'au mois de mars : le thermomètre était descendu à —23 degrés.

Dans le *Tchéli*, où est Pékin, le climat est très chaud en été sur la montagne et dans la plaine ; il est pluvieux surtout dans la plaine, pendant les mois de juillet et d'août. Le froid est si rigoureux, en hiver, que les rivières s'y prennent, dès le milieu de novembre ; il y tombe de la neige, mais elle ne séjourne pas dans la plaine. La grande préocupation de la province c'est la pluie; l'inégalité de sa chute rend les récoltes incertaines. Le Tchéli souffre fréquemment de la disette et de la famine. Les pluies désirées rendent les chemins impraticables, en été, et, en hiver, les vents secs couvrent le pays d'un nuage de poussière.

Nous pouvons décrire en quelques lignes la constitution géologique des provinces, dont nous venons de parler.

Le *Kansou* est composé de terrain sablonneux dans sa partie nord; d'éléments schisteux et granitiques dans ses chaines, qui sont des prolongements du Koen-luen ; à l'est, tout particulièrement, il est recouvert de la terre jaune appelée lœss et qui est très fertile, d'autant que les habitants (Lantcheoufou, Soutcheou, Ninghia-fou), savent habilement l'irriger.

Les plaines au bas des Tsin-ling sont composées, au *Chansi*, de terrain quartenaire et de terre jaune ; les monts sont formés de granits, schistes ou grès.

Le *Chansi* est géologiquement un soubassement calcaire recouvrant une riche couche de houille et recouvert lui-même de grès et d'une couche de terre jaune, qui atteint 600 mètres au nord. Dans la partie sud, les chaînes montagneuses sont faites de granit, de schiste et de porphyre.

La plaine du *Tchéli*, est constituée par les alluvions des fleuves Hoang-ho et Pé-ho ; on y trouve des lambeaux de lœss vers l'ouest. Ses parties montagneuses sont formées de calcaire de Chine avec des jetées de porphyre et de granit ; le calcaire couvre, au nord, d'abondantes couches de houille.

Au *Honan*, la terre jaune mêlée aux terres d'alluvion domine, dans la partie nord de cette province. Les monts Founieou, à l'ouest, contiennent du marbre, du grès et du granit ; ceux du sud contiennent du granit, du schiste et du gneiss.

Le Honan nous présente un climat qui s'adoucit de plus en plus à mesure qu'on descend vers le Sud, où l'on voit les mêmes produits agricoles que ceux de la vallée du Yang-tsé-kiang. Cependant cette province est affligée, dans sa partie nord, de la même rigueur de froid et des mêmes poussières que les autres provinces septentrionales.

Le *Chantong* appartient en partie à la même zone climatérique. Cette province est une ancienne île qui a été reliée au continent par des couches successives d'alluvions. C'est pourquoi les alluvions dominent à l'ouest. Au centre, le gneiss constitue la plus grande partie du sol mêlé de calcaires et d'argiles. A l'est, se voit encore du gneiss, mais il est plus mélangé de granit, de grès et de calcaire, avec des couches de basalte et de porphyre, surtout au nord. Le climat, plus doux au sud, est, en général, très sain. La mousson du nord-ouest se fait plus vivement sentir sur la côte du Nord, et celle du sud-est sur la côte du Sud. Il y pleut surtout en juillet et en août; la neige y tombe parfois en abondance pendant l'hiver, mais elle disparaît presque aussitôt. Les brouillards sont fréquents en juillet, sur la côte. A Tchefou, il tombe, en moyenne, 625 millimètres de pluie, et 400 millimètres à Tsingtao. Pendant l'hiver, les rochers qui bordent la mer sont parfois recouverts, sur la côte septentrionale, d'une couche de glace qui peut persister plusieurs semaines.

Dans les *vallées du Yang-tsé-kiang et du Hoaï-ho*, la constitution géologique diffère de celle des vallées du nord. Le lœss, que nous avons trouvé en si grande abondance dans les provinces du Nord, ne se montre plus qu'à l'état d'exception dans le Nganhoei et le Kiangsou. Le terrain dominant dans le centre est le terrain d'alluvions, le terrain calcaire et le grès. Le plateau du Sé-tchouan est entièrement composé de grès rouge. Jadis des lacs beaucoup plus grands que ceux que nous voyons aujourd'hui couvraient les plaines de l'Est, ainsi que les parties basses du Houpé, du Hounan et du Kiangsi. Les nappes d'eau actuelles n'en sont que les restes. Dans la suite des temps, les masses aqueuses usèrent les parties les plus basses des rochers qui les enserraient et leur écoulement par ces brèches laissa ensuite un grand fleuve qui porta leur trop-plein vers l'Océan, c'est le Yang-tsé-kiang ou fleuve Bleu. Les anciens lacs ont laissé libres, en se rapetissant, de vastes terrains d'alluvions, ou complètement à sec et alors fertiles, ou encore imprégnés par les eaux et alors formant des marais, qui se transforment de nouveau en lacs aux époques des grandes crues. Lacs et marais reçoivent les eaux en excès et c'est pour ce motif qu'on n'est point obligé d'élever, comme on le fait sur les rives du Hoang-ho, de hautes digues, qui, lorsqu'elles viennent à se rompre, causent de si terribles désastres dans les vallées et les plaines du Nord.

Le climat des provinces traversées par le grand fleuve Bleu est un climat moyen. Le thermomètre ne descend guère plus bas que — 12 degrés en hiver, mais il monte l'été à + 40. L'été est la période des pluies. Le Kiangsou est plus humide que les autres provinces du Centre à cause de sa situation près de la mer et de ses vastes lacs.

Au *Setchouan*, le climat est également très humide, les brouillards fréquents ; les vents froids chargés de poussière s'arrêtent dans le Nganhoei, mais, en revanche, les moustiques et les chaleurs d'orage y rendent les étés fort pénibles.

Le *Setchouan* est constitué, dans sa partie orientale, par un ancien lac, dont le fond était du grès. L'immense bassin où s'élève Tcheng-tou-fou, composé de grès rouge et vert, d'une grande épaisseur, est situé entre la rivière Min-kiang et les monts Ta-pa-chan ; il recouvre une faible couche de houille. Tout autour sont rangées en cercle des roches primitives et primaires (gneiss, granit, schiste) qui formaient autrefois les parois et les bords du lac. Ces roches usées par les eaux ont laissé celles-ci s'écouler vers l'est par les parties déclives, où s'est creusé le lit actuel du Yang-tsé-kiang. Le climat de cette province varie beaucoup suivant qu'on l'étudie sur les parties montagneuses ou sur le plateau dont nous avons parlé. Ce plateau, cette plaine est abritée des vents du nord-ouest, du nord et du nord-est par les chaînes qui la bordent ; aussi l'air y est-il très doux et chargé de brouillards. Chaud et humide, il favorise puissamment la végétation, à ce degré qu'on peut faire trois récoltes par an. Si l'on ne trouve pas de vents violents sur ce plateau abrité, on en trouve plus au nord et aussi dans le Yunnan. Au sud du Yang-tsé-kiang et dans les vallées qui en sont tributaires, le climat est semi-tropical par la chaleur et l'humidité. Les altitudes influant sur le climat, nous allons en indiquer quelques-unes. Il y a trois groupes de montagnes dans le Setchouan : le premier, au nord-est, comprend le Minchan, le Ta-pa-chan ou Kieoulang, qui ont de 1.250 à 2.500 mètres ; le deuxième, à l'ouest et au nord-ouest, qui sont les chaînes voisines du Tibet et dont l'altitude oscille entre 5.000 et 6.000 mètres ; là se trouve le mont Oméï (3.160 mètres) sur la route de Tatsien-lou à Batang ; le troisième, à l'est, a des altitudes de 2.000 mètres. Quant au plateau Rouge, à la plaine de Tcheng-tou-fou, son altitude varie de 200 à 600 mètres.

Dans la province du *Houpé*, se trouvent de grands lacs qui sont les résidus du lac immense qui recouvrait jadis cette grande plaine. La partie basse du Houpé est donc faite d'alluvions. Partout ailleurs, sur les rives du Han-ho, comme à l'ouest, les grès et la pierre calcaire dominent avec des interpolations de schistes, granits, conglomérats, marnes.

Remarquons que deux branches du Koen-luen enserrent, canalisent le Han-ho ; ce sont : le Founieou-chan, le Hoaï-long-chan et le Hoaï-yang-chan ou Mouling, du côté de sa rive gauche, et le Ta-pa-chan ou Kieou-long-chan qui continue le mont Min-chan, du côté de sa rive droite ; les altitudes de ces chaînes varient de 2.500 à 3.500. Le reste du Houpé est une immense plaine, dont le niveau est à peine de 30 mètres au-dessus de la mer.

Le climat de la province du Houpé est à peu près le même que celui de Shanghaï avec quelques degrés d'humidité en moins. Mais le Houpé n'a pas le bénéfice de la brise de mer pour rafraîchir l'air ; aussi les nuits y sont-elles pénibles en été, parce qu'elles sont presque aussi chaudes que les journées.

Le *Hounan* nous offre du grès rouge dans sa partie montagneuse. Ce grès, traversé par endroits de pierres calcaires, de conglomérats, de granites, recouvre presque partout d'épaisses couches de charbon de terre. Comme la grande plaine du Houpé, les parties voisines du lac Tong-ting appartiennent aux terrains d'alluvions laissées par le grand lac sous lequel toute la région était jadis submergée. Le fond du lac Tong-ting est composé de sable micacé ; c'est le même fond pour la rivière Siang-kiang, dont les sables mouvants sont très dangereux.

Le climat du nord de la province du Hounan ressemble à celui du Houpé ; à l'ouest, dans cette partie montagneuse où les roches sont si curieusement découpées, le climat se rapproche de celui du Koeitcheou, climat plus humide qu'au Houpé. A Yotcheoufou, sur le Tong-ting, le thermomètre a oscillé, en 1902, de — 5 à + 35 degrés.

Le *Kiangsi* a une constitution géologique encore peu connue, sauf dans les environs du lac Poyang ; le Kiangsi est tout un massif de chaînes de montagnes de 400 à 1.000 mètres d'altitude. Le grès rouge paraît dominer à l'ouest comme au Hounan, il surmonte de riches couches de houille. A l'est, le grès rouge toujours dominant semble être remplacé de plus en plus par le granit et le porphyre. Ici, comme au Hounan, le grès est curieusement découpé, ce qui donne à cette partie du Kiangsi une physionomie pittoresque, un grand charme qui s'ajoute à celui des rivières limpides, des arbres et des arbustes. Le climat du Kiangsi est celui de Hankéou et du Houpé pour les alentours du lac. Quant au climat de la partie méridionale, il se rapproche de celui de Canton ; même similitude pour la flore.

Le *Ngan-hoeï* a des aspects variés ; il est montagneux au sud, moitié plat et moitié montueux au centre, plaine au nord ; d'où résultent trois zones distinctes par la flore, la faune et la population. Au nord, c'est la continuation de la plaine d'alluvions et de loess, ce sont les prolongements du Koen-luen composé de grès, de marbres et de granit, jusqu'au lac Hongtché.

Au sud, c'est la continuation des montagnes du Foukien et du Tché-kiang avec leur granit, leur calcaire, leur schiste ; es terres d'alluvions dominent dans les vallées et le long du

Yang-tsé-kiang. Le climat du Nganhoeï rappelle celui de la région septentrionale dans la plaine arrosée par les affluents du Hoaï-ho. Dans les parties montagneuses du centre, le froid se fait vivement sentir en hiver, et la neige y entrave parfois les communications. La neige se montre bien quelquefois sur les montagnes du sud, mais le climat y reste cependant plus doux qu'au centre.

La plus grande partie de la province voisine du Kiangsou (où est Nankin) n'est qu'alluvions déposées par les deux grands fleuves de la Chine : le Hoang-ho, au nord, et le Yang-tsé-kiang, au centre. A cette province il faut distinguer trois parties : celle du nord et celle du centre avec leurs lacs et leurs canaux ; celle du sud, un peu montagneuse, avec son inextricable fouillis de lacs, de rivières et de canaux ; c'est la partie la plus fertile, la partie où brillent dans leur gloire et leur fortune Shanghaï, Soutchéou, Hang-tchéou. Le grand canal traverse cette province du nord au sud et en est le trait caractéristique. Le lœss couvre d'assez grandes étendues au nord du fleuve dans les environs de Tchenkiang et de Nanking qui sont sur la même rive droite du fleuve Bleu. Autour de Nanking, il y a de la pierre volcanique, ce qui indique que la région fut autrefois le théâtre de violentes éruptions. C'est le grès ou quartzite, le calcaire, ce sont les conglomérats qui prévalent dans la composition des collines du sud de la province.

Le climat du Kiangsou est similaire, dans les environs de Siu-tchéou-fou, au nord, de celui de la région du Hoangho avec ses hivers rigoureux, avec ses chaleurs sèches, avec son vent glacial inondant de poussière tout le pays. Partout ailleurs, dans le Kiangsou, on a le climat de Shanghaï aux hivers presque doux, aux neiges rares et fugaces. Comme à Shanghaï, on a dans le Kiangsou le vent du nord-ouest en hiver, le vent du sud-est en été, avec une chaleur humide et malsaine ; on a aussi une belle période automnale. La province a sur Shanghaï l'infériorité de ne pas posséder dans la brise de mer un régulateur des oscillations de la température.

Quittons le centre et portons-nous au midi, dans les *vallées du Sikiang et des rivières côtières du Foukien et du Tché-kiang*.

Toute cette région est essentiellement montagneuse, à l'exception des environs de Canton, région semi-tropicale, où la race Chinoise est en minorité. Au point de vue géologique, le porphyre, le granit, le schiste et le grès sont les roches dominantes dans le Foukien, le Tché-kiang et le Koangtong. Partout ailleurs, de larges lambeaux de calcaire, d'âge secondaire, recouvrent les terrains primitifs et primaires ; à peine laissent-ils émerger par endroits des injections de granit et de porphyre. Le calcaire secondaire, très curieusement fouillé et découpé, comme nous l'avons déjà vu au Hounan et au Kiangsi, donne à la région une physionomie originale et caractéristique. Ici, pas de cette terre jaune composée de sable et de résidus de plantes, pas de ce lœss du nord ni de terre d'alluvions, sauf dans le delta de Sikiang.

Le climat est tropical dans les vallées profondes et dans les régions basses ; il devient doux et moins changeant sur les hauts plateaux du Yun-nan. Dans l'ensemble, il est plus humide dans les provinces méridionales que dans celles du centre et du nord ; mais il ne faut pas oublier que dans la même province l'altitude entraîne des variétés correspondantes de climat. Ces généralités posées, voyons les provinces une à une.

Le *Yun-nan* forme un gigantesque escalier dans sa partie nord-est ; dans sa partie occidentale et méridionale il présente d'immenses sillons que parcourent les fleuves qui vont au Tonkin ou à l'Inde. On partage le Yun-nan en trois segments : le premier est celui du nord-est, voisin du fleuve Bleu, humide et malsain, couvert de pics et de torrents, à peine peuplé ; le second segment est le segment oriental,

large et verdoyante plaine, riche en lacs et en rivières, au
ciel pur, à la température douce et agréable; le troisième
segment, ou segment occidental, est un massif élevé, aux
gorges profondes, aux chaînes de 2.000 à 3.000 mètres d'altitude, qui sont les prolongements digités des grandes montagnes du Tibet. Géologiquement, le Yun-nan est en grande
partie recouvert de terrains de l'époque secondaire, laissant
partout à découvert de larges espaces de terrain primaire.
Çà et là, se montrent des roches éruptives (granit, diorite,
porphyrite). Les éruptions volcaniques ont été considérables autrefois; on en rencontre des traces. Nous signalons
encore la pierre calcaire aux découpures très curieuses, qui
domine dans la province. D'innombrables bassins lacustres
ont couvert jadis la région; des dépôts d'eau douce les ont
comblés en totalité ou en partie; « ce sont les seules traces
d'alluvions modernes, dit Richard, qui nous guident dans
les explorations géologiques et climatériques ».

Le climat est différent suivant les hauteurs. Dans le Bas
Yunnan, les bouillards règnent en maîtres et les pluies sont
journalières : la chaleur intervenant, il en résulte que le
climat des vallées doit être classé avec l'étiquette : tropical, lourd et malsain. Par contre, le ciel est pur sur les
hauts plateaux, la température y est douce et agréable, le
maximum thermométrique atteint + 28 degrés et le minimum ne descend guère au-dessous de zéro. Du mois de
septembre au milieu du mois de mai, c'est la sécheresse;
c'est l'époque où souffle le vent du sud-ouest qui se lève et
se couche avec le soleil. La saison des pluies s'étend du
15 mai au mois de septembre.

Koeitcheou. Cette province est une mer de montagnes;
sur dix parties, sept sont montagneuses; les altitudes sont
moindres qu'au Yunnan : 1.500, 2.000, 2.500 à 3.000 mètres. Le climat en est encore plus humide et plus malsain.
Le Koeitcheou est un vaste plateau de terrains primaires
recouverts de couches de terrains secondaires plus ou moins

fouillés, laissant à découvert, en quelques endroits, le terrain primaire. La pierre calcaire y domine. Çà et là, elle
est recouverte d'alluvions récentes ; ailleurs, elle est percée
par des couches de porphyre et de granit. Très fréquents
aussi sont les grès rouges et les schistes.

Dans toute la province du Koeitcheou, le climat est brumeux et humide, mais il l'est plus particulièrement dans
les profondes vallées du Sud. En ces régions on ne peut, sur
les cinq mois que dure l'hiver, d'octobre à février, compter
plus de vingt-cinq jours de beau temps. Le climat est, en
effet, très variable ; sa variabilité tient à la position intermédiaire du Koeitcheou, entre le Yunnan, le Koangsi, le
Hounan et le Sé-Tchouan et aussi à sa propre configuration.
En été, le thermomètre monte rarement à + 3o degrés
sur les plateaux ; il descend, en hiver, à — 8 degrés et
— 1o degrés. Les changements de température sont brusques et les brouillards règnent d'octobre à avril.

Nour arrivons au *Kouangsi*, province montagneuse, déso-
lée, qui pourrait devenir riche, si l'on parvenait à y supprimer le brigandage. Elle est géologiquement la continuation du Koeitcheou avec abaissement d'altitude (5oo à
8oo mètres). Mêmes calcaires, grès, schistes, injections de
porphyre et de granulite vers le centre ; au nord de Nan-
ningfou, se trouve un assez puissant massif granitique ; à
l'est, les argiles abondent. Le climat du Koangsi est tropical au sud, où l'on souffre de chaleurs excessives du mois
de mai au mois de septembre ; chaleurs humides qui engendrent beaucoup de maladies. Au nord, le climat est plus
tempéré, mais on y souffre des changements brusques de
la température et, en plus, le froid y est assez vif, en hiver.
Même au sud, sur les cimes qui forment la limite entre le
Tongking et le Koangsi, la neige et la glace font parfois
des apparitions, mais tout à fait transitoires. Dans les vallées du sud, le thermomètre se tient toujours au-dessus de
+ 3 degrés et il monte parfois jusqu'à 38 et 4o degrés.

Bien qu'en partie tropicale, la province du *Kouang-tong* jouit, l'hiver, d'un climat sec et presque froid, grâce à la mousson. Ce climat préserve les habitants de la dépression des forces qui provient d'une chaleur humide continue. La province n'en produit pas moins les espèces végétales des tropiques qui constituent sa principale richesse.

Au point de vue géologique, la plus grande moitié du Koangtong, surtout au nord-ouest et à l'ouest, présente la même constitution que le Koangsi : des grès et des pierres calcaires avec injections de granit et de porphyre.

Le granit devient la roche dominante à mesure qu'on s'approche des côtes. Le delta formé d'alluvions est limité par des collines de grès rouge reposant sur du granit. Une terre argilo-gréseuse de couleur rouge constitue la presqu'île de Leitcheou.

L'île de Hainan est granitique et schisteuse.

De grandes plaines s'étendent sur le delta du Sikiang et sur les parties basses du Pekiang. A part les lieux bas, la province est montagneuse, avec des sommets de 1.500 à 2.000 mètres.

Très changeant est son climat, suivant que souffle le vent sec du nord-est ou celui du sud-ouest chargé d'humidité. Le premier domine du mois d'octobre au mois d'avril. Les hauts sommets sont moins bien partagés, ils se couvrent de neige parfois. La mousson pluvieuse d'été détermine souvent de dangereuses épidémies.

Macao, nous l'avons dit plus haut, jouit d'une certaine réputation pour son excellent climat, qu'il doit à sa position ainsi faite que la ville est préservée et du froid et des chaleurs humides du delta. Ce n'est pas à dire toutefois qu'elle soit exempte de la peste ni du choléra. *Hong-Kong* est moins bien située que Macao ; elle est souvent ensevelie dans la brume ; mais ni l'une ni l'autre de ces villes n'ont rien à s'envier en ce qui concerne les typhons qui les visitent également en causant de terribles ravages. C'est le fléau de toutes les côtes de Chine.

Foukien. Cette province montagneuse est formée de chaînes parallèles (le Tayuling, 1.000 à 3.000 mètres) dirigées du sud-ouest au nord-est, paraissant être, comme au Tchékiang, de date moins ancienne que les montagnes du reste de la Chine et se rapprocher beaucoup de la constitution géologique du Japon. Les roches reconnaissent pour origine un puissant soulèvement accompagné au centre d'écoulement de porphyre et de granit. On retrouve encore des grès, ainsi que de la pierre calcaire et du schiste, comme éléments accessoires. En quelques endroits, dans les îles principalement, on rencontre des terrains volcaniques.

Quant au climat, il est semi-tropical dans la partie orientale du Foukien, où le thermomètre descend rarement au-dessous de zéro ; dans la partie occidentale, le climat devient tempéré et même très froid, en hiver.

Au *Tché-Kiang,* les mont Tayuling divisent le massif montagneux de la province en deux parties différentes. Au nord, c'est la grande plaine, au sud, c'est la montagne avec le Tien-mou-chan (1.500 mètres) et le Long-tao-chao, avec la rivière Tsien-ton-kiang. Au nord de cette rivière et à l'ouest, se voient les grès, les calcaires, les schistes en quantité prépondérante. Dans la partie orientale, la grande plaine est formée d'alluvions. Au sud de la même rivière, les principales roches sont le porphyre, le granit, avec, çà et là, des calcaires, du grès et quelques traces d'éruptions volcaniques dans les îles Tcheou-Chan (Chousan).

Le *climat* est semi-tropical au sud de la chaîne du Tayuling ; mais il est moins chaud qu'au Foukien. Au nord du Tayuling, le climat du Tché-Kiang est bien plus tempéré ; moins chaud l'été et plus froid l'hiver. Dans la grande plaine, le climat du Tché-Kiang est celui de Shanghaï, un peu plus chaud pourtant, à cause de la différence de latitude.

Nous en avons fini avec l'étude géologique et climatérique les dix-huit provinces de la Chine propre. Passons aux grands pays dépendant de l'Empire-Céleste : Mandchourie, Mongolie, Turkestan, Tibet.

Mandchourie. — Dans sa plus grande partie, la Mandchourie est composée de terrains primitifs et primaires (gneiss, granit, schiste) recouverts, çà et là, de grès, de conglomérats, de pierres calcaires, terrains souvent entrecoupés de roches éruptives. Des volcans éteints, d'immenses nappes de laves, particulièrement dans les régions de l'est et du nord, indiquent que l'activité volcanique y a été considérable, autrefois. Les terrains d'alluvions sont représentés par les grandes plaines du Liao-ho et du Soungari. La Mandchourie est dominée par deux massifs : à l'ouest, par le grand Khin-gan (1.400 à 1.800 mètres) ; à l'est, par le Tchang-pé-chan ou Chan-alin (2.600 mètres).

Le climat varie beaucoup d'une extrémité à l'autre de la Mandchourie. Extrêmement rigoureux dans sa partie septentrionale, puisque le thermomètre y descend jusqu'à 40 degrés sous zéro, en hiver, et que les fleuves y demeurent gelés d'octobre à mai. Le Dr Matignon a écrit des pages enthousiastes sur les beautés de l'hiver en Mandchourie ; car, pour être chirurgien d'armée, il n'en est pas moins un observateur remarquant tout, en même temps qu'il recueillait les *Enseignements médicaux de la guerre russo-japonaise* [1].

Dans les parties méridionales de la Mandchourie, le climat est plus doux : le thermomètre n'y descend qu'à — 25 degrés, en hiver, et il remonte, en juillet, à + 32 degrés et + 35 degrés. La variation diurne est parfois considérable, allant, par exemple, de — 17 degrés à + 13 degrés. Une partie des côtes est cerclée par les glaces, durant plusieurs

[1] 1 vol, in-8, Maloine et Cie, éditeurs, 1907.

mois, chaque hiver ; cette congélation de la mer n'a pas lieu dans la partie orientale du Liao-tang.

MONGOLIE. — Ce vaste plateau, qui sépare la Chine de la Sibérie, est une cuvette encadrée de terrasses plus hautes, qui sont le grand Khin-gan et l'In-chan au nord-est, à l'est et au sud-est ; l'Ordos et l'A-la-Chan, au sud, et l'Altaï, à l'ouest.

Le plateau est formé par l'épanouissement des monts Tien-chan du Turkestan. Il est composé de terrains primaires (gneiss, granit, schiste cristallin, schiste ardoisé). On avait supposé jadis qu'il avait été le fond d'une ancienne mer, pendant la période secondaire et tertiaire ; mais c'est une pure hypothèse ; car on n'a trouvé sur le plateau aucune roche de cette époque. Le nom de Han-hai, mer sèche, qu'on a donné au Gobi, ne doit donc pas être pris au sens de mer d'eau, mais plutôt de mer de sable. Sur les chaînes bordières du plateau, sur le versant extérieur par rapport à la Mongolie, s'étendent d'immenses couches de basalte et d'autres roches volcaniques, avec aussi des terrains calcaires et carbonifères.

On trouve partout, dans le Gobi ou désert de la Mongolie, des conglomérats rouges et bruns, des grès, de l'argile, et les fossiles qui s'y rencontrent indiquent que ces roches se sont formées au fond des lacs d'eau douce et non pas au fond d'une mer. Nous ne pouvons décrire ici le relief et l'hydrographie des différentes régions de la Mongolie (nous renvoyons à l'excellente *Géographie*, de Richard).

Le *climat* de la Mongolie est très sec et présente de grands écarts de température, non seulement d'une saison à l'autre, mais dans la même journée. Des tourbillons de sable balayent sans cesse le plateau, qui est ainsi toujours couvert de nuages de poussière jaune.

La région du nord-ouest (Khobdo et Ourga, avec des altitudes de 3.ooo à 4.ooo mètres) est particulièrement froide, à cause de son altitude. La température moyenne annuelle est de + 6 degrés à Ourga ; son minimum est — 18 degrés, en janvier, et son maximum + 26 degrés, en juillet. Les vents secs et froids du nord-ouest y rendent l'hiver encore plus dur. Dans le Gobi, qui est la partie la plus basse formant cuvette (800 à 900 mètres) et dans l'Alachan (1.000 à 1.500 mètres et même 2.000 mètres), le climat devient plus sec encore et plus extrême. Les sables trop avides d'eau ne permettent pas à des rivières de se former. Le thermomètre y descend parfois, en hiver, jusqu'à — 34 degrés, pour monter, en juillet, jusqu'à + 45 degrés.

A Siwantse, au sud-est du Gobi, la température moyenne annuelle est de + 3 degrés ; celle de janvier est de — 17 degrés, celle de juillet de + 34 degrés ; la plus basse température atteinte est de — 48 degrés.

Au nord de l'Ordos ou Orthous (1.000 à 1.500 mètres), la neige tombe, dès le mois d'octobre, pour ne fondre qu'en avril. La température de — 30 degrés n'y est pas rare et le thermomètre reste parfois, pendant de longues semaines, à une cote plus basse encore. L'écart diurne est souvent considérable, allant, au mois de mars, de — 28 degrés, lorsque le soleil se lève, à + 20 degrés, à l'ombre, l'après-midi.

La sécheresse persistante de la Mongolie vient de l'encadrement de montagnes que nous avons énumérées et qui arrêtent les pluies. La Mongolie ne reçoit que des pluies d'orage en été. A Ourga, la moyenne annuelle de pluie est de o m. 20 ; à Siwantze, mieux exposé à la mousson du sud-est, elle est de o m. 45.

TURKESTAN CHINOIS OU SINKIANG. — Nous avons dit que la Mongolie formait une cuvette entourée de montagnes ; le Turkestan forme également un bassin, à 800 et 1.200 mètres d'altitude, entouré de hautes montagnes, nommées Nan-Chan et Altyn-Tagh au sud, Kara-Korum, massif de Pamir, et Trans-Alaï, à l'ouest; Tien-Chan, au nord ; Bogdo-Ola Ola (2.000 à 2.500 mètres), à l'est.

Voici la constitution géologique du Sinkiang : bassins de graviers et de sables entourés de hautes montagnes formées de terrains primitifs et primaires, où le granit, le schiste et les roches cristallines dominent. La mer a-t-elle envahi ces bassins, pendant l'époque secondaire et tertiaire ? C'est possible, mais rien ne le prouve. Ce qui parait sûr, c'est que jadis de grands lacs couvrirent une partie de ces bassins, sinon leur totalité ; il en reste encore quelques-uns dans la Dzungarie.

Bien que variant beaucoup d'une extrémité à l'autre, on peut dire, d'une façon générale, que le climat du Turkestan est très sec et caractérisé par de grands écarts. En hiver, tout y est gelé, les rivières et les lacs. C'est à peine s'il pleut ou s'il neige vingt à vingt-cinq jours par an. En janvier, le thermomètre descend à 25 degrés sous zéro ; il monte, en été, à + 30 degrés et + 35 degrés. Les nuits sont souvent calmes ; c'est au milieu du jour, au printemps spécialement, que s'abattent de furieuses tempêtes de sable. D'ailleurs, en tout temps, l'air est toujours chargé de sable, alors même que l'air semble très pur ; c'est là un des traits carastéritiques de cette contrée. Le sable pénètre partout, jusque dans les vêtements ; impossible de s'en garantir.

Tibet ou Si-Tsang. — C'est le massif de montagnes le plus épais de la terre. Au nord-ouest, des plateaux immenses couverts de lacs et de rivières sans issue ; c'est le Tibet inhabité décrit par Bonvalot. Au sud et à l'est, vallées profondes, bien arrosées, où prennent naissance les grands fleuves de l'Hindoustan, de l'Indo-Chine et de la Chine ; c'est le Tibet habité de Bonvalot.

La constitution géologique du Tibet est assez mal connue. Les terrains primaires semblent dominer au nord. Au sud, il y a des terrains sédimentaires plus récents; les terrains secondaires surtout y atteignent un grand développement. Le géologue fait entrer le géant de l'Himalaya parmi les roches de gneiss et de micaschiste pour la masse ; quant aux sommets qui se perdent dans les nues, ce sont des granits qui s'effritent. Au centre du Tibet, l'action volcanique semble avoir été d'une puissance assez grande; il reste de cette action des sources thermales qui jaillissent jusqu'à 5.300 mètres d'altitude et donnent, en hiver, le curieux spectacle de geysers gelés. Gabriel Bonvalot et Henri d'Orléans donnent (dans *l'Asie Inconnue*, page 169), la photographie d'un geyser gelé. Plusieurs des nombreuses cavités lacustres du Tibet ont très probablement pour origine l'effondrement d'anciens volcans.

L'altitude moyenne du massif est de 4.000 à 5.000 mètres. On lui distingue deux parties : celle (inhabitée) des plateaux avec la chaîne du Koenluen, 6.400 mètres, au nord, se divisant en monts : Karakorum, Altyntagh, Nanchan, Tsoïdam, Prjevalsky, Baian-Kara, etc. ; celle (habitée) des vallées et des torrents, au sud et à l'est ; à elle appartient l'Himalaya avec son pic altier de 8.840 mètres.

On comprend que le climat doit varier sur les divers points de cette immense région au relief si varié lui-même, aux altitudes si diverses ; il est même difficile de donner une idée générale du climat autre que celle qu'il est rigoureux partout et qu'il est généralement sain.

Au sud et à l'est, l'influence de la mousson sud-ouest se fait sentir. A l'ouest, cette influence est insensible. Dans l'ouest et dans le nord, le climat est très sec et il ne tombe que très peu de neige. On y a observé les plus grands froids, en décembre, avec — 7 degrés, en moyenne, le matin ; les plus grandes chaleurs viennent en juin avec + 22 degrés en moyenne, vers 1 heure de l'après-midi.

La région centrale a, aussi, malgré ses lacs, un climat très sec pendant l'automne, l'hiver et le printemps; la pluie y tombe, en abondance, pendant l'été. Au sud, le spectacle change ; ce sont des déluges de pluie, de grêle ou de neige d'un bout de l'année à l'autre.

Au nord, la chaleur est intense, durant l'été, et le froid extrême en hiver. Au mois de mars, la neige est encore très épaisse dans les passes du Tsaïdam.

Il est à remarquer que les grands cours d'eau ne gèlent jamais et que les petits cours d'eau se couvrent, en hiver, d'une mince couche de glace. Ce climat si rigoureux est néanmoins très salubre. Bonvalot l'affirme, au nom de l'expérience, avec tous les géographes. Le climat du Tibet n'offre de dangers que par ses grandes variations.

Arrivé au terme de cette rapide étude du climat et du sol de la Chine, quelles conclusions allons-nous en tirer ? Il nous semble préférable de laisser à chacun le soin de le faire.

La diversité du climat dans chaque province, on peut presque dire dans chaque district, implique la diversité de l'hygiène sous le rapport de l'habitation, du vêtement et de l'alimentation. Les principes de l'hygiène étant connus par ailleurs, il suffit d'avoir des notions sur le climat de chaque région pour en régler l'application d'une manière adéquate. Nous nous sommes efforcé d'établir succinctement ces notions. A titre d'exemple d'application, nous donnerons quelques conseils aux Européens qui vont dans les centres commerciaux des côtes de Chine. Ils doivent craindre la dysenterie, les maladies du foie, l'anémie, les fièvres qui frappent les étrangers après un long séjour dans ce climat chaud et humide des côtes et des grands fleuves. Il est conseillé d'habiter des maisons vastes et bien aérées, d'éviter les ardeurs du soleil, d'éviter toutes les causes de refroidissement. Non moins formel est le précepte de se garer de tout excès. L'hygiène du vêtement recommande de porter de la flanelle en tout temps, même et surtout en été. Quant à l'alimentation, elle doit être légère et fortifiante et la boisson doit être de l'eau bouillie aromatisée de thé, à l'instar des indigènes ; il ne faut boire que de l'eau stérilisée ou tout au moins filtrée et rester toujours sobre en fait de liquides alcooliques. Les Européens s'anémient vite sous ce climat brûlant, par suite des transpirations continuelles et des nuits sans sommeil. « Une molle et fade langueur, disait le marquis de Courcy, envahit progressivement l'organisme. On ne tarde pas à perdre ses forces et ses énergies et à perdre l'appétit ; on maigrit ; on pâlit ; on jaunit. A ce degré de dépression physique, l'Européen n'a plus qu'un moyen de salut, le rapatriement, le retour au pays natal, le plus tôt possible. »

En manière de conclusion de nos aperçus géologiques, je ne peux mieux faire que de formuler une sorte de synthèse de la géologie de la Chine, d'après les travaux des Reclus, Richard, Tiessen, Leroy-Beaulieu, Pinon, Huc, Monnier, Bretschneider, Henry, Franchet, Forbes et Hamsley, David, Swinhoe, Milne-Edwards, Heude, Froc, Raulin, Ratzel, Chevalier et les savants de l'Observatoire de Zi-ka-wei, des Langhans, Madrolle, Bianconi, Oxenham, Bonvalot et d'autres encore.

Synthèse géologique de la Chine.

Pendant toute la période primaire et la première partie de la période secondaire, la Chine resta sous les eaux. Elle émergea ensuite ; vinrent alors des plissements, des dislocations de l'écorce terrestre qui creusèrent des fosses profondes, comme celle de la Dzoungarie, par exemple ; ou qui firent jaillir des sommets comme ceux de l'Altaï, du Tien-chan, du Koen-luen et du Nan-chan, par exemple, qui se sont élevés jadis bien plus haut qu'ils ne le sont aujourd'hui, ayant été érodés sur leurs cimes par l'action atmosphérique. Bonvalot a remarqué ce travail en parcourant le Turkestan et le Tibet, ainsi que beaucoup d'autres hardis explorateurs.

Dès la première moitié de l'époque secondaire, la constitution géologique de la Chine était à peu près terminée. Son sol ne présente aucune trace de terrains jurassiques et crétacés, terrains qui se formèrent ailleurs, à la fin de l'époque secondaire. Durant l'époque tertiaire et l'époque quaternaire, la Chine se trouvait complètement hors des eaux de la mer et elle ne subit dans la suite que des modifications de relief, sans s'enrichir de nouvelles roches. A la fin de l'époque primaire, de grands dépôts de houille se formèrent dans le Yun-nan, le Koeitcheou, le Honan, le Chensi, le Chansi; de grands lacs baignèrent aussi une partie des terres de la Chine occidentale, dès l'époque secondaire; ces lacs laissèrent en se retirant des grès, espèce de roche si abondante en Chine, au Sé-tchouan et dans toute la région méridionale. Les glaciers, les vents, les gelées, dirigèrent leurs attaques sur les sommets et les torrents entraînèrent des débris qui comblèrent les lacs, changèrent en plaines les collines, réunirent des îles au continent et entre elles, comme au Chantong, et déposèrent au nord ces épaisses couches de terres jaunes très fertiles qu'on appelle *lœss*. Les actions volcaniques ne paraissent pas avoir été bien intenses ; il y en a des traces aux environs de Nankin, de Pékin, ainsi qu'en Mongolie et au Tibet. Les roches éruptives sont abondantes : le porphyre et le granit sont les principales (au Foukien, surtout).

Le travail de formation géologique de la Chine se continue de nos jours et il est particulièrement actif à l'embouchure des grands fleuves où de nouvelles terres ne cessent de se former, au grand dam de la navigation. La Chine s'abaisse en un plan déclive de l'ouest à l'est, c'est-à-dire du Tibet à l'océan Pacifique, d'où la direction des fleuves dans le même sens. Le travail des vents et des sables, l'action du climat et des eaux, l'action des glaciers se continuent en Chine, comme partout à la surface de notre planète. Une végétation abondante couvrit jadis les hauts sommets de l'Empire du Milieu ; cette végétation enfouie dans les profondeurs du sol a formé la houille, dont l'abondance est telle que la Chine pourrait alimenter de ce précieux combustible tous les continents, durant des siècles.

LIVRE III

HYGIÈNE

Hygiène publique, hygiène privée en Chine. — Voirie, habitations, vêtements : parallèle avec l'hygiène au Japon. — Hygiène internationale. Règlements sanitaires internationaux.

Hygiène et Chine ! Hygiène et Pékin ! voilà des mots qui hurlent de se trouver accolés. Pour améliorer l'état sanitaire, *il faudrait penser ;* or, la Chine ne pense plus ou si elle pense, c'est en délire, comme le prouve la révolution qui l'agite en ce moment sur sa couche vermoulue. Tout croule en ce pays vétuste ; la Chine actuelle donne l'impression d'une vaste ruine avec, de-ci, de-là, des traces de cratères. Pékin, sa capitale, n'est qu'un grand cloaque sans écoulements, car ses fameux égouts ne fonctionnent plus, excepté en temps de pluie, et alors ils se dégorgent sur la chaussée, où les charrettes et les chevaux ont creusé des rigoles profondes. Pékin est le plus infecte dépotoir qui se puisse rêver, à ce point qu'un mandarin revenant d'Europe à Pékin ne put s'empêcher de dire avec tristesse : « Nous rentrons dans nos latrines. » Il n'y a pas d'abattoir public et isolé ; on abat moutons et porcs dans la rue, au milieu des chiens qui barbotent dans l'eau de lavage des boyaux. La banlieue est un vaste cimetière et un non moins vaste champ d'épandage. L'épandage et la poudrette avec leurs odeurs pénétrantes préviennent qu'on approche de la capitale. »

Ce que le Dr Matignon dit[1] en ces termes de Pékin, doit s'appliquer à toutes les villes de la Chine ; en Chine, l'hygiène est inconnue. Le Dr Regnault[2] le déclare non moins catégoriquement : maisons basses, étroites, obscures, entassées, rues étroites servant d'égouts, d'urinoirs et de water-closets pour les hommes, de parcs pour les cochons, de mares à purin, où grouillent enfants, porcs et chiens. Les cochons et les chiens dévorent les immondices et ce sont les seuls agents voyers sur lesquels on puisse compter pour le nettoyage des rues.

CHAPITRE PREMIER

HYGIÈNE URBAINE, HABITATION, CHAUFFAGE, HYGIÈNE DES PRISONS, HOPITAUX, ETC.

Toutes les grandes villes chinoises sont bâties sur le même modèle. Tracez un carré, un rectangle, au tableau et posez en esprit sur vos lignes de hautes murailles en pisé revêtues de briques, et vous aurez une ville chinoise enceinte de murailles, à l'intérieur desquelles se profile un fossé jadis

[1] *Superstition, Crime et Misère en Chine*, par le Dr Matignon, médecin-major d'artillerie de la 35ᵉ division, attaché à la Légation de France à Pékin, 1894-1901, librairie Storck, 1902. — *L'hygiène urbaine en Chine; ce qu'elle est et ce qu'elle aurait pu être*, 1905.

[2] *Médecine et pharmacie chez les Chinois et chez les Annamites*, par le Dr Jules Regnault, médecin de la marine, Challamel, éditeur, 1902.

plein d'eau. Dans ce carré, tirez des lignes qui se coupent perpendiculairement, et vous aurez un damier, dont les blancs seront des rues et les noirs des maisons. Celles-ci seront sans étages et avec une cour intérieure, telle est l'ordonnance depuis des siècles. Avec des toits retroussés, en gris ou en jaune et des arbres, vous aurez l'aspect de toute cité chinoise, qu'on a pittoresquement comparé à un vaste plat d'épinards constellé de fragments d'œufs durs. Dans l'enceinte des villes ou dans leur périmètre, il y a des terrains vagues réservés au dépôt des immondices. On ne peut refuser à ce tracé uniforme des grandes villes chinoises un mérite réel. En orientant les avenues principales du nord au sud, dans le sens du vent qui emporte les émanations malsaines, en drainant dans tous les sens les eaux sales, au moyen d'égouts en briques, balayés par de l'eau de chasse en abondance, on avait devancé les architectes d'Europe, sous le rapport de l'hygiène, il y a trois siècles. Le système serait encore excellent, si l'on savait entretenir quelque chose en Chine. Plutôt que d'avoir ce souci, on laisse tout crouler et l'on bâtit à nouveau. En ce qui concerne les égouts, on ne les répare jamais et on n'en fait pas d'autres. Les égouts crevés et encombrés sont des sentines de pestilence. Nous avons déjà dit que les abattoirs publics sont les rues et que les bouchers travaillent au milieu des porcs, des chiens et des oiseaux de proie. Les cimetières qui forment une couronne autour des villes sont des lieux de dépôt de cercueils en plein air plutôt que des lieux d'inhumation. On y voit, paraît-il, des chiens et des oiseaux de proie se disputer des lambeaux de cadavres arrachés des cercueils éventrés Laissons ce spectacle macabre, horrible ; rentrons dans la ville. Nous y rencontrons quatre choses absolument contraires à l'hygiène : des *odeurs*, de *la saleté repoussante*, de *la poussière* ou de *la boue*.

Les *odeurs* sont indéfinissables ; elles résultent des émanations de tout ce qui pue dans les urines, les immondices,

la gadoue, la fosse d'aisance agitée et l'égout découvert
et remué. La *saleté* se compose du *tout à la rue*. On n'y
jette pas seulement les détritus du ménage, mais | on
transforme les rues en latrines, à ciel ouvert, les water-
closets n'existant pas dans les villes de Chine. On ne
peut appeler de ce nom la *barre* derrière laquelle, dans
quelques quartiers, certains dispositifs invitent à venir se
soulager. Les hommes se satisfont, en général, là même où
ils se trouvent, dans la rue, sans la moindre pudeur, *coram
populo*. Pareille liberté est interdite aux femmes, non par
pudeur, mais parce que cela porte malheur de les voir dans
cette posture. Les femmes s'exonèrent à la maison, où il n'y
a pas de cabinets d'aisance. Une sorte de chaise percée,
un seau en bois sert à cet usage pour tout le monde et pour
toutes sortes de déjections, de détritus solides ou liquides·
Le contenu est versé, chaque matin, sur la chaussée, devant
la porte, à moins qu'un entrepreneur d'engrais ne vienne
le recueillir. Bêtes crevées, rebuts de boucherie, immondices de tout genre, ne sont un peu enlevés que par les
chiens et les porcs.

La *poussière* fait, durant six mois de l'année, un fond de
ciel jaune à ce tableau écœurant. Nous avons déjà nommé
ce fléau des villes chinoises, ce vent jaune chargé de poussière mêlée de poudrette qui s'insinue partout et pollue
chaque chose. Cependant le vent ne serait pas un vecteur
d'affections pulmonaires aussi terrible qu'on serait porté à
le supposer; car la tuberculose n'a pas semblé très fréquente
aux médecins de la légation de Pékin. Le froid incisif, la
puissance des rayons calorifiques et chimiques du soleil ont
une action bactéricide qui corrige les fautes et les inepties
humaines. O bonne Providence!

La *boue* souille toutes les rues pendant la saison des
pluies, en juillet et en août. Qu'on ne dise pas que c'est la
même chose, chez nous, en hiver. Non, nos bourgs les plus
malpropres sont presque des salons en comparaison des

mares stagnantes, des lacs de boue puante, où, cela fait mal au cœur, des enfants et des porcs s'ébattent à qui mieux mieux, se vautrent immondes, et cela s'appelle là-bas prendre un bain de propreté. Nous verrons dans un instant les déplorables conditions hygiéniques de l'habitation.

On a peine à croire les médecins, quand ils vous disent que l'on ne se porte pas trop mal dans ces villes si sales. Du reste, cette assertion paradoxale n'a pas grande valeur; car les mêmes médecins qui délivrent ce satisfecit ajoutent que, parfois (il faut dire souvent), des épidémies ravagent la population. Il en fut ainsi, à Pékin, en 1895 : 65.000 personnes moururent de la peste, c'est-à-dire la dixième partie de la population. A part les épidémies, on se porte bien ; malheureusement ces épidémies sont nombreuses et fréquentes. C'est tantôt la peste, tantôt le choléra, ou le typhus ou la variole. Le Dr Matignon prétend que la fièvre typhoïde est assez rare en Chine, malgré l'état d'infection des intestins, habituel chez tous les Chinois, qui ont 98 fois sur 100 des ascarides ou des trichocéphales[1]. La *variole* court les rues : 8 Célestes sur 10 en portent des cicatrices. On sait que la vaccination n'est pas encore répandue dans ce pays, qu'on y continue à chercher, non pas un préservatif, mais un *atténuatif*, au moyen de la variolisation. On variolise, c'est-à-dire qu'on inocule la variole des trois manières suivantes: soit en faisant porter les habits d'un varioleux, soit en fourrant dans le nez un morceau de coton imbibé de pus variolique, soit, enfin, en insufflant des squames pulvérisées dans la narine droite pour les filles, dans la narine gauche pour les garçons. Que diraient nos compatriotes et les autorités municipales si on laissait se promener les varioleux dans les rues? En Chine, cela se passe ainsi ; les malades ne sont pas isolés, ils cohabitent avec leur famille, ils se promènent partout; et, lorsque la maladie s'est ter-

[1] Matignon. *l'Helminthiase en Chine*, 1897.

minée par la mort ou la guérison, il n'est fait aucune désinfection des locaux. Le Dr Matignon a observé deux cas de récidive de variole, chez des Européens, à Pékin, et de fréquentes récidives de la variole, chez les indigènes [1]. Nous y reviendrons.

Le *typhus exanthématique* se montre, dans ces villes empuantées, sous une forme grave : 60 pour 100 des malades succombent. Typhus et variole déciment ensemble les populations et c'est la misère qui conduit ces fléaux, et ces fléaux se moquent des sacrifices qu'on offre aux divinités pour les repousser.

A toutes ces causes d'insalubrité urbaine, il convient d'ajouter la *mauvaise qualité des eaux*, notamment à *Pékin* et à *Moukden*, où nombre de puits ne sont pas garantis des saletés du dehors par une margelle recouverte. Les pauvres Célestes n'ont pas la moindre idée de l'hygiène, on le voit ; s'ils ne meurent pas en plus grand nombre encore, c'est parce que, sans le savoir et sans le vouloir, ils font un peu d'hygiène et que surtout le soleil, qui les cuit, les préserve. Ils sont relativement sobres ; ils boivent de l'eau bouillie en se gorgeant de thé ; ils sont végétariens et, partant, ils ont moins de toxines pathogènes. Leur climat sec et froid épure l'air ; sécheresse et soleil sont deux facteurs d'assainissement que la nature leur octroie et dont ils ne songent pas à la remercier, dans le *Temple du Ciel*. Même en hiver, par les froids les plus rigoureux, la lumière solaire a une puissance bactéricide énorme. On en peut juger par sa force de réduction des couleurs ; les cheveux chatains deviennent blonds et les blonds deviennent blancs, si on ne les protège pas.

Emplacement des villes. — L'instinct, économique qui a fait adopter le régime végétarien au Céleste, l'a guidé dans

---

[1] Matignon, *Récidive de la variole à Pékin*, 1911 ; *Epidémie de Pékin*, 1895 ; *Typhus exanthématique à Pékin*, 1906.

son choix pour l'emplacement des villes. Sans se soucier de l'hygiène, il s'est fixé là où ses intérêts l'attiraient. Les échanges des produits, les rencontres avec des voisins s'opérant mieux à l'entre-croisement des routes naturelles, à la jonction de deux rivières, c'est en ces points que les familles se sont groupées, lorsque l'instinct de la conservation leur avait inspiré que la santé y trouvait son compte aussi. En d'autres lieux, le centre d'attraction a été une forteresse élevée par le conquérant tartare ou mongol, dans un but stratégique. A l'ombre des murs crénelés, le Céleste trouvait là la sécurité pour sa vie et pour la garde de son pécule. La *géomancie*, dont nous parlerons plus loin, a présidé à la fondation de bien des villes, à celle de Pékin notamment. Koubilaï-khan consulta les astrologues; il leur demanda de lui indiquer l'endroit le moins humide de la province conquise; ils lui indiquèrent le point le plus sec du Petchely, celui où il pleut le moins.

Dans les provinces du Sud, les voies de communication étant des fleuves et des rivières, les villes se sont bâties sur leurs rives, sans se préoccuper des fièvres; l'intérêt l'a emporté sur les considérations sanitaires. C'est ainsi que *Hankéou* siège à la jonction du fleuve Yan-tsé-kiang et de deux grosses rivières; que Nanking, Nganking, Tchen-Kiang, etc., s'étalent sur les bords du fleuve Bleu, Shanghaï sur les bords du Vou-song et du Houang-pou, affluent du même fleuve, Soutchéou sur le grand canal et près du lac Taï-hou. Il est à remarquer que ces villes, de même que Swatow, Amoy, Foutchéou, Ningpo sont des villes maritimes assez éloignées de la mer. Pourquoi? Pour opposer aux pirates la difficulté ou l'impossibilité d'atterrir à l'improviste. L'adjonction d'alluvions a augmenté cette barrière défensive. Presque toutes les villes du Midi sont situées dans la zone maritime. La vie y diffère de celle du Nord, en ce qu'elle se concentre dans les quartiers voisins du port ou sur les rivières elles-mêmes. On sait qu'à Canton près de

3oo.ooo individus bercent leur vie sur des barques, où ils ont leur habitation. Sur la terre ferme, les villes méridionales sont des fourmilières aux rues étroites et tortueuses, pavées de dalles qui sont rendues glissantes par les détritus de tout genre, qu'on y jette. Une population exubérante y circule affairée, soit à pied, soit en chaise à porteurs. Les portefaix crient et tourbillonnent, les mendiants glapissent en manœuvrant de la tapette, les aveugles circulent en longues théories guidées par un enfant; la race inondée de soleil irradie sa vie exubérante en actes vertigineux et en bruits, où perce la gaieté. Combien sont différents les gens du Nord! Graves, moroses, apathiques, ils ne prêtent aucune attention aux sordides laideurs de leurs cités tristes, qui défient toutes les lois de l'hygiène. Des Cantonnais comme des Marseillais on peut dire qu'ils empêchent par la vivacité de leur esprit et le tapage de leur activité qu'on ne voit les défauts de leur pourpoint, sous le rapport de l'hygiène. Dans les villes du Nord, cette diversion manque. L'état sanitaire des petites villes et des villages est meilleur que celui des grandes villes, grâce à la dissémination des maisons sur un grand espace, le long de routes plantées d'arbres. Grandes ou petites — les grandes surtout — ont, comme partout, des jardins à thé, où l'on voit des restaurants, des théâtres et des maisons d'opium et... de prostitution.

Nous avons constaté l'absence du service de la voirie dans les villes chinoises; il n'est pas plus question de l'éclairage des rues. Le soir, les rues sont éclairées par les seules lanternes des magasins et des habitations. Tout individu qui circule la nuit doit avoir sa lanterne à la main, sinon il est appréhendé par la police. L'obligation de la lanterne est encore plus rigoureuse pour les chaises à porteurs et les voitures. Dans les quartiers tartares, toute animation doit disparaître avec le coucher du soleil. Les théâtres et les magasins se ferment au déclin du jour. Tel est l'usage dans le Nord. — Au Sud, c'est le contraire, on sort, on va au restaurant ou ailleurs, on court s'amuser quelque part ; mais seulement jusqu'à dix heures. Et alors le calme enveloppe les demeures de la cité sur laquelle Phébée verse le doux sommeil. Pas encore de tramways, pas de lourds camions, pas de bruyants noctambules revenant du théâtre ou d'ailleurs. Heureux Célestes ! Ils dorment en paix ! Qu'ils en jouissent jusqu'à ce que l'Electricité, le gaz d'éclairage et la Vapeur aient pénétré tout-à-fait chez eux et leur aient apporté l'agitation avec le progrès !

Habitation, chauffage. — L'architecture chinoise n'est point livrée à une routine aveugle, dit Grosier, elle a ses principes, ses règles, ses proportions. Dès qu'une colonne a deux pieds de diamètre à sa base, il faut qu'elle ait quatorze pieds de hauteur. « Les palais des empereurs sont de vrais palais et par l'immensité, la symétrie, l'élévation, la régularité, ils annoncent la grandeur du Maître qui l'habite. » Le Louvre serait au large dans une seule des nombreuses cours du palais de Pékin. Presque toutes les maisons et tous les édifices sont en bois. Ce n'est pas que la pierre et le marbre fassent défaut en Chine. Il y a du marbre dans les palais et monuments de Pékin, et dans bien des provinces les rues et les routes sont dallées en marbre ou en pierre. La construction est faite en bois pour la généralité des habitations riches ou pauvres, par la crainte des tremblements de terre et surtout pour éviter de souffrir de la chaleur et de l'humidité dans le Midi, et de la rigueur du froid, dans le Nord. C'est leur idée. Pour les mêmes raisons ils ont renoncé à la multiplicité des étages: les étages seraient inhabitables, l'été, à cause de la chaleur ; l'hiver, à cause du froid. Les demeures des riches sont ordinairement composées de cinq grandes cours, toutes environnées de bâtiments ; les étages seraient donc inutiles. Même les gens du peuple un peu à l'aise veulent une maison à part pour chaque famille et celle-ci n'admet pas une maison sans cour

spacieuse et reculée pour les femmes. Autrement leur clô-
ture deviendrait la plus malsaine et la plus dure des prisons.
Cependant, les constructions à plusieurs étages furent à la
mode durant plusieurs siècles. Lorsque la Cour impériale
résidait dans le Midi, il y avait des palais hauts de 150 à
200 pieds, des tours de 300 pieds. Il y a, ou il y avait, des
bâtiments à plusieurs étages dans les parcs impériaux de
Yuen-min-yuen, de Jehol, de Pékin. Nous n'avons pas à
nous occuper ici des palais des grands, mais de l'habitation
ordinaire des Chinois et nous disons que les maisons des
Chinois sont mal comprises, au point de vue de l'hygiène.
C'est le triomphe de la vie en air confiné et nauséabond,
de l'intoxication oxycarbonée et de la contagion en famille.
Mgr Favier[1] donne un intéressant dessin de la façon dont
on construit les maisons. La façon Céleste est exactement
le rebours de la nôtre; on fait le toit avant les murs. On
commence par placer des colonnes de bois sur des pilastres
surmontés d'une pierre de taille ; on pose la charpente du
toit sur ces colonnes et l'on met les tuiles. En dernier lieu,
on élève les murs en briques grises. Ces briques éteintes
par l'eau au moment de la cuisson complète sont d'un grain
très serré qui permet de les sculpter. Les couleurs des tuiles
sont fixées d'après les classes : elles sont rouge orange et
émaillées pour les palais impériaux, vertes pour les palais
des princes, toutes jaunes ou toutes noires ou entremêlées
pour les pagodes. Les maisons n'ont pas de caves et souvent
pas de fondations ; elles sont faites en béton formé avec de
la terre jaune et de la chaux en poudre, qu'on arrose légè-
rement et qu'on pilonne 4 à 5 fois. Quoique peu profondes
ces fondations sont inaltérables. L'habitation des gens
aisés est divisée en compartiments ou cours ; la première
cour est destinée aux domestiques et aux salles de récep-

---

[1] Mgr Favier, *Pékin : Histoire et description*, imprimerie Desclée,
de Browner et Cie, Lille, 1902.

tion ; la seconde, aux appartements privés, et la troisième, aux femmes et aux enfants. Les pièces ne sont pas parquetées, elles sont dallées. Les riches font établir sous le dallage un fourneau qui tient lieu de calorifère et chauffe tout l'appartement. Les divisions des chambres sont faites en cloisons de boiserie finement sculptée. En guise de lit, on a une estrade construite en briques, de 3 mètres de long sur 2 mètres de large, élevée de 5o centimètres au-dessus du sol. Dans ce bâti circulent l'air chauffé et les gaz d'un foyer au charbon de terre placé dessous. C'est une sorte de poêle russe primitif, appelé *kang*. Dans les maisons riches, l'ameublement est luxueux. Avant tout autre meuble, on place le *tchouang*, canapé en bois dur, sculpté, incrusté, vis-à-vis de la porte d'entrée. La place d'honneur est à gauche. Une table élégante se trouve au milieu de la pièce, qui contient des fauteuils assortis, des tables à thé, des tables longues ou carrées, de jolies étagères, garnies des mille et une curiosités si recherchées en Europe : bronzes, porcelaines, jades, coûtant parfois des centaines de mille francs. Les pièces sont, en partie, tendues de tentures en soie rouge ou prune admirablement brodées et revêtues, en partie, de panneaux peints sur soie, représentant les trois félicités ou le phénix ou de gracieux sujets ; enfin, d'immenses armoires sculptées et des meubles élégants composent le mobilier des appartements de la classe riche. Les gens du commun n'ont pas un confortable aussi brillant et agréable ; leurs maisons couvertes en tuiles grises ont des murs faits en briques reliées par un mortier peu solide, que les pluies d'été désagrègent vite. L'intérieur simplement blanchi à la chaux est dénué d'ornements ; pas de fenêtres sur la rue, pas d'ouvertures donnant sur le voisin. « Cependant, dit Mgr Favier, chaque famille veut avoir son petit logis, sa petite cour, son arbre, sa porte. » Pour ventiler la maison, en été, on déchire la partie supérieure de la façade de papier ; en été, le Chinois vit dehors, dans sa cour ou dans la rue. En hiver, il se couvre de fourrures et d'habits doublés de coton ouaté et piqué, et il se chauffe à outrance. Au milieu de la chambre, est un poêle (loutsé) en cuivre rouge doublé de terre réfractaire, ou un poêle en fonte, sans tuyau. On l'allume d'abord en plein air, avec du charbon de bois ; on l'entretient ensuite avec des boulets composés d'un mélange de poussière d'anthracite, de terre glaise et d'eau. Le *kang* sur lequel on couche est chauffé avec le même combustible. Les gaz de la combustion s'échappent dans la pièce. On dit que, si les Européens succombent à l'intoxication oxycarbonée, les Chinois s'en accommodent. Ce n'est pas exact ; car Mgr Favier dit que chaque année, à Pékin, de nombreux individus sont asphyxiés par ce déplorable mode de chauffage — qu'on ne songe même pas à changer. Les maisons pauvres des villes chinoises sont des palais en comparaison des cabanes misérables des cultivateurs ; leurs huttes en pisé couvertes de paille et de terre sont des tanières sales, indignes d'êtres humains. Dans ces taudis immondes de la ville ou des champs, les Chinois s'entassent en une promiscuité qui ne favorise ni la morale ni l'hygiène. En hiver, les malheureux vivent dans ces bouges tous ensemble sur le *kang* (fourneau en briques), avec leur grain, même avec leur volaille, leur chien et parfois leur baudet. Il n'y a souvent ni siège, ni table ; tout est désordre et saleté, beau milieu de contagion morale et physique. Les mendiants sont encore plus mal lotis : ils couchent sous une simple tente de nattes, sous la véranda d'une pagode ou d'un palais, ou dans une salle commune infecte, ou dans un coin de rue ; paquet de loques sur un paillasson ou sur la terre, une famille dort pêle-mêle ou meurt de faim ou de froid. A Pékin, on en ramasse tous les matins, en hiver, de ces morts de la rue ; « on les porte hors de la ville et tout est dit ».

Ce chapitre de l'habitation chinoise est lamentable et cela date de plusieurs siècles et cela continuera toujours peut-être. Le Chinois en restera à sa maison réduite à un rez-de-chaussée, à ses défis portés à l'hygiène ; il n'admet pas du tout les maisons européennes à plusieurs étages. Pauvre peuple figé dans la tradition et dans la malpropreté ! Les *prisons* sont la honte du Gouvernement : les salles en sont étroites, les préaux étroits, mal aérés et, dans ces bouges, le coucher est ignoble et la nourriture insuffisante. Il n'y a d'adoucissement que si la vénalité des geôliers peut être satisfaite.

Abandonnés, les prisonniers ne tardent pas à succomber aux mauvais traitements, aux tortures qui leur laissent des plaies horribles, à la misère physiologique, à la faim. La mort est une délivrance pour eux et, si elle tarde trop à venir, ils mettent par le suicide un terme à leurs tourments. Les condamnés soupirent après le jour de leur supplice. On ne saurait trop flétrir la barbarie des geôliers et des mandarins cupides.

Les *écoles* sont mal tenues, les enfants respirent une atmosphère surchauffée et viciée, en hiver ; ils sont mieux, en été, les classes se faisant dans les cours.

Parlerons-nous de l'hygiène des *hôpitaux?*

Il n'y a pas de véritables hôpitaux pour les malades, il n'y en a pas du tout pour les aliénés sous la dépendance des Chinois, qui se sont toujours presque entièrement désintéressés de ces questions d'assistance. Ce qui existe dans cet ordre d'idées est européen. Nous verrons ce que sont l'asile de nuit pour les mendiants et l'hospice des enfants trouvés, à Pékin. Les distributions d'aumônes et de médicaments que font certains indigènes enrichis ne sont que des actes de philanthropie ostentatoire. L'âme chinoise n'est pas charitable et c'est ainsi que sont toutes les âmes asiatiques. La République mettra bien des siècles sans doute à modifier les hommes et les choses en Chine, ce pays des traditions millénaires.

CHAPITRE II

HYGIÈNE CORPORELLE : VÊTEMENTS, BAINS, CHEVELURE, INHUMATIONS

Les Chinois se moquent des costumes européens qu'ils trouvent mesquins, étriqués et inconvenants. Le fait est que nos pantalons collants et nos jupes en fourreau de parapluie font un singulier contraste avec l'ampleur de leurs robes. Nos modes changeantes leur semblent une marque de désordre dans notre état social. Chez eux, le costume n'a pas varié depuis des siècles ; des lois somptuaires ont très anciennement réglé la forme des habits et leur couleur pour chaque classe de la société. Les mandarins et les familles riches ont des toilettes toujours les mêmes pour chaque saison et ils en ont deux par saison ; cela fait huit habillements complets et autant de rechange. L'opulence des étoffes varie avec le degré de la fortune. En hiver, les robes et les pardessus sont faits de magnifiques fourrures : zibeline de l'Amour, loutre du Kamtchatka, renard bleu de Sibérie, renard blanc, renard doré, castor, hermine, petit-gris. Ne porte pas de la zibeline qui veut ; pour y avoir droit il faut être au moins mandarin de troisième classe. Toutes les fourrures de luxe sont interdites aux marchands et aux ouvriers ; et la couleur jaune est réservée à la famille impériale. Le couvre-chef n'est pas davantage laissé à la fantaisie de chacun. Le paysan porte un large chapeau de paille, le citadin le chapeau en forme d'éteignoir, les mandarins sont obligés de porter un chapeau de fourrure en hiver, de paille en été, de feutre en automne et au printemps. Chacun imite les fonctionnaires. Les marins du Foukien témoignent de leur esprit indocile en portant un turban. A cette exception près, on peut dire que le vêtement est le même dans toutes les provinces avec quelques détails qui les distinguent. C'est par décret impérial que les changements de saison et de costume sont annoncés. Au décret annonçant le printemps, on change de chapeau; à la fourrure on substitue le feutre et en même temps on met la robe bleu marine doublée de soie plus claire et le pardessus prune. Quand le décret proclame l'été, les mandarins prennent le chapeau de paille et endossent un vêtement léger, d'étoffe appelée *cha*. L'automne ramène le chapeau et les vêtements du printemps, qui doivent être doublés de coton piqué; et quand vient l'hiver, on exhibe les fourrures et les vêtements ouatés, dont l'épaisseur varie suivant l'intensité du froid. Les vêtements des mandarins sont ornés de rondelles à dragon, de la même couleur que celle de l'étoffe, et, lorsqu'ils se rendent au palais, ils jettent, par-dessus la robe, une pèlerine décorée sur les bords de broderies représentant le dragon sortant des flots. Dans l'intimité, le mandarin quitte son pardessus, il le remplace par un gilet sans manches et il se coiffe avec plaisir de la petite calotte ornée d'un bouton en soie rouge. Les mandarins militaires sont dispensés du pardessus de cérémonie ; ils portent la robe fendue par devant, avec un vêtement moins long, afin de pouvoir monter à cheval plus aisément. Cela s'appelle le vêtement de cheval, *makouatsé ;* l'empereur accorde quelquefois, en récompense de services rendus, la faveur de porter le makouatsé en soie jaune.

Il paraît que le dandysme se montre quelquefois, en Chine, sous forme d'habits de soie ou de velours frappé à couleur originale, telle que le violet, le jaune purée de pois, le bleu œuf de canard, le vert clair... C'est sur la couleur seulement que porte l'excentricité ; car jamais les règles de la coupe tradi tionnelle ne sont transgressées. La plupart des détails que nous venons de donner s'appliquent à l'habillement du high-life. Passons à l'habillement de la masse. « La forme des habits est à peu près la même parmi les citoyens, tant des deux classes que des deux sexes dans les villes », dit Grosier. On est unanime à déclarer que la forme du vêtement chinois est intelligente. Il est composé de bas de coton, caleçon, justaucorps en coton, comme qui dirait un maillot, mais pas de chemise, longue robe flottante, pantalon arrêté au-dessus du genou, chez les gens du Midi, au-dessus des chevilles, chez ceux du Nord. Par-dessus la robe on met une jaquette à longues et larges manches. Quand on va en visite, on endosse par-dessus le tout une sorte de cafetan très ample. Tous ces vêtements sont doublés de fourrures et piqués d'ouate, en hiver ; et la robe est une pelisse, chez les riches. Le costume des femmes est identique, avec cette différence que le caleçon est plus long, que la robe est plus longue et cache les pieds, que les vêtements sont de couleurs vives, ornés de broderies de soie d'un goût charmant. Les manches de leurs robes descendent jusqu'à terre et ces robes sont bien fermées en haut. Une Chinoise cache tout, excepté son visage. La décence exige que leurs pieds soient invisibles à tout autre mortel que leur mari. Les dames tartares se distinguent par une espèce de rabat fort large placé sur la poitrine et par la longue pipe qu'elles portent d'une main, comme pendant à l'éventail qu'elles tiennent de l'autre. En Chine, le plus pauvre hère ne sort pas sans son éventail. Le vêtement du peuple est uniformément bleu ou gris, ou noir pour l'homme; il est permis à la femme de choisir entre les couleurs rouge, vert ou jaune clair. Tous les habits du peuple sont en toile de coton fabriquée dans le pays ou venue d'Europe. L'Angleterre et l'Amérique fournissent des cotonnades à la Chine, la Russie lui livre des draps ; nos fabricants de soie français auraient pu importer des soieries, s'ils avaient adopté l'aunage et les dessins de la Chine. Nous parlions tout à l'heure de l'ampleur de l'habillement chinois ; cela est vrai pour toutes les saisons, sauf celle d'été, où l'on réduit le vêtement à la plus simple expression. On s'habille à peine, on vit dans les cours des maisons, sous des toitures en nattes. Le Chinois ne craint pas de circuler tête nue au soleil en s'abritant simplement de l'éventail, qu'il ne quitte jamais ; il n'est pas sensible aux insolations ; ouvriers, boutiquiers, paysans ont le torse nu, en été. Quand leur vient une visite, ils enfilent prestement une chemisette. La touloupe en peau de mouton est le pardessus habituel du peuple en hiver. Comme on ne la nettoie jamais, elle sert d'habitat à la vermine, détail qui n'émeut pas le propriétaire ; il s'amuse, en effet, à cueillir au soleil et à croquer les bestioles irritantes. Nous avons déjà dit que le linge de corps, la chemise, n'entre pas ou entre pour très peu dans l'habillement chinois. La chemise ample et courte, dont parle Grosier, est une sorte de camisole, par-dessous laquelle certains mettent un gilet de soie qui empêche l'adhérence à la peau. C'est l'équivalent d'une camisole et d'un gilet de flanelle. La vraie chemise à plastron rigide et étincelant n'est pas connue en Chine. Règle commune à toutes les classes, aucun vêtement ne doit avoir plus de cinq boutons ; mais il est facultatif à chacun de les choisir aussi riches qu'il le peut ; une pièce de monnaie, un bouton d'uniforme étranger est quelquefois une coquetterie. Le grand luxe du citadin de la capitale est d'avoir des bas bien tirés, des souliers très propres et une belle calotte. Les enfants, jusqu'à dix ans et plus, courent partout sans autre vêtement que celui qu'ils avaient le jour de leur naissance. Ils sont peut-être ainsi plus propres ; ils font de l'héliothérapie, qui brunit leur peau et exerce une action salutaire sur leur santé et leur développement. Cette vie à l'état nu n'est particulière qu'aux garçons des classes pauvres et en été. Les enfants des riches sont couverts de soie, lavés et bichonnés pour faire honneur à leur famille.

Notons bien, avec l'abbé Grosier et le Dr Morache, que les femmes de tout âge et de tout rang ont soin de se couvrir avec décence.

Comment parler de l'habillement des *mendiants*? Ils en ont si peu... Une loque sans nom, un morceau de natte et c'est tout, dit Mgr Favier. Les *eunuques* se reconnaissent aux alentours du palais de Pékin à leurs bottes de toile, à leur chapeau de cérémonie et à leur pardessus fripés. Les *bonzes* et les *taoché* se distinguent par une robe noirâtre croisée sur le devant et laissant le cou à découvert. Les bonzes ont la tête complètement rasée; les taoché gardent une touffe de cheveux emprisonnée dans un bonnet cubique. On en voit qui sont habillés de vêtements quadrillés à couleurs multiples et qui ramassent les papiers dans la rue pour les brûler « par respect, dit-on, de la pensée humaine exprimée par l'écriture ». Les *lamas* en voyage ont une robe rougeâtre ou un long habit jaune soufre et un chapeau plat à larges bords. Les *Mongols* ne se séparent ni l'été ni l'hiver de leur touloupe crasseuse; plus elle ruisselle de crasse, plus cela prouve, disent-ils, que le propriétaire se nourrit bien et que, par suite, il est riche. O vanité!

Chaussures. — Elles valent moins que l'habillement sous le rapport hygiénique. Ils ont des bottes et des souliers découverts faits de velours ou de cuir léger avec semelle en coton comprimé et piqué de 2 centimètres d'épaisseur ou en cuir, ou en bois. Lorsqu'il pleut, le Chinois ne sort pas, à moins de nécessité. S'il y est forcé, il revêt alors la chaussure à semelle de cuir, ou il adapte à la chaussure qu'il a une sorte de raquette en bois ressemblant à un patin. La raquette est plus hygiénique que la semelle de cuir, parce que celui-ci, mal tanné, pompe l'humidité. Quelle qu'elle soit, la forme pointue et rigide de leur chaussure favorise les durillons et les ongles incarnés.

Chevelure : queue ou tresse. — Il serait facétieux de dire qu'on peut tirer le Chinois comme le diable par la queue,

Les Chinois n'ont pas toujours eu leur tresse, cet appendice capillaire qui les caractérise aujourd'hui et qu'ils vont répudier. Avant d'être subjugués par les Tartares, ils portaient leurs cheveux massés en chignon sur le sommet de la tête, à la manière des Japonais, des Siamois et des Cochinchinois. En signe d'asservissement, les Tartares mandchoux obligèrent les Chinois à se raser le crâne, à l'exception d'une petite surface circulaire, dont les cheveux en poussant arrivent à former une longue mèche, la fameuse queue, qui est un embarras, un luxe coûteux et le refuge des parasites. Les femmes gardent toute leur chevelure; elles en forment des nattes, qu'elles retiennent par des épingles, des bijoux et des fleurs, qu'elles agglutinent au moyen de cosmétiques. La coiffure de la femme varie suivant sa position sociale, c'est-à-dire, suivant qu'elle est jeune fille, fille nubile, fille fiancée, femme mariée, grand'mère. Un ornement apprécié est l'oiseau fabuleux, le *fong-hoang;* les filles à marier portent habituellement une couronne de carton couvert de soie, de laquelle pendent sur le front des perles et des diamants. Les garçons portent, dans la première enfance, la queue tantôt à droite, tantôt à gauche; ce n'est qu'à partir de sept ans qu'on fixe la mèche au milieu du crâne comme chez les hommes, ce dont le petit Céleste est très fier. Les bonzes, les lamas, les religieuses bouddhiques, se rasent la tête. Les jeunes gens se rasent la barbe, qu'ils peuvent avoir; il ne leur est permis de porter la moustache et la mouche qu'à vingt-cinq ans; le port de toute la barbe n'est admis que pour les chefs de famille.

Pour raser tant de cuirs chevelus, il faut un grand nombre de *barbiers*. Aussi cette industrie est-elle prospère. Les artistes capillaires opèrent, les uns en boutique, les autres en plein air, parcourant les rues avec leur attirail de réchaud, plat à barbe, rasoirs... Ils ne sont pas chers; pour 10 centimes ils peignent et rasent la natte; pour 20 centimes ils rasent tête et menton; et, si vous ajoutez encore quelques sapèques, ils vous masseront, ils vous cureront les oreilles, ils vous racleront l'intérieur des paupières et, par-dessus le marché, vous gratifieront de conjonctivite, d'otite et de tous les parasites et microbes qu'ils auront ; car ils n'ont cure de soins antiseptiques. Les barbiers sont de fervents sujets de l'Empereur ; ils désirent sincèrement la longue conservation de sa vie. Voici pourquoi : lorsque le souverain meurt, il est défendu à tout le monde de se raser pendant cent jours. Ces cent jours de chômage sont un désastre pour cette corporation. Entendez-vous, non loin du barbier, ce bruit de castagnettes ? c'est le *pédicure* qui vous signale sa présence. Si vous avez besoin de ses services, il vous mettra vos extrémités podaliques en bon état, habilement ; rarement vous aurez des accidents à déplorer.

Bains. — L'hygiène corporelle comporte l'usage des bains. Les Chinois quoique indifférents à la propreté n'ignorent pas tout à fait que l'eau peut favoriser la santé en enlevant les enduits qui gênent la fonction de la peau. Les musulmans chinois se livrent aux ablutions rituelles. Les autres Célestes aussi prennent des bains. Il y a, dans les villes du Nord, des piscines formées d'une cuve de quelques mètres carrés et de 60 à 70 centimètres de profondeur. Comme le foyer est au-dessous, le fond de la piscine est très chaud ; on est forcé de s'y tenir assis sur des planches ; et, par le fait, ce n'est pas un bain que l'on prend, c'est une simple ablution. L'eau n'est renouvelée que deux fois par jour ; on juge de son degré de saleté à certains moments ; mais le Chinois n'en est en aucune façon dégoûté ; une demi-propreté lui suffit amplement. Les provinces du Midi ont de belles rivières que le soleil chauffe ; on pourrait s'y baigner et y nager ; le Chinois ne s'y plonge pas plus que dans l'eau de mer. Est-il besoin de faire remarquer que les hommes seuls fréquentent parfois les bains publics et que les femmes font leurs ablutions dans le secret de la maison familiale ? Nulle part on ne voit, en Chine, des bains communs aux deux sexes, comme on le voit au Japon. La femme chinoise est, en général, plus propre que l'homme, plus soigneuse de sa personne. Elle a la mauvaise habitude d'abuser des cosmétiques par coquetterie; les fards à base de plomb, qu'elle emploie de préférence, amènent souvent des accidents d'intoxication. Puisque nous avons touché à la coquetterie, nous terminerons cet article en parlant de deux détails de toilette caractéristiques chez les Célestes. Les oisifs, les riches, laissent pousser leurs *ongles* outre mesure ; ils perdent un temps considérable à les nettoyer; ils les encapuchonnent d'étuis d'or ou d'argent. Les Tartares protégeaient leur pouce droit avec un gros anneau, lorsque jadis, dans leurs exercices de tir, ils bandaient la corde de l'arc; ils ont conservé, par genre, cet anneau qui est fait de pierre, plus ou moins dure, plus ou moins précieuse. Nous nous sommes occupé au chapitre *Mœurs et Costumes* des petits pieds déformés des Chinoises. Nous terminerons le présent chapitre d'hygiène par l'étude rapide des inhumations. Dans les chapitres suivants, nous établirons un parallèle entre la Chine et le Japon au point de vue de l'hygiène et nous toucherons à l'hygiène internationale. Nous avons vu l'hygiène de l'enfance et des nouveau-nés au chapitre des accouchements. Les autres questions d'hygiène seront abordées incidemment au cours de ce livre.

Inhumations. — L'hygiène ne peut se désintéresser de cette question. On sait que le Céleste attache une extrême importanee aux soins à donner à sa dépouille mortelle et que, s'il meurt loin du pays, les siens ne négligent pas de lui fournir un cercueil, dans lequel il est, à grands frais, ramené en terre chinoise. On sait moins les pratiques superstitieuses dont l'agonie du Chinois est accompagnée. L'agonisant est mis sur une planche, hors de la chambre, dans le but de détacher son âme de son lit et des murs, sans quoi la chambre ne serait plus habitable ; il faudrait tout changer. Le moribond est enveloppé de ses plus beaux habits, qui auront à couvrir son âme dans l'autre monde. Dès qu'il a rendu le dernier soupir, on glisse sous sa tête une pièce d'étoffe blanche représentant un coq, qui est censé lui porter bonheur. Cela fait, on s'empresse d'aller à la pagode voisine chercher l'âme qui s'y est réfugiée. Comment l'y découvrir? C'est bien simple. On promène une sapèque ou du papier sur la paroi de l'édifice ; là où l'un de ces objets adhère, là se trouve l'âme qui s'y était accrochée et qu'on rapporte au logis. Alors, on règle avec le *patzeul* (sorcier) le détail de l'enterrement. Le Chinois craint que les esprits des morts qu'on enterre sans cercueil ne deviennent des esprits malfaisants. La *Société des cercueils*, qui existe presque partout, n'a pas d'autre but que de préserver les vivants de cette mauvaise influence des morts. Avoir un beau cercueil est la consolation des mourants. Si le malade a le bonheur de posséder ce meuble funéraire acheté de ses deniers, de 20 à 1.000 francs, ou reçu en cadeau de ses pieux enfants, il préférera qu'on donne une nouvelle couche de vernis à son cercueil plutôt que de faire des dépenses en visites de médecins ou en médicaments. Dès que le Chinois est mort, son corps est lavé à grandes eaux, puis on le revêt de ses plus beaux habits et on le couche dans un immense cercueil, dont la beauté est en proportion de la fortune et de la piété filiale de ses enfants.

Les funérailles sont toujours coûteuses. La famille, qui aura lésiné pour les soins médicaux, ne reculera pas devant une dépense cent fois plus forte, afin de faire des funérailles splendides. Elle sera parfois obligée d'attendre des mois et de s'endetter, avant d'avoir recueilli la somme nécessaire. On se deshonorerait en agissant autrement ; il faut sauver *la face*. L'hygiène n'est pas toujours également sauvée. En attendant les obsèques, on dépose le cercueil dans une pagode, si l'on peut payer, ou dans une chambre de la maison, au cas contraire. Dans les familles riches, on peut avoir des planches de cercueil suffisamment épaisses, un calfatage parfait, on peut bien envelopper le cadavre avec des toiles imbibées de substances aromatiques et, par tous ces moyens, prévenir les émanations putrides ; mais, chez les pauvres, les mêmes précautions dispendieuses ne pouvant être prises, les cadavres gardés à domicile ne tardent pas à infecter les habitations.

Le lieu de l'inhumation n'est pas dans l'intérieur des villes ni dans leur voisinage immédiat. Chaque famille un peu aisée a sa sépulture particulière, assez bien entretenue, dans laquelle se trouve une maison de plaisance, bien ombragée, où la famille va prendre le frais en été. A Pékin, où la misère est grande, les pauvres, les mendiants et les criminels, qui n'ont pas de parents en mesure de leur rendre les derniers devoirs, sont enterrés par les soins de la police, qui fait transporter les cadavres dans des terrains destinés à cet usage. Les cadavres sont à peine recouverts de terre ; aussi, les chiens et les oiseaux de proie n'ont pas grand'peine à les déterrer, pour les dévorer, horrible spectacle qui fait gémir l'humanité et l'hygiène. Les pauvres portent les corps de leurs enfants dans un asile spécial, ou ils les abandonnent sur le bord des chemins, dans la rue, ou ils les jettent dans des trous destinés à cet effet. L'abandon des cadavres de tout âge devient, en temps de calamité, un fléau épouvantable surajouté. Le Dr Morache raconte que, lors de l'insurrection des Taï-ping, on a vu des cadavres pourrir dans les rues, sur les routes, dans les marais et les rizières, dans les rivières et les fleuves. A Pékin, on se heurte, en hiver, à des cadavres de mendiants gelés dans les rues. On les enlève promptement dans la crainte d'une action judiciaire ; car tout propriétaire est rendu responsable de la mort d'un individu, dont le cadavre a été trouvé sur son terrain.

La vérification des décès n'existe pas en Chine. Quant à la recherche de la cause de la mort, elle n'est pas autorisée, si ce n'est en cas de suspicion flagrante d'un crime. Nous avons abordé ce point d'administration urbaine à propos de la médecine légale.

Un mot de la cérémonie des enterrements. Tout d'abord disons que les grandes funérailles sont réservées aux hommes; pour les femmes et les enfants, on se contente d'une cérémonie plus modeste. Aux funérailles de première classe, le catafalque est recouvert de superbes broderies qui valent de 4 à 5.000 francs. Devant le catafalque, on brûle des bonshommes, des voitures, des meubles et une multitude d'autres objets en papier qui doivent servir au mort dans l'autre monde. Dans le même but, on brûle aussi des lingots d'argent, des pièces de soie, des pagodes, des maisons ; d'innombrables insignes, parasols, oriflammes, lanternes sont les parures éclatantes du cortège. Et pour porter l'immense catafalque, il faut convoquer et payer fort cher 12, 24, 40 et même 96 porteurs : « Enfin, dit Mgr Favier, on régale tout le monde, les pleureurs, les amis, les parents; c'est une fête qui se passe à peu près comme celle du mariage. Chacun y apporte son écot. » On pleure, on sanglote, on rit, on s'amuse, on fume et l'on boit du thé, à ces funérailles chinoises de grand apparat, où tout est factice, conventionnel, théâtral, et où le cœur n'a aucune part. Nos plus civils enterrements respirent plus de sincérité dans le regret des morts.

CHAPITRE III

PARALLÈLE DE L'HYGIÈNE EN CHINE ET AU JAPON

Nous prendrons ici pour guide le Dr Matignon qui a vécu longtemps à Pékin, qui s'y est trouvé et s'y est conduit admirablement pendant le siège des Légations, qui a suivi l'armée japonaise dans la campagne de Mandchourie, qui a étudié les deux pays avec l'attention d'un médecin bien initié et qui a consigné ses observations en plusieurs ouvrages scientifiquement et agréablement écrits [1].

Nous avons dit que l'hygiène n'était rien, en Chine, et nous l'avons prouvé. Au Japon, elle est tout, elle gouverne tout, la nation et l'armée. Dans l'armée, reflet de la nation, nous trouverons l'image du culte que ce peuple rend au progrès et à la science. La guerre Russo-Japonaise doit être considérée comme le triomphe de l'hygiène militaire. Malgré la saleté répugnante des maisons chinoises, malgré la variole et la dysenterie, qui sont endémiques en Mandchourie, l'armée nippone a échappé à toute épidémie. Cela fait l'éloge des médecins qui ordonnent, des grands chefs qui suivent leurs avis et de l'armée qui obéit. L'armée nippone a prouvé qu'elle est la plus propre du monde. « Il n'est si pauvre sujet du Mikado, dit le Dr Matignon, qui ne

---

Enseignements médicaux de la guerre Russo-Japonaise, 1907; *l'Orient lointain. Chine, Corée, Japon, Mongolie*, 1903; *Superstition, Crime et Misère en Chine*, 1902; *Dix ans au Pays du Dragon*, 1912, par le Dr Matignon, ex-attaché à la Légation de France, à Pékin, chef du Laboratoire de Pathologie tropicale à Bordeaux, actuellement médecin consultant à Châtel-Guyon.

prenne, pour ainsi dire, son bain quotidien. Dans la plus misérable maison nippone, on trouve au moins deux choses : une baignoire et le drapeau du Soleil-Levant; le patriotisme japonais n'a d'égal que sa propreté. »

Dans les guerres anciennes, les maladies faisaient plus de victimes que les armes. Ainsi, en Crimée, nous avons perdu 75.000 hommes par maladie et seulement 20.000 par le feu ; dans la guerre de Sécession américaine, les morts par fièvre jaune, pourriture d'hôpital, dysenterie, etc., se sont élevées à 186.000 et les tués au feu à 72.000. Dans la guerre de Bohême, la proportion commença à se renverser, grâce à l'antisepsie : les tués au feu furent 20.000 contre 17.000 morts par maladie, chez les Prussiens. En Mandchourie, les Japonais eurent seulement 11.992 hommes morts de maladie contre 43.892 tués sur le champ de bataille ; et, sur les 145.527 blessés, 9.054 seulement succombèrent à leurs blessures. Dans ce triomphe de l'hygiène militaire, l'armée nippone a été secondée par la constitution médicale très saine de la Mandchourie. La sécheresse y est si grande, en hiver, qu'elle fait craquer les chaussures, les ongles, les caoutchoucs ; le thermomètre descend à 25 degrés la nuit; et le jour, un soleil radieux, doué d'une puissance de réduction extraordinaire, amène le dégel de la croûte terrestre. Ce phénomène a l'inconvénient d'imprégner d'humidité la chaussure, qui se congèle, la nuit, et détermine ainsi bien des cas de gelures des pieds chez les soldats.

Nous avons décrit ailleurs la saleté des maisons chinoises. Les conséquences de cet état de choses anti-hygiéniques sont les maladies évitables : le typhus exanthématique, la variole, la fièvre typhoïde et le choléra (assez rares), les diarrhées dysentériformes, fréquentes en été, la peste bubonique. Les catarrhes pulmonaires sont assez rares, grâce à la sécheresse du climat. Il semblerait, *a priori*, que la tuberculose dût être fréquente parmi ces indigènes violateurs des lois les plus élémentaires de l'hygiène ; il n'en est rien, ni en Mandchourie, ni à Pékin, ni dans les provinces du Nord. Il est naturel d'en inférer que, malgré la misère physiologique, la sécheresse de l'air n'est pas favorable au développement de la graine tuberculeuse.

Au Japon, dans ce pays idéal de la propreté, la tuberculose est, au contraire, très fréquente. Les conditions climatériques et d'autres raisons inhérentes à la race et à ses mœurs, expliquent ce douloureux paradoxe. Les maladies épidémiques : typhus, fièvre typhoïde, dysenterie..., qui ont frappé l'armée nippone, ont été relativement rares. Tous les soldats japonais avaient été vaccinés et revaccinés au départ. Sur 17.366 cas d'épidémie, il y a eu 5.961 décès = 33,3 pour 100, ce qui donne une mortalité de 0,70 pour l'ensemble de l'effectif. C'est que, outre l'hygiène suivie, l'armée nippone a évité le surmenage, dans cette campagne de dix-huit mois; elle n'avançait que lentement, se reposait après un effort et toujours se nourrissait largement. C'est à cela qu'elle doit de n'avoir eu, par rapport à l'effectif total de 700.000 hommes, qu'une mortalité de 3,3 pour 100 par maladie, contre 8,4 pour 100 de mortalité par le feu, par rapport au même effectif.

Le *béribéri* ou kaké, maladie nationale du Japon, a causé plus de décès que la fièvre typhoïde et la dysenterie ; sur 80.000 cas de béribéri renvoyés au Japon, 8.000 y sont morts. Cette singulière maladie ne cède qu'à l'amélioration de l'alimentation, au changement de milieu et aux toniques. On a observé, en Manchourie, qu'elle se compliquait d'hydropisie du péricarde, du péritoine et de la plèvre. Les fièvres typhoïdes n'ont pas été soumises aux bains froids : le diagnostic confirmé par la réaction de Vidal, on mettait les malades à l'usage du lait stérilisé, de la décoction de riz, des jaunes d'œuf et des pruneaux.

Mentionnons, en les soulignant, les précautions prises contre la contagion : typhoïdiques et dysentériques ont été rigoureusement isolés ; leurs selles ont été brûlées ou enterrées avec de la chaux ; chaque malade avait un vase individuel garni de chaux ; les fenêtres des logements étaient garnies d'un treillis de gaze pour arrêter les mouches ; un semblable treillis était étendu sur les plats ; la désinfection intestinale était obtenue au moyen du lait, du calomel et de l'huile de ricin. Comme préservatif de la dysenterie, les hommes prenaient des pilules de créosote à 10 centigrammes, une à chaque repas. Pour encourager le soldat, on lui disait : « Prenez trois de ces pilules par jour, c'est nécessaire pour vaincre les Russes. » On ne se bornait pas à cet aphorisme patriotique, on prenait la peine de faire des conférences explicatives sur le Code d'hygiène qu'on imposait. C'est ainsi qu'on a réduit au minimum la part de la mortalité par maladie, dans une armée en campagne.

Quelques détails pratiques sont encore bons à connaître ; l'hygiène est faite de détails. Les Japonais, en arrivant dans un village, commençaient par enlever les immondices, à creuser des caniveaux pour l'écoulement des eaux sales ; puis ils nettoyaient à fond les maisons chinoises, murs, sol et ustensiles. Ils se chauffaient avec le kang chinois ou le brasero japonais ; ils établissaient des latrines, des urinoirs, des fosses à eaux grasses et, avec leur pelle, recouvraient de cendres les matières fécales ; d'une jarre, d'une barrique ils faisaient une baignoire ; se laver était leur premier souci. Le soldat nippon a pour le soin de ses dents une brosse à dents et des dentifrices. Il a aussi une moustiquaire de gaze dont il se couvre la tête, comme d'un gibus ; et bientôt on le munira de gants pour préserver ses mains des moustiques. On ne généralisera peut-être pas la précaution que prirent certains officiers de se placer dans les narines des filtres à poussière[1]. Toute logique qu'elle soit,

[1] Le Japon moderne, par Ludovic Naudeau *(Bibliothèque de philosophie scientifique*, 1912).

cette pratique semblerait déceler une crainte exagérée des maladies et autoriserait à croire que véritablement, depuis l'importance donnée à la diffusion des notions élémentaires d'hygiène par les instituteurs, les Japonais vivent dans un perpétuel effroi des microbes et sont moins braves devant la maladie que devant le canon ennemi. Comme en d'autres pays, ces braves guerriers, qui se précipitent avec frénésie sous la mitraille, qui se montrent stoïques sous le couteau du chirurgien, ne montrent que faiblesse en présence des souffrances morales, en général, et particulièrement en présence de celles qui accompagnent la maladie avec ses privations et ses transes, ses amertumes et ses impuissances. Le Dr Matignon a soin de faire remarquer que le soldat japonais ne va au feu qu'à la condition d'avoir tout près de lui des infirmiers pour le relever et des médecins pour le soigner, en cas de blessure. Ce service de front de bataille a été meurtrier pour le corps de santé militaire dans la campagne de Mandchourie. Ces petits soldats, maigres et fluets, bons marcheurs, bons coureurs, souples comme des félins, n'ont pu fournir l'effort de la campagne que grâce à des ménagements calculés et grâce à une alimentation soignée. Le Nippon est physiquement peu vigoureux, parce que, depuis des siècles, son alimentation est misérable, composée presque exclusivement de riz, non pas du riz qu'il récolte et qui est excellent et qu'il vend, mais du riz inférieur qu'il achète. En guerre, du riz et du poisson frais ou desséché ne pouvaient suffire au paysan devenu guerrier. Les officiers savaient le mot de Napoléon : « *Les troupes se battent avec leur ventre* » et ils apportaient la plus grande attention à l'alimentation du soldat, qui n'est pas facile à nourrir ; car il n'aime ni le porc, ni les graisses, ni le pain. On lui donnait trois repas par jour pour lesquels il recevait : 1.200 centimètres cubes de bon riz du Japon, 142 grammes de viande fraîche ou 296 grammes de viande de conserve, avec des légumes secs ou frais,

5oo grammes de biscuit, du sucre, du thé, des condiments de haricots fermentés, un peu de *saké* (vin de riz) et du tabac. La boisson se compose de thé ou d'eau chaude simple, qu'on boit après les repas ; la consommation journalière est, en moyenne, de 2 litres et quart. L'habitude de boire chaud et de l'eau bouillie simplifie la question de la stérilisation de l'eau, qui est un problème ardu dans d'autres pays. L'armée nippone a expérimenté les marmites roulantes et les réservoirs roulants qui sont utiles pour les approvisionnements d'urgence et en prévision d'une pénurie d'eau claire. Le service pharmaceutique fournissait, pour clarifier et épurer l'eau, de l'alun, du chlorure ferreux, des poudres de silicate d'alumine et d'un mélange de permanganate de potasse, d'acide tannique et d'alun. On s'est peu servi des filtres Ishitzi ou autres. Des affiches placardées dans les camps, les casernements et les villages rappelaient sans cesse les mesures à prendre pour éviter les maladies contagieuses. La troupe donnait l'exemple aux civils en nettoyant et désinfectant maisons et fermes, en se garantissant des moustiques et des mouches, à l'aide de gaze étendue aux fenêtres et sur les ustensiles contenant des aliments, — en s'abritant des poussières d'une toiture avariée avec des rideaux de toile, — en répandant de la chaux ou de l'acide phénique sur le sol, — en stérilisant les déjections au moyen de chaux vive ou en les brûlant, surtout celles des typhiques et des dysentériques rigoureusement séparés, etc. Ces principes d'hygiène, systématiquement appliqués, dans cette admirable armée de 7oo.ooo hommes, ne peuvent être suivis avec la même minutie dans la masse de la population, soit paysanne, soit ouvrière, que le paupérisme étreint d'une manière continue.

Cette *misère du peuple* qu'on imputait aux 270 *daimios* et aux 1.5oo.ooo *samourai* vivant oisifs et luxueux, aux dépens de 3o millions de serfs attachés à la glèbe, cette misère n'a pas cessé avec le nouvel état des choses. Le paupérisme des campagnes s'est accru du paupérisme des ouvriers des villes et des prolétaires intellectuels. D'autres fléaux s'abattent périodiquement sur le Japon et y causent de grandes destructions d'existences humaines, dit M. Naudeau. Le choléra, la peste, la dysenterie et le béribéri anéantissent le trop-plein de la population japonaise. Malgré les progrès immenses de l'hygiène publique, des épidémies ne cessent d'éprouver le Japon et d'y faire de nombreuses victimes. M. Naudeau rapporte qu'il a vu, il y a deux ans, à Kobé et à Shimonosaki, flamber de nombreuses maisons, que les services sanitaires incinéraient, parce que des cas de peste avaient causé des décès. En 1889, une simple épidémie de dysenterie atteignait 45.000 personnes et en tuait 9.000. L'heureuse expérimentation faite en Mandchourie encouragea les Nippons à faire pénétrer de plus en plus dans les masses les principes d'hygiène. Nous n'avons rien de spécial à relever au point de vue du vêtement et de la coiffure, si ce n'est que l'hygiène n'a rien à y reprendre. Le Japonais est plus propre que le Chinois de toute manière, et spécialement par l'habitude qu'il a de prendre des bains, de porter les cheveux courts et la barbe rasée; mais il n'a pas de meilleure chaussure que le Chinois. Ne parlons pas des bottes de paille ou de feutre qu'il portait, en campagne, dans la neige ; parlons seulement des souliers et brodequins en cuir de la tenue ordinaire. Ces chaussures, faites avec un cuir mal préparé, sont des éponges, quand il pleut. Elevé à la dure et habitué, dès l'enfance, à se moquer des intempéries, le Japonais, si frêle d'apparence, endure mieux qu'on ne pourrait le supposer les chaleurs déprimantes de l'été et les rigueurs de l'hiver, dans sa maison de bois, où le vent est comme chez lui. Les Kouroumayas ou traîneurs de pousse-pousse, à la veste collante en toile bleue, pataugent, pieds nus, dans la boue ou dans la neige, sans paraître en souffrir.

Hygiène au point de vue des inhumations ; hygiène des

champs de bataille. — Au Japon, l'incinération des cadavres est tout à fait entrée dans les mœurs. Elle doit se
faire, quand elle est possible, et elle est de rigueur pour
les maladies infectieuses. Pendant la guerre Russo-Japonaise, en Mandchourie, l'incinération fut adoptée comme
règle générale. A ne se placer qu'au point de vue physique,
il faut reconnaître que les inhumations faites à Sedan ont
donné des résultats déplorables. Les guerres modernes
mettant en présence de nombreux effectifs sont de plus en
plus meurtrières ; la question du traitement des cadavres
sollicite donc, de plus en plus, les méditations des hygié-
nistes et des chefs d'armée. Les Japonais l'ont résolue avec
leur décision habituelle. Respectueux des idées des Russes,
ils les ont enterrés, sauf quand il s'agissait de morts par
maladie contagieuse, dans les hôpitaux. Quant à eux, les
Japonais ont adopté résolument l'incinération ; ce qui ne
signifie pas qu'ils soient matérialistes ; au fond, ils croient à
la survivance de l'âme et sont spiritualistes, j'entends la
masse de la nation, dit le docteur Matignon.

On ne peut qu'admirer le soin avec lequel ils ont procédé,
en Mandchourie, à l'identification des morts, après les
combats. Tous les objets trouvés sur les cadavres étaient
placés dans un mouchoir avec une mèche de cheveux et
étiquetés, pour être envoyés aux familles. En même temps
que l'acte de décès et tous les objets appartenant au défunt,
on envoyait à la famille des cendres et des fragments d'os.
Touchante sollicitude ! L'incinération ne pouvait se pratiquer toujours, faute de combustible ; et il est arrivé aussi
qu'en hiver on n'a pu enterrer les morts qu'à 3o centimètres de profondeur. Dès que les circonstances l'ont
permis, les restes de ces corps ont été exhumés et envoyés
au Japon, où ils ont été brûlés. Des cérémonies religieuses
accompagnaient les exhumations et les incinérations des
cadavres russes, qui, ayant été enterrés trop superficielle-
ment et en trop grand nombre à la fois — c'est répugnant

à dire — avaient été, en partie, déterrés et dévorés par les chiens. La crémation se fait d'une façon générale au Japon, avons-nous dit, et elle est de rigueur pour les infectieux et tous les morts des hôpitaux. Le procédé est simple : on élève pour chaque cadavre, avec des briques mises de champ, un bâti, ou four crématoire, mesurant 2 mètres de long sur 1 mètre de large et 1 m. 50 de profondeur ; le fond est garni de sorgho et de bois, un tiers de mètre cube suffit. Le corps est placé au-dessus ; on arrose le tout de pétrole et l'incinération est achevée en quatre à cinq heures. Les fours crématoires des villes sont établis en plein air, à la distance de 2 kilomètres, dans une gorge. La crémation des corps est une mesure d'hygiène publique aussi énergiquement adoptée que l'usage des bains.

Bains. Manuel individuel d'Hygiène des soldats. — Nous avons parlé souvent de l'habitude qu'ont les Japonais de se baigner chaque jour dans des baignoires en métal ou en bois. Nous n'avons pas encore dit que, dans leurs cuves en bois de 300 litres d'eau portée à 40 degrés et plus, avec foyer de chauffage au bois, attenant à la baignoire, toute la famille s'y succède, père, mère, enfants, dans la plus complète nudité. Nous n'avons pas dit non plus que dans les bains publics, à bon marché, en général, et dans les stations thermales, comme à Onzen, près d'Obama, par exemple, où l'on va soigner syphilis, rhumatisme, dermatoses, etc., tous les sexes et tous les âges en costume d'Eve se baignent ensemble. Le Japonais paraît n'avoir pas la moindre notion de nos sentiments de pudeur vis-à-vis de la chair nue ; mais, par contre, il se scandalise en présence du nu des peintures de nos artistes européens.

L'armée a servi d'école d'hygiène à la nation, école d'hygiène appliquée et école d'hygiène théorique. En rentrant dans ses foyers, le soldat divulgue, commente les enseignements résumés dans son *Manuel individuel d'Hygiène,* où il lit :

1° Les soins corporels nécessaires : cheveux, bains, lotions, soins de la bouche, des dents, des pieds ;

2° Hygiène du vêtement : ne pas transpirer, ne pas avoir froid, entretenir propres capote, caleçon, chemise, chaussettes, ceinture de flanelle, fourrure ; graisser la chaussure ;

3° Hygiène de la nourriture et de la boisson : cuire les légumes et les viandes, faire bouillir l'eau, thé, café, tabac, ne pas boire d'alcool, si ce n'est en petite quantité. Avoir toujours un bidon d'eau bouillie ;

4° Conseils pour les marches et le sommeil ;

5° Hygiène du logement : installation et soins des latrines, des urinoirs, etc.; se préserver des mouches ;

6° Enumération des accidents de la marche : congélation, insolation, blessures des pieds (les panser avec de la vaseline camphrée) ;

7° Prophylaxie des maladies vénériennes et infectieuses ; les maladies infectieuses peuvent être évitées, parce que les germes sont en dehors de nous ; telles sont la fièvre typhoïde, le choléra, la dysenterie. On les évite en soignant la nourriture et la boisson, en buvant de l'eau bouillie, en faisant bien cuire les aliments, en ayant le corps et les vêtements propres. Quant à la variole, il faut éviter les maisons contaminées, si l'on n'a pas été vacciné avec succès. Se souvenir que la peste s'introduit par les éraillures de la peau, surtout par celles des pieds nus, que les rats et les mouches la transportent. Il ne faut pas marcher pieds nus, il faut porter des gants et bien recouvrir les aliments. La malaria étant inoculée par les moustiques, il faut s'en préserver au moyen de moustiquaires. Les maladies des yeux, l'ophtalmie d'Egypte et autres, viennent par la malpropreté. Celui qui a la blennorragie et qui se touche les yeux les perdra. Il ne faut pas se laver plusieurs dans la même cuvette. Les maladies vénériennes sont : la syphilis, la blennorragie et le chancre mou. Eviter les fréquentations dangereuses. « Ainsi le monde ne connaîtra pas votre honte, dit le *Manuel*, et vos enfants n'en souffriront pas. »

Ces divers chapitres du *Manuel* étaient expliqués aux hommes par leurs officiers et par les médecins militaires ; rien n'a été laissé au hasard, soit dans l'organisation de l'armée pour les mouvements d'attaque et de défense, soit pour le service sanitaire, copié sur celui de l'armée allemande, et c'est par cet esprit de méthode descendant jusqu'aux moindres détails que, vainqueurs sur terre et sur mer, les Japonais ont triomphé de la maladie qui faisait naguère un si grand nombre de victimes dans les armées en campagne. Ils ont aussi montré comment on doit désinfecter les troupes qui rentrent dans leurs foyers.

Au retour de Mandchourie, les 700.000 hommes qu'on rapatriait furent baignés, savonnés, lavés à deux eaux, désinfectés, ainsi que leurs effets, avant d'être autorisés à se mêler à la foule de leurs compatriotes. Etuves sous pression, chambres à formaline, spray à formaline, piscines, lazarets et hospices de Tokio, Hieroschima, Ninoshima, Dairi, Wada, Kobé, Osaka... peuvent servir de modèles. Nous conseillons à qui veut connaître le fonctionnement des procédés de désinfection et des services quarantenaires, ainsi que la mise en œuvre des systèmes sanitaires des armées modernes, la lecture des pages instructives que leur consacre le Dr Matignon dans son livre sur les enseignements médicaux de la guerre russo-japonaise. Après cette lecture, on conclura sans peine avec lui que l'armée japonaise est, parmi les armées modernes, la plus brave, la plus disciplinée, la plus démocratique, la plus patriote et la plus propre.

Le rôle de la *Croix-Rouge* ne saurait être passé sous silence. Elle a été aussi une initiatrice des préceptes de l'hygiène et des soins à donner aux blessés. La Société n'est pas née, comme en Europe et en Amérique, d'un sentiment de charité chrétienne, mais d'un élan de patriotisme et de dévouement à l'Empereur, à qui le pays doit son indépendance. Neuf cent mille adhérents ont suivi l'exemple de l'Impératrice et des Princesses et, de suite, l'institution s'est complétée par l'adjonction d'infirmiers et d'infirmières salariés aux infirmiers et infirmières volontaires et patriotes. Employée uniquement sur le territoire national et dans la zone des étapes, la Croix-Rouge rend de plus grands services dans les hôpitaux de l'intérieur que ceux qu'elle pourrait rendre dans les formations de l'avant, où tout doit se faire très vite. On attend des Dames de la Croix-Rouge des soins moraux, des encouragements, des consolations pour le soldat blessé, loin de sa famille. « Une bonne parole souvent est plus précieuse qu'un pansement. » La Croix-Rouge avait organisé des détachements de secours, des colonnes de transport, des bateaux-hôpitaux, des stations et des haltes de repos, des dépôts de matériel. Elle a utilisé 5.275 personnes, parmi lesquelles 872 médecins âgés de moins de cinquante ans et ayant contracté un engagement de cinq ans, 182 pharmaciens soumis aux mêmes conditions, 1.428 infirmiers, 2.932 infirmières, 203 commis, 160 brancardiers; elle a dépensé 18.416.000 francs. On voit que le Japon, qui n'a pas le mérite de l'invention, a adopté les idées étrangères sur l'hygiène civile et militaire avec non moins d'ardeur que les engins de destruction conçus par la science européenne ou américaine. La classe aristocratique des samourai, en s'initiant aux progrès modernes, a rénové le Japon, depuis 1868, sous tous les rapports. D'un bond, le vieux pays rajeuni a franchi l'étape du moyen âge au temps présent, en laissant la Chine à plusieurs siècles en arrière. Le petit Nippon a fait des pas de géant dans l'industrie, dans l'organisation de son armée, de sa marine et en hygiène; il s'est précipité dans l'arène avec la frénésie d'un néophyte. Son évolution est admirable, mais si elle était imitée par la Chine, ce serait effrayant de périls pour le reste du monde. En lui livrant tous leurs secrets, l'Europe et l'Amérique ne se sont-elles pas donné des maîtres dans l'avenir, ne se sont-elles pas forgé des chaînes? Le péril jaune serait plus épouvantable que les hordes d'Attila et de Gengis-khan. Avec les moyens rapides de communication, avec les armes nouvelles, la dévastation serait épouvantable par son étendue et sa dissémination foudroyante. En quelques jours, l'Europe et le Nouveau Monde seraient la proie de l'Orient. Espérons que l'influence de l'Evangile préviendra de pareilles catastrophes et que nos missionnaires, en domptant les mœurs, en refrénant les ambitions conquérantes, en calmant les passions de vengeance sanguinaire, en plaçant enfin ce monde païen sous le joug modérateur de la foi, nous préserverons du *fléau jaune*.

CHAPITRE IV

HYGIÈNE INTERNATIONALE

MALADIES EXOTIQUES ET NON EXOTIQUES : PESTE, CHOLÉRA,
BÉRIBÉRI, LÈPRE, VARIOLE,
FIÈVRE TYPHOÏDE, TYPHUS, TÉTANOS, MALARIA, FIÈVRE JAUNE,
CONVENTIONS SANITAIRES INTERNATIONALES

En janvier 1912, on a publié, dans les journaux de médecine, le texte de la nouvelle Convention sanitaire internationale portant règlement pour prévenir l'invasion et la
propagation de la peste, du choléra et de la fièvre jaune[1].
Il fut un temps où toute lumière nous venait d'Orient, un
temps où les rayons du soleil n'étaient que l'image de
l'intelligence orientale: ces bienfaits d'ordre élevé atté-
nuaient ce qu'avait de calamiteux parfois le contact de
l'Orient avec l'Occident. Aujourd'hui, le Levant ne nous
envoie, pour ainsi dire, plus que des fléaux dévastateurs,
dont l'hygiène a le souci de préserver les régions occidentales. La Convention sanitaire, citée plus haut, est le fruit
des travaux élaborés dans ce but. L'étude de ces divers
fléaux ne peut être instructive qu'à la condition d'être
sériée. Nous allons donc passer successivement en revue la
peste, le choléra, la variole, le béribéri, la lèpre, la fièvre
typhoïde, le typhus, le tétanos, la malaria, la fièvre jaune.

[1] *Semaine Médicale*, janvier 1912.

I. — La peste.

Le bactériologiste russe, M. Zabalotny, avait signalé, il y a plus de vingt ans, un foyer pesteux, en Mongolie, et dans les localités circonvoisines du lac Baïkal. La Mandchourie a été envahie et la Russie menacée. Comment la peste ne se propagerait-elle pas de la Mandchourie à la Russie, maintenant que le chemin de fer transsibérien facilite sa rapide diffusion? Il y a des foyers endémiques dans le Caucase et la Perse. La solidarité commerciale favorise sa pénétration de l'Asie en Europe.

La peste n'est pas un fléau d'origine récente: bien avant Jésus-Christ, il en était question dans la Bible, où il est dit que les Philistins furent frappés de la peste. La peste, dite de Justinien, qui sévit en Europe au vi^e siècle, venait de Peluse, en Basse-Egypte. La peste noire du xive siècle venait de la Chine ; elle envahit l'Inde, la Perse, la Russie, la Pologne, l'Allemagne, la France, l'Italie, l'Espagne, l'Angleterre. L'Europe, qui comptait alors 105 millions d'habitants, en perdit 25 millions par la peste. Paris perdit 50.000 habitants et, dans le monde entier, le chiffre des victimes s'éleva à 43 millions, dit le pape Clément VI.

L'hagiographie nous apprend que, lors de l'un de ces fléaux, saint Roch se consacra au soin des malades et qu'atteint lui-même de la peste, il fut chassé de l'hôpital de Plaisance. Retiré dans un bois, il n'avait d'autre visite que celle du chien du gentilhomme Gather, qui lui apportait chaque jour un pain dérobé à la table de son maître. Le pauvre saint Roch pestiféré guérit ; c'est pourquoi les fidèles l'invoquent en temps de peste. On le représente montrant un bubon incisé à l'aine droite, où aboutit une traînée de lymphangite, qui sillonne tout le membre inférieur. Saint Charles Borromée se dévoua aussi aux pesti-

férés, au XIVe siècle. La peste ravagea l'Italie au XVIe siècle ;
Milan, Mantoue, Vérone, Trente, Padoue, Vicence ; et elle
n'a pas cessé de persister, ici où là, en Europe, jusqu'à
nos jours. L'Histoire, en effet, relate la peste de Lyon en
1628, celle de Naples en 1656. Bleton[1] dit que bien des
fois la peste avait ravagé Lyon, mais que jamais épidémie
ne fut comparable à celle de 1628 ; les rues étaient
jonchées de cadavres ; on enterrait les morts jusque dans
les caves, 40.000 personnes succombèrent, dit Steyert[2] ;
de fréquents retours du fléau ne cessèrent de se produire
les années suivantes jusqu'en 1643, à ce point que l'on
conserva les cabanes des pestiférés dans le pré d'Ainay.
Bleton évalue le nombre des victimes à 50.000, et le
Dr Drivon[3] dit que certains auteurs le portent à 70.000,
dont 1.600 à la Guillotière. L'épidémie de 1628 dura
un an ; elle reparut en 1643. Le retour du terrible
fléau détermina le Consulat à faire le vœu de monter
chaque année en pèlerinage à Notre-Dame de Fourvière.
« C'est l'origine, dit Bleton, de la cérémonie religieuse
qui s'accomplit encore tous les ans à Fourvière, le 8 septembre. » Durant l'épidémie de 1628-1629, l'aumônier
de l'Hôtel-Dieu mourut à son poste ; 30 religieux moururent aussi, dont 8 Jésuites, sur les 40 divers ordres
qui étaient restés pour soigner les malades. On cite parmi
ceux qui ne désertèrent pas la ville : 1 échevin, Charles
Bayle, 2 magistrats de la sénéchaussée, 8 médecins,
7 chirurgiens (Steyert[4]). La peste de Marseille, en 1720,

---

[1] *Histoire populaire de Lyon*, par Bleton, 1 petit volume, Emma-
nuel Vitte, éditeur, Lyon, 1899.

[2] *Nouvelle Histoire de Lyon*, par André Steyert, 3 volumes in-4,
1899, Bernoux et Cumin, éditeurs, Lyon.

[3] *Les anciens Hôpitaux de Lyon*, par le Dr Jules Drivon, et *Miscellanées médicales et historiques*.

[4] Le Dr Drivon parle de 70 chirurgiens. « Ne doit-on pas un souvenir ... à Meunier, chirurgien de l'hôpital Sainte-Catherine, mort
de la peste au milieu de ses malades (1628), à Gaspard Vaise, à

avec ses 87.000 victimes, sur une population de 247.000 habitants, est connue de tout le monde, parce que la charité de Mgr de Belzunce a laissé dans la cité phocéenne un souvenir impérissable. Rappelons encore la peste de Messine en 1743, la peste de Moscou en 1770, la peste d'Egypte, la peste de Syrie, la peste de Jaffa de 1798 à 1800. La peinture en a immortalisé le souvenir. Napoléon et les pestiférés de Jaffa sont au premier plan de l'épopée commencée près du Thabor et finie au Rocher de Sainte-Hélène. Au xixᵉ siècle, on a vu la peste parcourir l'Asie Mineure, la Grèce, la Cyrénaïque, l'Arabie, la Mésopotamie, la Perse, les hauts plateaux du Thibet, l'Himalaya et la région Baïkalienne et, de là, se répandre en Chine, en

Blaise Manceau, morts en soignant les pestiférés de l'hôpital Saint-Laurent et à bien d'autres, sans doute, dont les noms ne se trouvent pas même dans la poussière des archives, tels que les 8 médecins et 70 chirurgiens victimes de l'épidémie de 1628? »

La contradiction entre Steyert et M. Drivon, l'un disant 7, l'autre 70 chirurgiens, frappera le lecteur comme nous-même. Sur l'observation que nous en avons faite au Dʳ Drivon, celui-ci nous a répondu : « J'ai puisé mes chiffres dans les récits du Père Grillot ; d'ailleurs, tous ces récits sont exagérés ; Lyon n'a pas perdu de 1562 à 1628, d'abord 30.000, puis 50.000, puis 70.000 habitants dans les diverses épidémies de peste ». Il est probable que les chirurgiens qui restèrent furent plus de 7, puisque le Consulat récompensa pécuniairement quelques-uns de ceux qui avaient donné des soins aux pestiférés et qu'il accorda, en 1630, à 18 autres la maîtrise de chirurgie. On a conservé les noms de ces derniers : Ferry dit la Fleur, Nicolas Blanchard, Jacques Crétenet, Cosme Chollet, Gabriel Cartier, Noël Félix, Pierre Fraisse, Jean Thévenet, Charles Bailly, César Hilaire, Bertrand Andrieu dit de la Rivoire, Nicolas Herbillon dit La Vallée, Jean Saint Luce dit le Picard, Thomas Hébert, Paul Baussin dit Croza, Balthazard Londrodieu, Pierre Lefort, Charles Rouanne. Cette promotion, sans examens, fut appelée celle des chirurgiens d'épidémie. La communauté des chirurgiens ne les admit que sous la pression du Grand Conseil du Roi. Ils furent toujours mal vus de leurs confrères. La rivalité s'incline rarement devant le courage.

Voir Dʳ Jules Drivon, *Miscellanées médicales et historiques, notes pour servir à l'histoire de la médecine à Lyon*, 4ᵉ série, 1910, et *les Anciens Hôpitaux de Lyon, l'Hôtel-Dieu au temps de Rabelais*.

Sibérie, dans l'Inde. Elle a aussi éclaté dans l'Ouganda, au centre de l'Afrique.

Avec les chemins de fer et la marine à vapeur, la diffusion de la peste s'accomplit plus rapidement et plus loin qu'au temps où elle était surtout répandue par les armées : c'est la rançon du progrès.

L'épidémie, qui vint de Perse au pays russe de Vetlianka sur le Volga, ne fut enrayée que grâce aux mesures draconiennes prises par le général Mékikott. Les dernières épidémies ont fourni des champs d'études aux bactériologistes, dont les courageux efforts ont été couronnés de succès dans la lutte contre ce fléau destructeur. C'est à l'occasion de l'épidémie pesteuse de Hong-kong que le bactériologiste français Yersin découvrit, en 1894, le bacille de la peste. C'est à l'occasion de l'épidémie de Bombay, que notre compatriote, le Dr Simond, mit hors de contestation le rôle des rats et des puces dans la dissémination de la peste. Calmette et Salimbéni étudièrent la vaccination préventive et la sérothérapie, lors de l'épidémie de Porto, en 1890. Le fléau ne cessait d'apparaître en divers points : à Astrakan, en 1899 ; en Egypte, en 1899 et 1900 ; au Brésil, à Madagascar, à Glasgow, en 1900 ; puis à Preston, dans le comté de Suffolk, en 1910 ; en Mandchourie (Kharbine et Moukden), en 1911. On n'a pas oublié que le Dr Mesny, attaché au corps de santé des troupes coloniales, à Tientsin, mourut en Mandchourie de la peste pneumonique. « Son dévouement, son calme héroïque devant la mort, qu'il vit venir, lui ont mérité le juste hommage et l'admiration, de ses compatriotes et de ses confrères. » Le Dr Matignon a étudié la peste en Mandchourie et en Mongolie. Il a trouvé, en Mongolie orientale, des foyers de peste bubonique, notamment aux alentours de la chrétienté de Toung-kia-yng-tsé. Le Dr Zabalotny reconnaît que c'est grâce aux missionnaires belges et hollandais, qui évangélisent ces contrées, qu'on a pu étudier la maladie et traiter quelques cas par le sérum antipesteux. La proportion des formes pneumoniques est considérable. Il paraît que le foyer mongol provient d'une maladie des tarrabagans, espèce de rongeurs, même aussi des écureuils et des singes, tous animaux qu'on peut détruire, mais que le Chinois laisse vivre par apathie et indifférence fataliste à l'endroit de la mort. Les rats, en mangeant les cadavres des pestiférés, s'infectent eux-mêmes, et leurs puces vont inoculer le bacille pesteux à l'homme, convoyage d'inconscient, dont il est victime. On a expérimenté le sérum antipesteux en Chine. A Foutchéou, en 1902, la peste causa 25.000 décès dans la population indigène de 700.000 âmes et plus ; les Européens échappèrent au fléau. Le Dr Rouffiandi[1] put traiter 73 pestiférés par le sérum de Nhatrang, et il obtint 33 guérisons — 4 à 5 o/o. Pour lutter contre le fléau et contre les autres maladies épidémiques contagieuses de l'Asie orientale, le Gouvernement français a créé, dès 1892, en Indo-Chine, sous la direction de M. Yersin, trois Instituts Pasteur : celui de Saïgon (Calmette), celui de Nha-trang, au sud de l'Annam (Yersin), celui de Hanoï (Salanoue).

La peste qui sévit, au Japon, au sud de la Chine et dans l'Inde, de 1899 à 1902 et 1903-1905, fut bien étudiée. Il fut établi qu'elle avait été convoyée par des ballots de coton importés de Hong-kong. Le Japon entra dans l'arène avec sa fougue habituelle et Kitosato fit connaître, en 1905, les moyens que ce pays mit en œuvre, pour se préserver ou se débarrasser du fléau, contre les hommes et contre les rats.

1° Contre la peste d'origine humaine, le Japon imposa la quarantaine des vaisseaux, l'isolement des malades, la mise en observation des suspects; il institua des laboratoires pour la préparation du sérum antipesteux; il exigea que

---

[1] Rouffiandi, Note sur l'épidémie de Foutchéou *(Annales de Méde-cine coloniale*, 1904).

l'autopsie fût faite en cas de mort suspecte, que le sang du cœur et le sang de la rate et des poumons fussent examinés, la famille isolée et tenue en observation. A Formose, on pratiqua 10.876 inoculations de sérum et, sauf 7, tous les inoculés furent préservés de la peste, tandis qu'il y eut 500 cas de peste, parmi les 40.000 non inoculés. Quand il s'agissait de pestiférés à traiter, Kitosato extirpait d'abord les ganglions, puis il injectait de 200 à 240 centimètres cubes de sérum. La désinfection était opérée au moyen du formol, de la chaux, du soufre ; d'autres fois, on brûlait les maisons, après les avoir entourées de barrières métalliques destinées à arrêter les rats en fuite.

2° Contre les rats, qui se dévorent entre eux et qui dévorent les marchandises contenant le bacille pesteux, voici ce que l'on a fait. On a acheté tous les rats pris et l'on a examiné leurs ganglions sous-maxillaires. De 1900 à 1905, on a tué, à Tokio, 4.820.000 rats, environ 800.000 par an, et la dépense a été de 160.000 yen. Des remarques curieuses ont été faites. L'arsenic, le phosphore et les pièges ne détruisant pas les rats en quantité suffisante, on a essayé de leur transmettre le bacille typhoïde du rat ; mais, si ce bacille réussit contre les rats des champs, il échoue contre les rats des villes. Kitosato a remarqué que les rats vivent dans les greniers, sous les toits, en été, et qu'en hiver, ils se terrent dans le sol. C'est pourquoi, les enfants qui jouent par terre prennent plus facilement la peste, en hiver. Pour détruire les rats, on conseille donc de creuser, en hiver, le sol à 1 ou 2 pieds. On devra, à l'avenir, construire les maisons de manière à empêcher les rongeurs d'y pénétrer. Mais toutes les mesures seront vouées à des résultats imparfaits, tant que persistera le trafic avec les régions d'où vient la peste, c'est-à-dire, avec l'Inde et la Chine. La lutte, dans cette dernière contrée, n'a pas été bien sérieuse ; mais, dans l'Inde, Haffkine a essayé de faire face au danger. Six millions d'individus ont été vaccinés et la mortalité a diminué de 85 pour 100. C'est énorme; personne, depuis Jenner, n'a sauvé autant de vies humaines. Par malheur, l'élan donné à la vaccination par cette vaste et heureuse expérimentation a été arrêté par les accidents tétaniques survenus chez 17 personnes, à la suite d'une faute commise. Il est utile de la signaler pour l'instruction de tout le monde. L'inoculateur avait laissé tomber sa pince par terre, il la ramassa et s'en servit, sans avoir la précaution de la flamber; elle avait rencontré le microbe du tétanos. Il ne faut pas oublier que le sol tropical est beaucoup plus riche en. virus tétanique que celui des zones tempérées.

Tétanos ombilical. — A l'occasion de ce fait, nous pouvons rapporter qu'en Cochinchine la mortalité par tétanos ombilical est considérable; 65 o/o des nouveau-nés sont emportés dans la première année, à Cholan; 30 o/o, à Saïgon; 25 o/o à Tay-ning. La municipalité de Cholan, ville chinoise près de Saïgon, a créé une Ecole de Maternité pour enseigner les méthodes européennes aux élèves sages-femmes. Les matrones indigènes, *ba-ma*, coupent le cordon avec un tesson de vaisselle, ramassé par terre et c'est ainsi qu'elles inoculent le virus tétanique.

Dans l'épidémie de peste de 1910, en Mandchourie, le Dr Lhomme, professeur à l'Ecole impériale de Médecine de Tientsin, a établi que le fléau provenait des marmottes de la Mongolie appelées *tarrabagans*, que la forme clinique de la maladie était pneumonique et septicémique et que le sérum d'Yersin, très efficace comme préservatif, ne l'était pas comme curatif. En exposant le système de défense sanitaire contre la peste venant de Mandchourie, le Dr Lhomme évoque la mémoire des Drs Depasse, Laville, Mesny, morts victimes de leur dévouement professionnel.

Pour préserver la Chine, on a établi une barrière sanitaire, qui consistait dans le triage des voyageurs et des marchandises, à Tientsin et à Péking, dans l'isolement des soldats français, anglais, allemands, japonais, des concessions, consignés dans leurs casernes respectives. Le Dr Nogue, directeur du service de santé du corps français, fit vacciner tous nos soldats avec la lymphe de Haffkine. On s'est remué; on a formé un service de recherches et de désinfection ; un médecin chinois, le Dr Wott, assisté de deux médecins français, les Drs Chabaneix et Robin, dirigeaient un *sanitary department* et l'on pensait sérieusement à créer un Institut Pasteur, sous la direction du Dr Broquet. La surveillance des navires et des bateaux, celle des voies ferrées complétaient ces mesures, d'autant plus louables qu'elles se passaient en terre chinoise, terre stérile au progrès, comme on le sait. Le Céleste a certainement remarqué que les Européens des concessions se sont préservés du fléau et que, dans les quartiers indigènes, l'épidémie est entrée vite en décroissance. La Chine curieuse invita les médecins à une conférence à Moukden pour étudier les moyens de combattre la peste. Broquet, Kitosato, Haffkine, Chabaneix, etc., répondirent à l'appel (avril 1911). On y reconnut que les inoculations avaient une valeur préventive réelle et que les marchandises et objets inanimés ne paraissaient pas jouer un rôle certain dans la propagation de la peste pulmonaire et que, par suite, il n'était pas nécessaire de restreindre le transport des marchandises et des courriers

Il est intéressant de constater que les observations modernes confirment la description donnée par Guy de Chauliac sur la peste noire pneumonique, dont le signe patognomonique est, écrivait-il, le crachement de sang, *cum febre continua et sputo sanguinis*. La forme bubonique fut observée plus tard par les anciens. Guy de Chauliac distinguait bien deux formes : pneumonique *(cum febre continua et sputo sanguinis... qui moriebantur intra tres dies)* et bubonique *(cum febre etiam continua et apostematibus et anthræcibus in exterioribus potissime in axillis et inguinibus et moriebantur intra quinque dies)*. Ce que Guy de

Chauliac avait décrit, en 1572, Child, professeur à Bombay, a cru le découvrir, en 1896.

Quels sont donc les symptômes de la peste noire ? La pneumonie pesteuse est la localisation du bacille de Yersin dans le tissu pulmonaire ; elle débute brusquement par des frissons, de la céphalalgie, des vertiges et des vomissements. Dans la pneumonie pesteuse, l'herpès de la pneumonie ordinaire fait défaut ; il y a de la pleurodynie, de la dyspnée, de la cyanose, de l'asthénie cardiaque et du délire. Les crachats sont rouillés et visqueux, provenant d'infarctus. L'auscultation diffère peu de celle de la pneumonie franche ; les vibrations vocales sont plus ou moins augmentées, la matité plus ou moins grande, avec des râles crépitants fins et des frottements pleuraux. Le pronostic en est très grave, puisque la mort survient au bout de deux à trois jours. La contagion est produite par les crachats pleins de bacilles ; ceux-ci pénètrent dans le système lymphatique par la muqueuse nasale. La contamination par les puces de rats et de marmottes n'est pas douteuse, quoiqu'en ait dit la conférence de Moukden. Les Drs Gautier et Raybaud, de Marseille, ont expérimentalement constaté que ces puces survivent, sans manger, dans un sommeil hivernal qui peut durer un temps indéfini. Logées dans des ballots de marchandises, elles reviennent à une température plus élevée et c'est ainsi qu'elles transportent la peste à distance, en inoculant le bacille aux hommes et aux bêtes. Cette petite cause, une piqûre de puce, est parfaitement suffisante pour introduire le bacille. Récemment, le Dr Müller a soigné, à Vienne, un garçon de laboratoire qui avait manié, sans précaution, des cultures virulentes et qui mourut de la peste pneumonique, en trois jours. On sait très bien que l'inoculation réussit par la conjonctive, l'estomac, le nez ; la plus minime érosion sert de porte d'entrée au virus. On doit prendre garde à toutes les causes possibles de contamination, lorsque la mortalité et la morbidité des rats augmentent et lorsque, dans un pays, les pneumonies deviennent fréquentes et revêtent une allure atypique rappelant la pneumonie grippale, mais s'en distinguant par la tuméfaction douloureuse de la rate et par l'absence d'herpès labial.

Le diagnostic définitif appartient à la bactériologie et il est facile, car le bacille pesteux se trouve dans les crachats et dans le sang ; il suffit d'y penser et de faire des cultures.

L'Europe s'est très légitimement émue de la peste de la Chine et de l'Indoustan, de 1894 à 1896, épidémie qui a ravagé les villes de Canton, de Hong-kong et de Packhoï. Cent mille morts à Canton, 2.500 à 3.000 morts sur 200.000 habitants dans la ville de Hong-kong. Les soins donnés aux Chinois furent nuls, les cercueils s'amoncelaient en pyramides et les pratiques superstitieuses faisaient beaucoup de bruit, et c'était tout. On accusa les rats et on les tua en masse. On vit, dans certains quartiers, jusqu'à 20.000 cadavres de rats entassés. Les Célestes sont rétifs aux mesures d'hygiène et de désinfection. Le D\u02b3 Yersin, médecin des colonies, directeur de l'Institut Pasteur du Nha-trang, se rendit à Hong-kong pour étudier le fléau. Il découvrit le bacille dans le sol, à 8 à 10 centimètres de profondeur. Il institua le traitement sérothérapique[1]. De Hong-kong, la peste fut transportée à Bombay. La défense contre la peste n'a pas de meilleur agent que la vaccination ; mais elle doit avoir aussi recours à tout un ensemble de moyens capables d'empêcher l'extension des foyers et sa pénétration d'un pays dans un autre. On limite son extension en isolant les malades et leur famille, en désinfectant tout ce qui est suspect de contenir le virus, en détruisant tout ce qui peut être brûlé. L'hygiène défensive internationale se préocupe d'établir des postes sanitaires sur les frontières de terre au Turkestan, dans l'Afghanistan, d'où

---

[1] Mémoire de Roux sur le *Traitement antipesteux de Yersin.*

la peste se répand par la voie du chemin de fer transcaspien.
Elle sait que de Bombay, où aboutissent les voies ferrées
venant de l'Himalaya, de l'Asie centrale, de l'Afghanistan,
de Madras, de Calcutta, de Lahore, de Peschawer... elle
sait, disons-nous, que de Bombay les grands steamers em-
portent la peste à Suez et dans la Méditerranée. Le golfe
Persique et la mer Rouge sont à surveiller, le pèlerinage de
la Mecque est une source de dangers. Il est urgent d'établir
un sanatorium dans l'île de Kamora, disait M. Proust, en
1896. Le même hygiéniste signalait, en 1900, les ravages
de la peste à Bombay, ce foyer qui est le plus redoutable
pour l'Europe et où périrent 44.000 personnes, en 1896,
pendant que 1.075 succombaient à Hong-Kong et un grand
nombre à Amoy, en Chine. Il signalait un peu plus tard
l'apparition de la peste en Angleterre et en Portugal et
faisait savoir que les Anglais n'utilisent pas le sérum de
Yersin, à cause d'un cas malheureux survenu à Port-Saïd et
qu'ils ont rendu presque obligatoire l'emploi du sérum de
Haffkine dans l'Inde. En 1902, le professeur La Bonnardière,
de l'Université de Beyrouth, apportait un tribut important
à la question des agents vecteurs de la peste, par sa note
sur l'histoire des bacilles pesteux trouvés dans la trompe
de moustiques pris dans l'habitation d'un pestiféré. La
même année, le Dr Vallin réclama pour Marseille la répa-
ration du Lazaret du Frioul, la création d'une station sanitaire à la pointe de Pomègues et la surveillance permanente d'un médecin en chef. Il indiquait, pour la destruction des rats dans les navires, l'emploi de l'acide sulfureux
sec ou de l'acide carbonique, et, ensuite, la désinfection
des cales des navires par des antiseptiques. La guerre contre
les rats fut menée avec énergie par le Dr Gamaleia, à Odessa.
Ce bactériologiste fit tuer 20.653 rats d'égouts (qu'il étudia)
et 2.478 rats domestiques de maison ou de bateau. Détail
intéressant, le rat domestique *(mus rattus)* est le seul qui
embarque les navires. Il y en a plusieurs variétés : le rat

noir d'Europe, le rat Alexandrin de Turquie et d'Egypte, le rat roux d'Orient, de Chine et de l'Inde. Ces rats donnent la peste aux rats d'égout qui restent à terre et qui la communiquent aux hommes. Ce serait par le riz infecté que la peste se transmettrait d'un rat à un autre. La prédominance actuelle en Europe des rats d'égout peu disposés à contracter la peste joue un rôle important dans l'immunité que présente l'Europe à l'égard de la terrible maladie.

La notion de la propagation de la peste par les rats n'est peut-être pas aussi nouvelle qu'on le croirait. Tiraboschi[1] croit qu'elle est vaguement indiquée dans le *Livre des Rois*, dans Avicenne[2], dans Nicépore Gregoras (peste de Constantinople, 1347); dans les livres hindous, chez les Chinois du Yun-nan. Cette notion vague s'est précisée de nos jours seulement. On sait nettement que si certains animaux jouissent d'une immunité absolue à l'égard de la peste (chats, chiens, chacals, chevaux, bovidés, oiseaux, reptiles, poissons), la plupart des rongeurs sont très sensibles à contracter cette maladie (rats, tarrabagans, écureuils, lérots, loirs, lapins, cobayes). On sait également que la souris *(mus musculus)* est moins susceptible que le rat. Tiraboschi n'a jamais trouvé sur la souris la puce de l'homme ni celle du chien. Il n'y a sur 400 espèces de puces différenciées que 3 espèces transmettant par piqûre la peste du rat à l'homme: le *pulex irritans*, puce habituelle de l'homme ; le *pulex serraticeps*, la puce du chien, du chat et de beaucoup de rongeurs : le *pulex pallidus* ou puce des murinés. Ce ne sont pas seulement les puces qui piquent l'homme et parasitent les rats ; il est très probable que des hémiptères, poux et punaises, des acariens, sarcoptes, trombidiens, ixodes peuvent être aussi des agents inoculateurs de la peste et d'autres maladies bizarres. Notre distingué collègue, le

[1] Tiraboschi, *Archives de Parasitologie*, 15 avril 1904.
[2] Édition de Bâle, 1556.

Dr Just Navarre, auteur d'une savante étude sur ces questions, dit avec raison : « Les populations les plus sales du globe, celles qui vivent dans une promiscuité voulue ou forcée, les Sibériens, les Chinois, les Hindous, les prisonniers, sont sujets aux épidémies de maladies singulières, inconnues des peuples dont la vie est relativement hygiénique[1]. »

II. — Le Choléra.

La Chine n'a pas seulement des épidémies de peste, mais encore des épidémies de choléra. Ce dernier fléau ne sévit cependant pas avec autant de rigueur que le ferait supposer la malpropreté de ce pays.

Si nous ne remontons pas au-delà de ce siècle, nous ne trouvons à mentionner que l'épidémie cholérique de la Chine septentrionale relatée par Tsuzuki[2], qui en a découvert le bacille dans l'eau du Peiho, près de Pékin. Le même médecin a constaté le rôle des mouches, en tant que vectrices du bacille. Il a fait, suivant le procédé de Haffkine, modifié par Knoll, des vaccinations sur 1.200 Japonais et 230 Chinois. La vaccination s'est montrée d'une innocuité complète et son influence a été heureuse. Chantemesse et Borel

---

[1] Dr Just Navarre, *les Insectes inoculateurs de maladies infectieuses*, discours de réception à l'Académie des Sciences, Belles-Lettres et Arts de Lyon, 1904. Du même auteur : la Géographie médicale (*Annales de Géographie*, 1904).

On consultera avec plaisir et profit l'excellente thèse du Dr Henri Bon, *Essai historique sur les épidémies en Bourgogne, depuis l'établissement des Burgondes en Gaule jusqu'à la Révolution* (thèse de Lyon, 1912). Il démontre par de nombreux documents inédits que la peste, la lèpre et la variole ont décimé la Bourgogne, dès le vi[e] siècle; lèpre et peste ont régné à l'état endémique pendant de nombreuses années, au xvie siècle, puis elles ont disparu, grâce aux sévères mesures d'isolement et de désinfection prises. Quant à la variole, elle a surtout fait des ravages au xviiie siècle.

[2] Tsuzuki, *Archiv für Schiff- and Troppen-hygien*, 1904.

avaient, à la même époque, fait une étude d'ensemble inspirée par la formidable hécatombe d'un million et demi de victimes tombant sons les coups du fléau aux Indes, en Mandchourie, au Japon, en Perse, depuis moins de quatre ans. Le choléra avait fait, en 1895, 50.000 victimes à Pékin, où, pour conjurer le fléau, on s'était contenté de processionner avec accompagnement de pétards et de fusées. En cette même année 1895, le choléra sévissait en Egypte, où il avait été importé par des pèlerins de la Mecque, dont les bagages avaient été insuffisamment désinfectés. Proust rappelle, dans son Rapport sur le choléra d'Egypte de 1902, qu'en 1865 l'épidémie provint aussi de la Mecque, où elle avait été importée par un navire des Indes chargé de pèlerins. De la Mecque, le fléau gagna Alexandrie, Beyrouth, Constantinople, Odessa... D'Alexandrie il gagna Marseille; et de Marseille il gagna Paris. Le fléau ne s'éteignit qu'en 1874. Si les Anglais voulaient sacrifier un peu de leur intérêt particulier à l'intérêt général, l'Egypte, qu'ils occupent, cesserait d'être ravagée par le choléra. 1823, 1830, 1847, 1865, 1883, 1895, 1902 sont des années de deuil pour cette contrée. Ce sont aussi des années de menace d'invasion par le fléau dans tout le bassin de la Méditerranée et, par suite, dans toute l'Europe. L'Europe est donc fortement intéressée à prendre des mesures défensives, spécialement dans la Mer Rouge, où l'appui de l'Angleterre est souvent plus que négatif. L'entente des divers Etats menacés pouvait seule vaincre l'indifférence des uns et l'opposition intéressée des autres ; pour l'obtenir, il fallait se réunir et discuter.

Tel fut le but de la Conférence sanitaire internationale de Paris, qui siégea du mois d'octobre au mois de décembre 1903. La plupart des idées émises par les professeurs Bondet, Lortet et Teissier de Lyon furent adoptées par la conférence, que Proust avait préparée. Les 24 Etats convoqués ne signèrent pas tous le rapport rédigé par Brouardel ; quatre refusèrent, parmi lesquels la Turquie. 183 articles constituèrent la Convention de Paris. Voici les plus caractéristiqués :

a) *Notification doit être faite des cas de peste et de choléra.* — Quand plusieurs cas se seront produits dans une circonscription, celle-ci sera déclarée contaminée. Si l'on signale la mort d'un grand nombre de rats, on devra les rechercher pour les examiner. Une circonscription cessera d'être dite contaminée, quand il n'y aura ni décès, ni nouveau cas de peste, depuis cinq jours.

b) *Mesures auxquelles sont soumis les voyageurs.* — Est considéré comme infecté le navire qui a la peste ou le choléra à bord ; comme suspect, le navire où il y a eu des cas de peste ou de choléra au moment du départ, mais aucun cas nouveau depuis sept jours ; comme indemne venant d'un port contaminé, le navire qui n'a eu ni décès, ni cas de peste ou de choléra à bord, soit avant le départ, soit pendant la traversée, soit au moment de l'arrivée. Les navires infectés sont soumis au régime suivant : débarquement et isolement des malades ; les bien portants seront soumis à une observation de cinq jours ; désinfection du linge, effets, objets de l'équipage et des passagers. Les parties du navire habitées par des pesteux devront être aussi désinfectées ; la destruction des rats sera faite avant et après le déchargement de la cargaison, en l'espace de quarante-huit heures, au plus. Les passagers libérés le cinquième jour seront soumis, pendant dix jours, à la visite médicale, dans les localités où ils se rendront. En Orient, le temps d'observation devra se passer dans un établissement sanitaire. En France, on substituera le plus possible la surveillance à l'internement dans un Lazaret, mais la surveillance sera obligatoire, sous peine d'amende.

c) *Mesures à prendre pour l'importation et le transit des marchandises.* — Linges de corps, hardes et vêtements portés, literies ayant servi seront désinfectés ; les objets emballés de telle sorte qu'ils ne puissent être manipulés en route échappent à la désinfection. On réduira au minimum les mesures nécessaires pour que leur exécution soit possible.

d) *Mesures à prendre pour détruire les rats.* — Les délégués techniques ont déclaré que, pour eux, la propagation de la peste par les rongeurs n'avait pas l'évidence scientifique ; les Anglais surtout ont repoussé cette étiologie. Les mesures indiquées pour la destruction des rats dans un navire ne leur ont pas paru en proportion avec le danger possible. La Conférence a décidé que, si le navire a des rats pesteux, on fera la visite médicale du navire. On détruira les rats avant et après le déchargement de la cargaison, en quarante-huit heures, et l'on procédera à la désinfection des parties contaminées du navire. En outre, passagers et équipage seront soumis à une surveillance de cinq jours. L'obligation de détruire les rats est admise par tous les délégués. Il est facultatif d'employer tel ou tel procédé. On propose de détruire par le feu : les hardes, chiffons, papiers..., de faire passer les effets et literies... à l'étuve à vapeur fluente à 100 degrés, ou de les exposer aux vapeurs de formol, ou de les tremper dans une solution antiseptique, comme par exemple, de sublimé à 1 pour 1.000, d'acide phénique à 3 pour 100, de lysol ou de crésyl à 3 pour 100, de formol à 1 pour 100.

On propose trois procédés pour la destruction des rats :

1° L'acide sulfureux mélangé avec une petite quantité d'anhydride sulfurique, qu'on projette sous pression dans les cales en brassant l'air. On détruit ainsi rats, insectes et bacilles pesteux ;

2° Un mélange non combustible de protoxyde et de dioxyde de carbone ;

3° L'acide carbonique versé jusqu'à 30 pour 100 de l'air du navire.

La Conférence a formulé le vœu de la nomination de

médecins commissionnés par leur pays pour le service sanitaire et la création d'un Office international de Santé établi
d'après les principes qui ont présidé à la formation et au
fonctionnement du Bureau international des Poids et
Mesures. L'Office de Santé aura son siège à Paris; il
recueillera les renseignements sur la marche des maladies
infectieuses, exposera périodiquement ses travaux dans des
rapports officiels, qui devront être communiqués aux Gouvernements contractants. Lorsque le système de surveillance aura pu être établi, lorsque le contrôle des déclara-
tions faites par les passagers, au moment du débarquement,
aura été organisé, on ne retiendra plus dans les établisse-
ments sanitaires, appelés autrefois Lazarets, que les malades
atteints, les uns d'affections exotiques, les autres d'affections
non exotiques. Les deux groupes de personnes devront être
retenus dans des hôpitaux spéciaux, absolument séparés et
bien outillés. La durée du séjour sera, pour la peste et le
choléra, réduite à cinq jours, dans les cas où les passagers
ne pourraient être mis en liberté immédiate, sans danger
pour la santé publique.

Tel est l'esprit général de la Conférence de Paris : faire le
nécessaire et supprimer tout ce qui peut avoir un caractère
vexatoire dans les mesures de défense contre le choléra et la
peste, en donnant plus d'importance à la prophylaxie individuelle qu'aux sévérités des quarantaines. Il fallait et il
faut se défendre; car le choléra a franchi bien des fois nos
frontières, et la peste elle-même a essayé de reprendre le
chemin de l'Europe. Le Dr Grimaldi a publié, en 1903, une
note sur l'épidémie qui avait récemment éclaté à Saint-
Barnabé, près de Marseille.

Mais en voilà assez sur les maladies infectieuses exotiques.
Passons aux maladies non exotiques. Comme pour la peste
et le choléra, nous limiterons notre revue au temps présent; nous aurions des volumes à écrire, si nous nous plon-
gions dans le passé nébuleux de la pathologie orientale,

III. — **Variole**.

Le Dr Regnault a publié des articles sur la variole, sur
la variolisation et la vaccination en Chine et en Indo-Chine,
en 1903. Il avait déjà écrit, en 1902, une note sur l'emploi,
chez les Chinois et les Annamites, d'un procédé de photothérapie de la variole. Ce qu'il expose là est de date ancienne ;
car le P. de Charlevoix[1] disait, au sujet du traitement de
la variole : « On distingue, au Japon, trois sortes de petite
vérole. La première est celle si commune parmi nous et
si dangereuse quand elle est traitée par les règles générales de la médecine[2]. La seconde est ce que nous appelons
rougeole. La troisième est particulière au pays. Ce sont des
pustules aqueuses qui viennent peut-être de ce qu'on n'use
communément dans ce pays que des boissons froides[3] ;
mais il ne paraît pas qu'aucune de ces maladies soit
regardée comme fort sérieuse et, si on en croit Koempfer, on
les traite toutes fort peu sérieusement. Selon ce voyageur,
on tient que pour guérir il suffit d'envelopper le malade
d'un drap rouge. Il ajoute que quand l'un des enfants de
l'Empereur en est attaqué, non seulement sa chambre et
son lit doivent être garnis de rouge, mais que ceux qui les
approchent doivent avoir des habits de cette couleur. Jusqu'ici on avait bien ouï dire qu'il est des maux qu'on guérit
par l'imagination, mais on ne savait point encore qu'il
en fût qu'on peut guérir par les yeux. »

S'il suffit de l'ancienneté pour faire la noblesse, voilà
un titre authentique pour la méthode du traitement de la
variole par la lumière rouge. Faut-il faire honneur à ce
mode de traitement du peu de gravité que le Père Jésuite

---

[1] P. de Charlevoix, t. I, p. 113, édition de 1754 de son *Histoire du
Japon*.

[2] Ce n'est guère flatteur pour la médecine, en vérité.

[3] C'est le contraire, aujourd'hui.

attribue à la variole japonaise? Le drap rouge vaut, à n'en pas douter, infiniment plus que la courge vide que le Chinois met au pied du lit des enfants pour les préserver ou les guérir de la variole. Cette maladie se moque de la courge et du gong; car elle est si fréquente, en Chine, que sur trois personnes il y en a deux qui portent des traces de la variole. C'est la cause de presque tous les cas de *cécité* qu'on rencontre. La variole règne en permanence à Pékin (Dr Morache); elle a des recrudescences en automne et au printemps. Les Chinois ont cherché, depuis des siècles, à se préserver de la variole, qu'ils désignent du nom poétique de *fleurs du ciel*, en s'inoculant la variole (variolisation). Ils mettent des croûtes de pustules dans les narines des enfants ou dans la petite cavité de leur nombril. La variolisation procure, bien des fois, une variole confluente grave. Aussi la vaccination jennérienne a-t-elle été bien acceptée des Chinois, dans quelques villes fréquentées par les étrangers.

La vaccine a été importée à Canton par les missionnaires protestants anglais, dès les premières années du siècle dernier, et ce sont les médecins de la mission russe de Pékin qui l'introduisirent dans la capitale, en 1826. Un dispensaire de vaccination fonctionne dans cette ville, depuis soixante ans; les frais en sont couverts par une fondation et des subsides du Gouvernement. De 1828 à 1865, c'est-à-dire en trente-sept ans, on a compté 811 journées de vaccination. Rien qu'en 1865, on avait inoculé 2.227 enfants avec 608 succès; c'était peu. Les parents étaient encouragés à ramener leurs enfants par l'appât d'une gratification de 10 à 30 cents[1]. On conservait, à l'établissement, des enfants de mendiants afin d'avoir du vaccin à sa disposition. Malgré les succès obtenus, la Cour ne se décida

---

[1] Le *cent* est la centième partie du dollar : le dollar de Hong-kong vaut 5 fr. 39, le cent vaut donc 0 fr. 0539 ; la piastre ou dollar mexicain vaut 2 fr. 583, le centième, un *centàvo*, vaut donc 0 fr. 02583.

pas à faire vacciner le jeune Empereur : toucher à l'épiderme du *fils du ciel* eût été un sacrilège! Le Dr Matignon présenta, en 1896, à l'Académie de Médecine, une note sur les vaccinations pratiquées à Pékin, en 1895, et une note sur la durée de l'immunité vaccinale conférée par la variole, dans le Nord de la Chine. Il redit que Pékin est un centre endémique de variole et que, malgré les vaccinations pratiquées (en petit nombre relativement dans les villes), la méthode est demeurée presque inconnue des Chinois. Tous les enfants ont la variole, pendant la première année de leur vie, et beaucoup y succombent. Le Dr Matignon qui a pratiqué un grand nombre de vaccinations sur les enfants des missions catholiques et de plusieurs écoles de Pékin, a recherché dans quelle mesure une variole antérieure annulait la réceptivité pour le vaccin. Il a constaté que la vaccination était suivie de succès, au plus tard, neuf ans et trois mois et, au plus tôt, sept ans, après une atteinte antérieure de variole. Il est donc prudent de se faire vacciner, moins de sept ans après avoir eu la variole. Les succès des vaccinations ont été de 77 à 79 pour 100, chez les enfants chinois âgés de onze à douze ans, tandis qu'ils n'ont été que de 53 pour 100, chez les enfants de neuf à dix ans. C'est une preuve du bien-fondé du conseil précité. Le Dr Matignon a observé, comme d'autres, que les scarifications ont toujours donné le double des succès fournis par les simples piqûres. Il a aussi remarqué que les varioles confluentes graves ne confèrent pas une immunité plus longue contre la vaccine que les varioles discrètes qui n'ont pas laissé de cicatrices.

En 1898, Hervieux fit à l'Académie un rapport sur les causes de l'affaiblissement de la virulence des vaccins dans les pays chauds et les moyens d'y remédier. Il est établi que la chaleur sèche est moins nuisible que la chaleur humide et que, si l'on garde le vaccin dans des réfrigérants, on peut vacciner en été. A défaut de glacière, on peut, à l'exemple du Dr Rigollet, se servir de compresses humides placées dans un courant d'air et à l'ombre. Si le vaccin est expédié d'Europe dans la chambre frigorifique des navires, il est actif, à la condition d'être employé dans le plus bref délai. Toutes les difficultés de conservation du vaccin dans les pays chauds semblent avoir été écartées par la découverte du Dr Bressac, de Saïgon. Lorsqu'on a recours, dit-il, à de jeunes bufflons pour la production du vaccin, on obtient une pulpe qui, conservée dans la glycérine, maintient sa virulence intacte, dans la saison des plus fortes chaleurs, pendant, au moins, deux mois, sans le secours de la glace. Le Dr Jeanselme relatant, en 1902, les ravages de la variole dans l'Indo-Chine française, dit que le quart de la population infantile succombe à la variole en Indo-Chine, et qu'il en est de même dans le Yun-nan et les autres provinces de la Chine. On ne vaccine pas. Les varioleux qui ne meurent pas sont immunisés ou, du moins, sont plus réfractaires et seulement pour un temps; car les revaccinations prennent le plus souvent. Le Dr Matignon avait déjà fait cette remarque.

Au Foukien, à Amoy, on adore la variole par terreur, sous la forme d'une divinité qui, dans les Indes, s'appelle *Citala*[1]. La variolisation qu'on pratique ne fait que répandre la variole. Les médecins chinois parcourent le pays en scarifiant les bras des enfants avec la pointe d'un couteau trempé dans du virus varioleux; ils prennent 2 fr. 50 d'honoraires par enfant. Ils obtiennent des varioles confluentes, des cicatrices énormes, et leur mortalité est considérable. Ils ont des complications graves : adénites suppurées, arthrites, néphrites et *cécité*. Les aveugles abondent partout dans ces régions. Il faut, conclut le Dr Jeanselme, rendre, dans notre colonie, la vaccination obligatoire et interdire la variolisation. Les indigènes ne sont pas rebelles à la

---

[1] Voir au Musée Guimet le *Chandelier à six branches*.

vaccine. On a établi, en 1890, un Institut Vaccinal à Saïgon. Le Dr Calmette n'a obtenu que de maigres résultats, parce que les vaches d'Orient sont peu résistantes. Mais lorsqu'il eut, en 1892, choisi, pour producteur du vaccin, le jeune buffle, il obtint le maximum de succès, 100 pour 100. Le vaccin de buffle est très actif et très résistant ; les températures élevées ne l'altèrent pas comme celui des vaches. C'est le Dr Simond qui dirige, aujourd'hui, l'Institut Vaccinal de Saïgon ; il a fait 1.300.000 vaccinations, en 1898, avec la lymphe de 327 bufflons vaccinifères. Les colonies voisines demandent du vaccin à Saïgon. Le Dr Jeanselme réclame l'envoi de médecins vaccinateurs dans l'intérieur du pays. Les colonies anglaises et hollandaises qui se fournissent de vaccin à Saïgon ont rendu la vaccination obligatoire et gratuite et mis en mouvement de simples vaccinateurs indigènes. Nous devrions en faire autant. Le malheur est que nous ne parlons pas la langue du pays. Il vaut donc mieux employer l'indigène. La charge financière sera moindre. Au lieu de 10.000 francs que coûterait par an un médecin d'Europe, le médecin indigène se contenterait d'une rétribution de 1.000 francs. En organisant, comme à Java, un service de médecins rayonnants, c'est-à-dire répartis par régions bien divisées, on faciliterait le travail des vaccinateurs. Ils ont été, jusqu'à présent, formés au procédé des quatre piqûres sur chaque bras, au moyen d'un vaccinostyl, entre le second et le cinquième mois. On devrait leur apprendre à faire plutôt des scarifications sur chaque bras. La grosse affaire est d'avoir du vaccin animal et d'empêcher la vaccination de bras à bras, à cause de la syphilis et de la lèpre, fréquentes en ces pays. Quant à la variolisation, on devrait l'interdire, sous peine d'une amende de 100 dollars et de la prison, comme on le fait à Malacca. C'est à l'Ecole de Médecine indigène qu'incombe le devoir de former des vaccinateurs.

IV. — **Fièvre typhoïde et typhus exanthématique.**

La fièvre typhoïde n'est pas très rare, en Chine ; elle règne à côté du typhus et semble se confondre avec lui, dit le Dr Morache. Le typhus est très meurtrier ; nos Sœurs de charité qui soignent les enfants, en Chine, sont souvent contagionnées par cette maladie, à laquelle beaucoup trop succombent. Le Dr Matignon a présenté à l'Académie, en 1896, un mémoire sur le *Typhus des Européens à Pékin*. Le typhus est endémique dans cette ville et il a une recrudescence, chaque année, au printemps ; la mortalité est très lourde. Les Européens en sont rarement atteints. Matignon a observé, en 1895, une épidémie de typhus, dans la mission des Frères Maristes, au petit village de Cha-la-eul, près de Pékin. La contagiosité du typhus est extrême et son incubation ne dure pas plus de quarante-huit heures. On observe rarement des pétéchies et des marbrures ecchymotiques, mais, le plus ordinairement, des taches rosées analogues à celles de la fièvre typhoïde ; la défervescence s'opère brusquement, le treizième jour. Matignon a signalé des complications cardiaques relevant de l'empoisonnement typhique : dicrotisme, pouls fœtal, accéléré jusqu'à 160 et 180 pulsations, pendant que la température s'abaisse. En telle occurrence, la digitale donne d'excellents résultats. Contre le typhus exanthématique, maladie d'encombrement, de misère et de saleté, il n'y a pas de sérum ; on ne peut la prévenir qu'en disséminant les malades et en désinfectant les lieux contaminés.

Quant à la *fièvre typhoïde*, dont le typhus se distingue par un début brusque, une profonde stupeur, l'absence de météorisme, l'abondance et la généralisation de l'éruption pétéchiale et par des impulsions à l'agitation et au suicide, on a maintenant, pour la prévenir, un vaccin qui a déjà fait ses preuves, ainsi que nous allons le voir.

On est convaincu que la vaccination contre la fièvre typhoïde s'imposera à l'égal de la vaccination jennérienne, qui est employée, depuis cent douze ans, contre la variole. La fièvre typhoïde, moins grave que jadis, dans les grandes villes, est plus grave dans les armées. En dix ans, de 1900 à 1909, nos troupes ont eu 32.000 hommes atteints de fièvre typhoïde et plus de 4.600 morts. Il y a plusieurs vaccins en concurrence : le vaccin allemand de Pfeifer et Kolle, le vaccin anglais de Wright et le vaccin français du professeur Vincent. On vaccine, depuis plusieurs années, dans les armées allemandes et anglaises. Cent mille sujets ont été vaccinés avec des cultures de bacilles d'Eberth tués par la chaleur. Le résultat obtenu est que les vaccinés comptent deux fois moins de fièvres typhoïdes que les soldats non vaccinés et que, chez les premiers, la typhoïde est moitié moins mortelle. La période négative, où la réceptivité est la plus grande, est, aujourd'hui, presque supprimée. Il est acquis, d'autre part, qu'on peut user du vaccin antityphique sans danger, que la douleur locale est minime et la poussée fébrile passagère. Le vaccin de Vincent supprime même cette douleur et cette fièvre et il est cependant très actif. Ce vaccin est un *autolysat* de bacilles vivants stérilisés à l'étuve. Règle : on ne doit pas vacciner en temps d'épidémie dans des milieux très infectés et l'on doit éviter de vacciner un homme en imminence de fièvre typhoïde. M. Vincent dit que le nombre des sujets vaccinés à l'aide du vaccin polyvalent est actuellement de 5.000, qu'aucun cas n'a été suivi d'accident anormal. Son vaccin s'est montré le plus indolore et le mieux toléré. Avec les autres vaccins on a eu, dans l'armée japonaise, 38 pour 100 de réactions fortes et violentes. Avec le vaccin de Vincent aucun risque n'est à redouter, même chez les sujets en état d'incubation, et les résultats ont été excellents. L'Académie de Médecine a déclaré que la vaccination antityphique peut et doit être utilisée. Au dire du professeur

Landouzy, le sérum antityphique a rendu 15 fois plus faible la proportion des cas de fièvre typhoïde, dans l'armée américaine. La vaccination peut se faire par la voie hypodermique ou par la voie rectale. Le professeur Jules Courmont[1] est partisan de la vaccination antityphique par la voie intestinale. Il propose de remplacer l'inoculation par des lavements de 100 centimètres cubes du vaccin, qui, par cette voie, développe aussi bien ses propriétés agglutinantes, bactériolysiques et bactéricides.

Les succès obtenus ont une telle importance que le ministre de la Guerre, M. Messimy, a annoncé que, dès les premiers jours de l'année 1912, toutes les troupes coloniales seraient soumises à la vaccination antityphique. L'armée française a deux fois plus de typhiques que l'armée austro-hongroise, huit fois plus que l'armée anglaise. En France, l'armée a compté 21.000 typhiques avec 2.800 morts ; en Algérie, 10.000 typhiques avec 1.800 morts. Dans les colonies, en général, la fièvre typhoïde est plus meurtrière que l'ennemi. Plusieurs essais de vaccination furent faits par Chantemesse et Widal, en 1880 ; l'Anglais Wright, en 1906, fit des vaccinations au Transvaal et, la même année, le mouvement se dessina en faveur de la méthode, en Allemagne, en Amérique et en France (Vincent, Landouzy). Il ne faudrait pas établir une parité complète entre le vaccin jennérien et le vaccin antityphique. Avec le vaccin jennérien on ne donne pas la variole, mais une maladie voisine, la vaccine, qui protège contre la variole. Avec le vaccin antityphique on injecte des microbes de la fièvre typhoïde elle-même, on injecte les bacilles d'Eberth rendus inoffensifs par la chaleur (procédé anglais) ou stérilisés par l'éther (Vincent) et polyvalants (Vincent). Trois ou cinq injections sont nécessaires. Nous avons dit qu'il

---

[1] Jules Courmont et Rochaix, *la Vaccination antityphique par la voie intestinale.*

fallait éviter de vacciner dans des lieux contaminés, parce que l'inoculation rend plus sensible à la fièvre typhoïde, pendant quinze jours (période négative); mais on a perfectionné le vaccin et l'on peut maintenant vacciner en pleine épidémie. Actuellement, plus de 40.000 hommes ont été vaccinés. La fièvre typhoïde est devenue moins grave et moins fréquente (15 fois moins aux États-Unis) et il n'y a pas eu de mort parmi les vaccinés. A Paris, M. Chantemesse a vacciné ses élèves et ses infirmiers; en Algérie, Vincent a vacciné, à Oudja, 283 soldats avec son vaccin, qui les a tous préservés de la fièvre typhoïde; ils n'ont pas même eu de l'embarras gastrique. Ces résultats ont déterminé civils et militaires à adopter la vaccination antityphique à Avignon, où la fièvre typhoïde a gravement sévi, l'été dernier. La cause est donc jugée favorablement par une vaste expérimentation, en Europe, en Amérique, en Asie (Japon, Indes).

Les Européens jeunes qui vont en Chine agiront donc prudemment et sans courir de risque, en se faisant vacciner, au préalable, contre la fièvre typhoïde et revacciner contre la variole.

V. — La Lèpre.

Il y en a partout, en Chine. La lèpre fut importée en Europe de l'Inde et de l'Egypte, quelques années avant notre ère. Ce fut un fléau redoutable, à l'époque des Croisades. Les léproseries se multiplièrent, l'Ordre de Saint-Lazare se fonda pour le service des lépreux. A la fin du XVIIe siècle, les hôpitaux et les maladreries de France furent réunis; ils formèrent 140 commanderies en deux classes sous 5 grands prieurés de 6.000 livres chacun : Normandie, Bretagne, Bourgogne, Flandre et Languedoc. Les mesures sévères qu'on édicta sauvèrent l'Europe de la contagion. Ce n'est pas à dire qu'il ne subsiste, çà et là, des cas d'origine exotique, en Bretagne et près de Marseille en France; il y en a aussi en Espagne, en Portugal, en Suède, Norvège... Les foyers exotiques les plus sérieux sont en Perse, aux Indes, au Sénégal, aux Antilles, au Brésil, dans la Louisiane, aux îles Sandwich. Ce sont les émigrants chinois qui portèrent la maladie dans ces dernières; car la lèpre règne toujours au Tonkin et en Chine.

Le Dr Navarre dit avec raison que la lèpre est, après la tuberculose, la maladie la plus ubiquitaire qui soit. Partout où vivent des populations entassées, sales, partout se rencontrent des foyers lépreux. C'est une de ces maladies de saleté destinées à disparaître devant l'hygiène. La part de l'hérédité est douteuse, sinon nulle, pour sa propagation, tandis que la part de la contagion est certaine et formidable. La lèpre est contagieuse dans sa forme tuberculeuse comme dans sa forme anesthésique, par piqûre ou contact prolongé. Mari et femme, parents et enfants se communiquent la lèpre. On connaît la description du facies repoussant des pauvres lépreux au visage mutilé et bouffi, aux paupières à demi pendantes, au nez aplati, aux lèvres épaisses, aux oreilles infiltrées. Quelle loque humaine, lorsque les ulcérations des membres amputent les doigts et les orteils, creusent les os, dénudent les jointures et couvrent le corps de plaies nauséabondes et hideuses ! Les merveilleuses ressources de la sérothérapie procureront-elles le remède à tant de maux ? Jusqu'à présent, on n'avait obtenu de soulagement qu'avec l'huile de Chaulmougra ou baume de Gürjun, en capsules, et avec des topiques aux acides chrysophanique et pyrogallique. La découverte du bacille de la lèpre par Hansen (1871) n'a pas encore conduit à des résultats curateurs et l'impossibilité où l'on s'est trouvé jusqu'ici, dit M. Navarre, d'obtenir des cultures virulentes et reproduisant la maladie expérimentalement par inoculation laisse encore planer sur la lèpre bien des incertitudes. Carrasquilla, en utilisant, chez l'homme, le sérum de cheval traité par le sang de lèpreux a vu les tubercules s'affaisser et les ulcérations se cicatriser. Laverde est aussi satisfait du sérum de bouc traité par des injections de léprôme trituré. Metchnikoff a heureusement expérimenté l'action des cytotoxines ou poisons des éléments figurés. Le sérum de cobaye dissout les globules rouges du lapin. D'autre part, une émulsion de foie de chien injectée à un canard est toxique pour la cellule hépatique du chien (sérum hépatolytique). A faible dose, les cytotoxines sont capables de produire une action stimulante sur les éléments figurés correspondants. C'est sur ces faits que se base Metchnikoff pour dire que les améliorations constatées chez les lépreux par les injections de sérum de Carrasquilla et de Laverde ne doivent pas être attribuées au bacille de Hansen, mais à des cytotoxines développées par l'injection de sang ou de tissus humains, chez le cheval et le bouc. Il pense arriver, en graduant la dose d'un sérum hémolytique (homme à chèvre) à obtenir, à volonté, ou l'augmentation de l'hématopoïèse, et, partant, de l'hémoglobine, ou l'action dissolvante. Appliquée aux lépreux de l'hôpital Saint-Louis, la méthode de Metchnikoff n'a pas donné des résultats bien impressionnants. Voici comment Jeanselme résume l'état actuel de nos connaissances sur la bactériologie et l'étiologie de la lèpre. Malgré de nombreuses et patientes recherches, le bacille de Hansen est encore imparfaitement connu; nous avons déjà dit qu'on a vainement essayé de le cultiver et de l'inoculer. On ne sait pas si cet agent pathogène se transmet directement de l'homme à l'homme ou s'il est convoyé par un ectoparasite. La léprosine de Rost n'a pas encore acquis droit de cité. Les inoculations de la lèpre au singe ont été suivies d'insuccès. On a observé lors de la peste d'Odessa, en 1903, que 5 pour 100 des rats avaient une maladie léproïde avec un bacille (bacille de Stefansky) se rapprochant de celui de Hansen. Leloir, Arning, Blanchard, Noé pensent que l'ectoparasite intermédiaire doit être un moustique. On donne comme preuve que le tube digestif des moustiques, qui ont pâturé sur des lépreux, contient des bacilles. Il en est de même pour la punaise, l'araignée, l'acare ; gale et lèpre vont ensemble. D'après M. Currie, les mouches peuvent porter des bacilles sur la peau, dans le nez, dans les voies digestives des personnes saines. Jeanselme pense que la porte d'entrée du bacille est le plus souvent une lésion de la muqueuse nasale (rhinite lépreuse). Cette porte d'entrée est moins fréquemment le poumon et l'estomac ; mais le bacille peut, pour s'introduire, profiter d'une piqûre vaccinale ou d'une érosion des organes génitaux (lèpre conjugale). Les voies d'émission du bacille sont multiples : tubercules ulcérés, vésicatoires, mucosités nasales, sang des épistaxis, salive, larmes, lait de la mère, etc... On n'a pas trouvé de bacille dans le placenta. Il y a des bacilles dans le sang des lépreux, par intermittence (bacillémie lépreuse) ; leur habitat se trouve dans les macrocytes et les macrophages.

Cette étude de la lèpre n'est point oiseuse ; car la lèpre renaît sournoisement dans le monde entier et même en Europe. Nous n'aurons pas, il faut l'espérer, à réprimer la dissémination de ce mal, en relevant les 19.000 léproseries du moyen âge. Le péril, pour être moindre, n'est toutefois pas négligeable. Il y a plusieurs Molokaï de par ce monde. La colonie de ce nom fondée dans le Pacifique, il y a plus de soixante ans, par un missionnaire belge, le P. Damien, est actuellement l'objet du dévouement des frères du Sacré-Cœur et des Franciscains recrutés en France, en Belgique et au Canada. Détail intéressant : des Portugais étaient venus pour établir un cabaret dans la colonie ; les lépreux les ont repoussés pour ne pas faire de la peine au Frère Maxime, compagnon du P. Damien et actuellement directeur de la léproserie. Si nous portons nos regards en Amérique, nous voyons, en Colombie, un autre centre lépreux considérable. L'Espagne avait donné la lèpre à l'Amérique et l'Amérique lui a donné la syphilis. L'une et l'autre infection sont devenues dès lors propriété commune pour l'un et l'autre continent. En Colombie[1] comme à Molokaï, un homme a montré ce que la charité peut enfanter de prodiges. Le P. Claver, jésuite, s'est dévoué, à Santa-Fé-de-Bogota, aux infortunés lépreux, en bravant la contagion, qui le respecta. On sait que Léon XIII l'a canonisé en 1888. En Colombie, il y a 4.304 lépreux pour 4.500.000 habitants, soit 1 par 1.000. On a incriminé l'usage de la chair de poisson, mais cette cause n'est pas la vraie ; car, au bord de l'Océan, on se nourrit de poisson et il n'y a presque pas de lépreux. Il serait plus juste d'incriminer la gale et la saleté habituelle, ainsi que nous l'avons dit. On devrait améliorer l'hygiène du vêtement, du logement et de l'alimentation ; isoler les malades et désinfecter les locaux et surtout on devrait interdire les mariages entre lépreux. L'hygiène est le grand remède. Les médications n'ont donné que des résultats décevants, sauf le sérum de M. Juan de Carrasquilla (de Bogota), dont nous avons cité les travaux, sérum qui a procuré 7 à 8 pour 100 de guérisons ou, tout au moins, d'améliorations. Le Dr Montoya y Florès a observé des cas de cure spontanée, à la suite d'érysipèle ou de variole intercurrente, dont les bacilles ou virus stérilisent le bacille de Hansen. La lèpre est endémique en Chine et au Tonkin, de temps immémorial. Nous avons vu que les Chinois l'ont transportée aux îles Sandwich. On n'ignore pas, en ces pays, sa nature contagieuse. Les léproseries sont nombreuses en Chine et au Tonkin ; celle de Te-Trung, à 1 kilomètre de Hanoï, est la plus importante. Mais, en Asie, en Chine et au Tonkin, les lépreux ne sont pas surveillés ; ils vont mendier partout et partout ils sèment la contagion. Il y a des villages lépreux qui constituent des foyers, d'où la

---

[1] *La Lepra y Colombia*, par Montoya y Flores, analyse par Defeindel.

maladie se répand, par suite de l'insuffisance de l'isolement et de l'assistance. Le péril lépreux n'existe pas que pour les régions voisines. Avec la rapidité et la facilité des communications, le monde entier est menacé. Est-ce qu'il n'y a pas déjà quelques douzaines de lépreux épars dans Paris? Il faut revenir aux pratiques si rigoureusement logiques du moyen âge, il faut isoler ces malades. La Norvège a donné l'exemple. L'isolement rigoureux a fait tomber dans ce pays le nombre des lépreux de 2.508 à 243.

VI. — **Le Béribéri ou Kakké**.

Le Dr Clémow décrit trois centres principaux d'endémie béribérique : le Japon, les Indes néerlandaises, la presqu'île de Malacca, le Brésil autour de Rio et des centres secondaires en Indo-Chine, au Bengale, dans l'état du Congo. « Le béribéri. dont l'étiologie a passionné et passionne encore quelques chercheurs, paraît bien être une intoxication analogue à la pellagre, à l'ergotisme, produite par l'ingestion de riz avarié ou parasité. La plupart des médecins de la marine et des colonies conviennent de ce point, dit le Dr Navarre. Son origine est sans doute infectieuse, son germe inconnu distille une toxine qui produit une périnévrite périphérique. Il faut examiner le sang et le liquide céphalo-rachidien; c'est là que l'on trouvera peut-être la clé de l'énigme. On propose de traiter le béribéri par la keptine à base de quinine, qui est salutaire dans la plupart des maladies infectieuses et particulièrement dans le paludisme. Notion capitale : le Dr Takaki a démontré que le béribéri tenait à l'insuffisance de l'alimentation azotée. Le Gouvernement japonais a de suite amélioré la nourriture dans l'armée et dans la flotte et le béribéri a presque complètement disparu. »

Nous avons eu à Casablanca une épidémie de béribéri

qui a fourni à MM. Saltet et Legrand les éléments d'un intéressant travail. La maladie, écrivent-ils, débute par le gonflement des pieds, par de l'essoufflement, par l'accélération du pouls : 100 pulsations, bruit de galop, souffle systolique au cœur, congestion des poumons et du foie, vomissements. Au résumé : 1° syndrome cardiaque, d'où possibilité de décès par syncope ; 2° œdèmes viscéraux, dans le péricarde et le canal rachidien; 3° apyrexie et absence d'albumine. Sa gravité est variable et sa forme est triple : humide, hydropique, — ou sèche et paralytique, — ou mixte. Les auteurs se demandent quelle en est la nature. Est-ce une anémie pernicieuse, un myxœdème, une malaria ? L'examen du sang a montré une mononucléose excessive, 40 à 55 pour 100. On rattache l'étiologie à une origine alimentaire et à un germe tellurique. Quoi qu'il en soit, le syndrome cardiaque tient le premier rang. Le traitement doit recourir, dans les cas graves, à la ponction lombaire ou à la paracentèse du péricarde. L'amélioration du régime alimentaire aidera à guérir et surtout elle préviendra cette étrange maladie, dont on a beaucoup parlé, à l'époque de la guerre Russo-Japonaise. Nous conclurons avec le Dr Navarre que le béribéri est destiné à disparaître par l'amélioration des procédés de manipulation et de conservation du riz, « comme aussi par l'addition d'azotés et de corps gras à la ration alimentaire trop exclusive des travailleurs indigènes ».

VII. — **Le Paludisme (malaria).**

L'histoire du paludisme s'est enrichie de la grande découverte de Laveran, en 1880, établissant la nature parasitaire (hématozoaire) de la malaria et son mode de propagation. L'hématozoaire de Laveran[1] découvert dans

[1] Laveran, *Du Paludisme et de son hématozoaire*, Paris, 1891.

le sang frais des malades atteints de fièvre paludéenne reçut plus tard le nom de *plasmodium malariæ* et le major Ross, puis les docteurs Grassi, Bignami et Celli démontrèrent que l'hématozoaire de l'homme avait, pour hôtes intermédiaires et agents inoculateurs, les moustiques du genre anophèle. Une enquête quasi mondiale a démontré à Laveran que la géographie du paludisme et celle des anophèles sont presque toujours superposables ; s'il existe des pays sans anophèles, on n'a pas encore cité un pays paludéen sans anophèles. Toutefois, dit M. Just Navarre[1], l'anophèle ne peut être considéré comme l'agent unique de la malaria ; car la théorie anophélienne n'explique pas tous les faits. Elle n'explique pas notamment l'apparition brusque du paludisme après des remuements de terre. Dans certaines régions, en France, en Angleterre et ailleurs, le paludisme a disparu, bien que l'anophèle y persiste. D'autre part, le professeur Kourlow a observé à Tomsk, en Sibérie, des accès paludéens, alors que le thermomètre marquait encore (mois de mars) 10 degrés sous zéro, température incompatible avec la génération du parasite chez l'anophèle. M. Navarre met en relief un argument décisif : ni l'homme ni le moustique ne sont nés avec l'hématozoaire. Celui-ci a vécu ailleurs que dans l'organisme de l'homme et du moustique et son autre milieu a été et peut être encore d'autres animaux, des végétaux, ou l'eau, ou le sol. Il se peut donc qu'en Sibérie il existe d'autres insectes inoculateurs que le moustique et qu'ailleurs la terre et l'eau recèlent des agents d'infection encore inconnus. Un fait nouveau est à signaler dans ce sens. Schaudinn de Rovigo a démontré que des larves de culex infectées de l'hématozoaire de la chouette étaient elles-mêmes infectées de parasites.

---

[1] Dr Just Navarre, la Doctrine anophélienne et la Prophylaxie pratique du paludisme *(Académie de Lyon*, 1907, et *les Insectes inoculateurs de maladies contagieuses*, 1905).

Le dernier mot sur l'étiologie du paludisme n'est donc pas encore dit. Il ne faut donc pas, ainsi que l'a très sagement soutenu le Dr Aubert[1], bouleverser la situation économique d'un pays en invoquant uniquement la théorie anophèlienne. Il le faut d'autant moins que le paludisme peut rétrograder sans que diminue l'anophèlisme, comme on le constate dans notre Dombes. Les naturalistes Conte et Vaney ont établi que l'anophèle maculipenis existe en quantité énorme en Dombes et à Lyon et que, cependant, le paludisme a presque disparu en Dombes. Ce doit être le résultat de l'augmentation du bien-être dans ce pays, par l'amélioration des logements, du régime alimentaire et de l'usage général de la quinine. On a soin de bien faire remarquer que cette amélioration s'est produite, malgré la persistance de 8 à 10.000 hectares d'étangs peuplés d'anophèles ; on peut l'attribuer, si l'on veut, au chaulage des terres, aux mesures d'assainissement qui s'opposent à la pullulation des moustiques. Quoi qu'il en soit de la *pathogénie* par les moustiques, cette notion parasitaire doit demeurer la base essentielle de la prophylaxie. En détruisant les moustiques et surtout leurs larves, on fera beaucoup plus pour l'extinction de la malaria que par l'emploi des autres moyens.

Le rôle de l'hématozoaire dans la malaria est bien établi ; les accès de fièvre paraissent correspondre à l'éclosion de générations endogènes du parasite et aussi aux toxines, c'est-à-dire, aux déchets de leur nutrition abandonnés dans le sérum du sang des malades. La reproduction exogène et sexuée s'accomplit dans les voies digestives du moustique anophèle. Un œuf, ou *zygote*, résulte de cette fécondation. Arrivé à maturité le zygote éclate et met en liberté de nombreux corps fusiformes, *sporozoïtes*. Ce sont ces corps que le moustique inocule avec sa salive en piquant l'homme

[1] Dr Aubert, ex-chirurgien-major de l'Antiquaille, Discussion à l'Académie de Lyon sur le paludisme, 1907.

sain. Les sporozoïtes parvenus ainsi dans le sang de l'homme se transforment en corps sphériques et le cycle recommence.

Une notion capitale et qui fait tomber bien des objections à la théorie des moustiques, c'est que les sporozoïtes ne se développent pas dans l'anophèle au-dessous de 14 à 15 degrés centigrades et qu'ils se développent, au contraire, très rapidement (en huit à neuf jours) à 30 degrés centigrades. Et c'est pourquoi il n'y a pas de fièvre intermittente au Labrador, ni à Terre-Neuve, où foisonnent toutes sortes de moustiques et c'est pourquoi la fièvre peut apparaître douze à quinze jours après l'arrivée dans les pays chauds paludéens. Les mâles des moustiques sont végétariens et débonnaires, bruyants, mais inoffensifs; les femelles sont sournoises, sanguinaires et féroces. Une femelle fécondée pond deux fois de cent à deux cents œufs, qui, à la température de nos étés, mettent de trois à cinq semaines pour devenir adultes; mais, dans les régions chaudes du globe, un septénaire suffit à leurs diverses métamorphoses. C'est la femelle qui opère les inoculations; elle pique un malarique la nuit, absorbe du sang contenant des hématozoaires, lesquels se reproduisent dans son corps en sporozoïtes, qu'elle va ensuite inoculer à des sujets sains. Cette bestiole malfaisante ne s'élève pas au-dessus du sol, elle ne s'éloigne pas de la mare où elle est née; elle vit à la surface de l'eau. On la tue, elle et ses larves, en la privant d'air au moyen du pétrole ou de l'huile versée sur la nappe d'eau. On tue l'hématozoaire dans le sang des malades au moyen de la quinine; la quinine est encore le remède héroïque de la fièvre palustre.

De toutes les maladies infectieuses, la malaria est la plus répandue à la surface du globe, surtout dans les pays chauds. Au Tonkin, en Cochinchine et en Chine, pour ne parler que des contrées qui se rattachent à notre étude, le fléau fait de grands ravages, soit au bord de la mer, à l'estuaire des grands fleuves, soit le long de leur parcours, soit sur les rives des grands lacs des diverses provinces. En Chine, c'est comme en Grèce, la suppression des forêts qui a favorisé la multiplication des cas de paludisme[1]. La race noire jouit d'une grande immunité à l'égard de la malaria.

Voici quelques *notions nosologiques*. En pays chauds, la fièvre palustre revêt le caractère rémittent ou continu, plutôt que le type intermittent habituel et elle se complique de troubles gastro-intestinaux généralement graves; elle s'accompagne souvent aussi d'hémorragies multiples et de prostration typhoïde. Quand les hémorragies se limitent aux reins, on a la *fièvre bilieuse hémoglobinurique*. Les accidents pernicieux sont fréquents dans les régions tropicales, accidents cérébro-spinaux ou algides. Dans l'impaludisme chronique, cachectique, les malades ont le teint bistré, la peau sèche, le ventre gros par hypertrophie du foie et de la rate, et le corps amaigri; il y a des œdèmes, de l'ascite, de l'albuminurie, de la diarrhée. Sous l'influence des accès de fièvre, le chiffre des globules rouges diminue de 100.000 à 1 million par millimètre cube, en vingt-quatre heures; ce qui explique l'anémie rapide des malades.

Traitement et prophylaxie. — Le quinquina et la quinine sont par excellence les médicaments de l'infection palustre; en second lieu, les préparations arsenicales. La *prophylaxie* comporte les moyens suivants : assainir les terrains marécageux, s'éloigner des plaines, changer d'air, éviter de conserver des mares auprès des habitations, parce que les larves d'anophèles fourmillent dans les flaques d'eau; détruire les larves en couvrant la surface de l'eau d'une couche de pétrole et de goudron, fermer les ouvertures des maisons avec un treillage métallique à mailles fines, envelopper les lits de moustiquaires, se voiler la face d'une gaze quand on sort, porter des gants, serrer le bas des pantalons, éviter de

---

[1] On explique la décadence de la Grèce par la déforestation et l'impaludisme consécutif *(Presse Médicale, 1909)*.

sortir le matin à la rosée et, le soir, après le coucher du soleil.

Le professeur Blanchard[1] appelé par l'Académie de Médecine à faire un rapport sur le rôle pathologique des moustiques les accuse de produire aussi l'éléphantiasis et la maladie filarienne par le *culex ciliaris;* la fièvre jaune par le *culex fasciatus (stegomyia fasciata);* la lèpre en inoculant le bacille de Hansen par un *moustique nocturne*[2]; et la fièvre palustre par le *culex pipiens.* Donc, même pour la lèpre, il faut surveiller les eaux des bassins, citernes et fosses d'aisance. Il faut détruire les larves et les nymphes à l'aide du permanganate de potasse, du sulfate de fer ou du sulfate de cuivre. M. Blanchard préconise la poudre insecticide de *chrysanthemæ cinerariæ folium.* Le pétrole fait encore mieux, l'huile d'olive aussi (10 à 15 centimètres cubes pour 1 mètre carré). On a fait des expériences concluantes de pétrolage de tous les bassins, où pullulent les larves de moustiques, en Italie, dans la Pouille et la Calabre, et à Ismaïlia, en Egypte.

M. Blanchard conseille, pour les appartements, de répandre des vapeurs de térébenthine, d'iodoforme, de chloroforme, d'éther ou de tabac; il conseille aussi de se servir d'éventails ou de ventilateurs électriques pour chasser les moustiques, ou de brûler des cônes de pyrèthre pour les endormir; et enfin d'user de moustiquaires pour les empêcher d'entrer. On peut encore se badigeonner la figure et les mains avec de la teinture de pyrèthre ou de la macération de quassia amara. Les papiers tue-mouche sont à base de quassia. Quant au traitement des piqûres de moustiques, Blanchard conseille l'eau de Cologne, le menthol et la teinture d'iode. Les voyageurs en Extrême-Orient prendront note de ces

---

[1] Blanchard, *les Moustiques de Paris, leurs méfaits, mesures de préservation.*

[2] M. Hallopeau croit aussi que les moustiques propagent la peste.

conseils pratiques et surtout ils n'auront garde d'oublier d'emporter des moustiquaires et une bonne provision de quinine.

Laveran distingue une prophylaxie directe et une prophylaxie indirecte.

La *prophylaxie directe* comprend cinq prescriptions : 1° destruction des moustiques ailés en les brûlant après les avoir abattus au moyen de la poudre de pyrèthre ou en les tuant par des vapeurs de soufre ou de tabac ; 2° protection des hommes contre les piqûres à l'aide de treillages métalliques et de moustiquaires (moyens qui ne peuvent se généraliser chez les paysans et les coloniaux) ; 3° destruction des larves par le pétrolage (ce moyen excellent aussi ne peut s'appliquer sur une vaste échelle, comme il le faudrait, par exemple, pour les 8 à 10.000 hectares d'étangs de la Dombes) ; 4° destruction de l'hématozoaire dans le sang des paludéens par la quinine (remède incomparable qu'il est du devoir des Gouvernements de mettre à la disposition des paludéens pauvres, ainsi que le fait l'Italie, où le paludisme est considéré comme un accident de travail) ; 5° prophylaxie par la quinine (il serait mieux de dire, avec Navarre : obtention d'un état réfractaire, tant par le spécifique que par une meilleure hygiène individuelle).

La *prophylaxie indirecte* est celle qui résulte de l'assainissement général du pays, comme en Dombes. La meilleure entente de l'hygiène publique, le drainage, l'ameublissement du sol, la culture intensive, les plantations judicieuses, l'endiguement des ruisseaux et des rivières, l'avivement des bords des étangs, le comblement des bas-fonds sont de sûrs moyens d'empêcher la pullulation des moustiques et ce sont les seuls qu'on puisse de longtemps faire accepter des populations. Et même pour arriver à l'obtenir, dit M. Navarre, le concours de l'action publique est nécessaire ; elle seule peut rendre solidaires l'intérêt général et l'intérêt particulier.

« L'hygiène privée étant égoïste, inintelligente du bien

général, tous les efforts de prophylaxie individuelle ont de grandes chances de rester sans résultats pratiques. »

L'Académie des Belles-Lettres, Sciences et Arts de Lyon a encore présente à l'esprit la brillante discussion qui eut lieu dans son sein, en 1905, au sujet de la remise en étangs des bas-fonds de la Dombes[1]. Le professeur Bondet, de regrettée mémoire fut éloquent, comme toujours, dans sa mercuriale contre les étangs. Cependant, il parut résulter du débat contradictoire entre nos distingués collègues Navarre, Bondet et Aubert, que la Dombes n'avait pas éprouvé tant de dommages qu'on le croyait, du fait de la remise en eau de 800 hectares d'étangs s'ajoutant aux 8 à 10.000 qui avaient persisté et que, du reste, le paludisme avait diminué d'une façon très sensible, depuis que le pays a été sillonné de routes et de voies ferrées et que les conditions de la vie s'y sont améliorées.

Le Dr Aubert semble avoir donné la note juste, au point de vue pratique. A côté des conditions générales hygiéniques prédominantes, l'isolement des malades et l'emploi de la quinine, qui restent les bases essentielles du traitement et de la prévention de la malaria, « je ne mentionne que pour mémoire, dit-il, le pétrolage des espaces d'eau, que je crois difficilement applicable à de vastes surfaces, mais qui pourrait s'appliquer utilement aux petites mares souvent vaseuses près des habitations. Même en supposant qu'on supprime les étangs, il restera toujours des mares,

---

[1] On peut consulter, outre les publications de M. Just Navarre, la brochure de M. Aubert, Discussion sur le paludisme *(Acad. de L.*, 1907; le *Lyon Médical*, n°s 46 et 47, 1900). Discussion à la Société nationale de Médecine sur la même question ; le rapport de M. Lender, 5 mars 1900, Etangs de la Dombes (Ain), proposition de loi présentée à la Chambre des députés, par M. Bérard et plusieurs de ses collègues pour la remise en eau de ces étangs (Comité consultatif d'hygiène de France); la communication du professeur Bondet, au Congrès de Lyon (1906) de l'Association française pour l'avancement des sciences.

des fossés, des bassins pour entretenir des anophèles. Nous en avons bien jusqu'au voisinage de la Faculté, dans son jardin botanique. » Puisqu'il faut vivre avec les étangs, « il est sage de songer au moyen de rendre cette vie aussi bonne qu'il se peut et s'il subsiste quelques légers inconvénients, de laisser les gens du pays faire eux-mêmes leurs affaires; ils les connaissent bien et ne demandent pas autre chose ».

VIII. — **Fièvre jaune** [1].

La Havane était le pays où l'on mourait le plus de la fièvre jaune; c'est, actuellement, de toutes les régions visitées par le fléau amaril, le pays où l'on meurt le moins de son fait, dit le Dr Navarre, dont nous allons surtout nous inspirer.

Rappelons d'abord les principaux symptômes de la fièvre jaune appelée aussi *vomito negro*. Après deux ou trois jours d'incubation, elle débute brusquement par de la céphalalgie, des frissons, de la prostration, une fièvre ardente, des douleurs à l'épigastre bientôt suivies de vomissements, de plus en plus fréquents, bilieux d'abord, puis bruns, puis noirs *(vomito negro)*. Les selles deviennent bilieuses puis noires, marc de café, comme les vomissements. Le malade est dans l'anxiété, le délire ou le coma. L'ictère apparaît le troisième jour, puis viennent les pétéchies : et, à la dernière période, des flots de liquide noir, c'est-à-dire, de sang décomposé, infect, s'écoulent par la bouche et par les narines. On trouve, à l'autopsie, des lésions de l'estomac et du foie. La maladie dure de quatre à huit jours, et tue 75 pour 100 des malades. Le *traitement* consiste en quinine,

---

[1] Consulter Marchaux : *la Fièvre jaune*, *Traité d'Hygiène* de Chantemesse et Mosny ; Ed. Sergent. Observations sur les Anophèles de la banlieue de Paris *(Annales de l'Institut Pasteur)*. — Guiart, *Parasitologie*, 1910. — Méoll, *The natural history of aquatic insects*, London, 1905 — Galli-Valerio et Jeanne Rochaz de Jongh, *Manuel pour la lutte contre les moustiques*, 1900.

calomel, alcool, acétate d'ammoniaque, champagne, boissons glacées, chlorure de calcium, à l'intérieur ; la médication externe se compose de glace sur la tête, de bains froids, de ventouses scarifiées à la région lombaire, lorsque l'urination est en déficit, de fomentations chaudes et d'emplâtres de moutarde.

Prophylaxie. — Elle n'est pas la même que jadis. Malgré des recherches nombreuses, nous ne connaissons pas encore le microbe de la fièvre jaune, qui est extrêmement virulent. Elle est endémique dans les Antilles, aux deux rives de l'Atlantique intertropical. Jusqu'à ces derniers temps, la seule prophylaxie efficace du *vomito negro* était la fuite vers les hauteurs, en vertu d'un vieil adage : « la fièvre jaune ne monte pas ». Depuis 1900, la question a fait un pas de géant. Les Américains Reed, Caroll, Agramonte et Luezar ont démontré, à Cuba, le rôle pathogène du *stegomyia fasciata (capolus* de Blanchard). Il est bien acquis actuellement que la fièvre jaune se transmet d'homme à homme, par l'intermédiaire du moustique *stegomyia ;* il est également établi que le sérum du sang d'un malade, atteint de fièvre jaune, est surtout virulent dans les trois premiers jours de la maladie, et qu'une période de douze jours est nécessaire pour que le moustique puisse transmettre le virus amaril. La race nègre jouit d'une immunité presque absolue, tandis que la race blanche et la race rouge américaine ont une réceptivité considérable pour la fièvre jaune. La fièvre jaune ne paraît pas pouvoir se transmettre dans les pays où n'existe pas le *stegomyia fasciata,* — et le contact avec un malade atteint de *vomito negro,* avec sa literie, ses effets usagés, ses déjections, paraît incapable de donner cette maladie.

La prophylaxie consiste donc essentiellement, comme pour la malaria, dans l'isolement des malades pour que les moustiques ne puisent pas dans leur sang le principe de la fièvre jaune et dans la destruction des moustiques *stegomyia* et de leurs larves.

Le *stegomyia* présente son maximum de vitalité à la température de 28 degrés ; une température sèche de 39 degrés le tue ; il meurt aussi à la température de 12 degrés. Aux environs de 25 degrés, surtout si la chaleur est humide, il faut quinze à dix-huit jours pour mener l'insecte à l'état parfait ; dix seulement, si la température dépasse 25 degrés. Ce sont les températures habituelles de la mauvaise saison dans les pays intertropicaux. Les Américains en ont délivré la Havane et Rio-de-Janeiro, en imposant la déclaration obligatoire de toute maison infectée, la désinfection d'office de cette maison, dont les ouvertures doivent être, au préalable, fermées par des grillages, afin que les moustiques du dedans puissent être détruits, et que ceux du dehors ne puissent venir s'infecter sur le malade. La destruction des moustiques s'obtient à l'aide de la fumée de pyrèthre qui les étourdit et permet de les ramasser pour les brûler. La fumée de tabac et l'acide sulfureux les tuent. Le mieux est de tuer les larves en faisant disparaître les mares et flaques d'eau, et de pétroler toutes les eaux stagnantes, à raison de 15 centimètres cubes par mètre carré. Galli-Valerio a inventé un appareil pour le pétrolage des flaques d'eau à moustiques. Il emploie un mélange de pétrole et d'huile de goudron à parties égales : 10 centimètres cubes suffisent par mètre carré d'eau (Laveran). On peut verser le pétrole avec un arrosoir à pomme ; il est mieux de l'étaler à l'aide d'un chiffon, imbibé de pétrole, qu'on promène sur l'eau. Quand il s'agit de grandes surfaces, il est préférable d'employer un appareil comme celui de Galli-Valerio, dit Lagasse[1]. Le Dr Legendre[2] a proposé l'emploi d'un grand filet à papillons en toile à moustiquaire pour détruire les moustiques dans les pays où sévit la fièvre

---

[1] Lagasse, *Presse Médicale*, 7 août 1912.
[2] Legendre, *Bulletin de la Société médico-chirurgicale de l'Indo-Chine*, 1910, et *Presse Médicale*, 14 août 1912.

jaune. Avec cet engin, des filateurs ont capturé jusqu'à 50 et 80.000 moustiques en un jour.

IX. — Convention sanitaire internationale de 1912.

Exemple d'application modèle
des préceptes de l'hygiène, à El-Tor, dans la mer Rouge.

En terminant cette trop longue revue des plus récents travaux sur les maladies exotiques ou non exotiques, dont l'hygiène coloniale et internationale doit se préoccuper, nous devons dire que la Convention de 1903 a été maintenue dans ses parties essentielles par la nouvelle Convention sanitaire internationale signée, à Paris, le 17 janvier 1912, portant règlement pour prévenir l'invasion et la propagation de la peste et du choléra. La nouvelle Convention comprend aussi la fièvre jaune, dont la Convention de 1903 ne s'occupait pas ; en outre, elle formule des mesures très sévères, spéciales aux pèlerinages musulmans à la Mecque. Cette Convention remplacera, pour les rapports respectifs des puissances qui l'auront ratifiée ou y auront accédé, les Conventions sanitaires internationales signées les 30 janvier 1892, 15 août 1893, 3 avril 1894, 19 mars 1897 et 3 décembre 1903.

El-Tor est la barrière sanitaire au retour de la Mecque. Le Dr Barthas a décrit, dans le numéro du 4 septembre 1912 de la *Presse Médicale*, ce lazaret qui réalise les vœux de la Convention de 1912 et tous les progrès de l'hygiène moderne. El-Tor est sur les rives de la mer Rouge, dans le désert qui s'étend entre l'Egypte et la Palestine, El-Tor est la station sanitaire la plus vaste du monde ; elle est composée d'un hôpital et d'un lazaret, où trente mille pèlerins revenant de la Mecque sont retenus, surveillés, désinfectés et soignés, en l'espace de trois mois. Suez et Port-

Saïd, aux portes du Canal, font la surveillance des bateaux venant de l'Extrême-Orient. El-Tor est uniquement destiné au retour du pèlerinage de la Mecque ; il arrête la flotte musulmane, garde les bateaux onze jours et, durant ce temps, chaque pèlerin subit toutes les désinfections, avec une rigueur rendue nécessaire par la misère physiologique de ces hordes d'éreintés, dit le Dr Barthas. Choléra venu du Gange avec les Indiens, peste répandue par des légions de rats, variole, dysenterie, etc., sont soignés dans cette grande ville médicale, que M. Ruffer a fait surgir des sables du Sinaï.

Dans l'immense bâtiment de la désinfection, les pèlerins s'avancent vingt par vingt. Au premier bureau, ils remettent vieux sabres, pistolets, fusils ; au deuxième bureau, toutes les provisions de bouche sont remises et, si elles sont suspectes, on les brûle ; au troisième bureau, le pèlerin remet vêtements, linge, paquetage pour être portés à l'étuve ; les bottes et objets de cuir sont désinfectés au formol.

Cela fait, on revêt le pèlerin d'une longue chemise, et on le conduit au bain, où il est frotté, gratté, savonné. A la sortie du bain, il retrouve son paquetage et ses vêtements étuvés ; et, ainsi désinfecté, il se rend dans la section où il passera onze jours en observation, dans un enclos entouré de grillages.

La difficulté est d'extraire, dit M. Barthas, de ce peuple enfermé les malades dont on ne sait pas la langue et qui redoutent d'aller à l'hôpital. Il faut établir son diagnostic d'après le facies, d'après l'allure générale des individus. La ressource de l'examen des selles est des plus utiles. Chaque pèlerin reçoit un vase avec couvercle, sur lequel on a écrit son nom et son numéro. Les vases s'alignent dans un hangar réservé, un bactériologiste fait des prélèvements de leur contenu, qu'il examine. Les suspects, les porteurs de vibrions, les dysentériques sont dirigés sur l'hôpital.

Allons à l'*hôpital*. L'hôpital comprend le pavillon des

médecins, le pavillon des nurses et celui de la pharmacie,
au centre ; puis, semés à même le sable, une multitude de
pavillons spéciaux : *Médecine générale*, un pour les hommes,
un pour les femmes (celles-ci sont soignées par des docto-
resses et des infirmières) ; *pavillon de la dysenterie* (ami-
bienne, bacillaire, associée) ; *pavillon de chirurgie* pour
les complications de la dysenterie, pour les abcès multiples,
panaris, parotidites, hémorragies, avortements, blessures,
fractures, plaies, ulcères d'Yemen. La salle d'opération a
des vitrines d'instruments, des boites à pansement, de
l'eau stérilisée, des lampes et réflecteurs électriques. Plus
loin est le *pavillon d'isolement des contagieux :* pestiférés,
cholériques, varioleux. Chaque malade a une cabane en
bois. Après la *salle de chirurgie*, le *laboratoire au désert*
est un nouveau sujet d'étonnement, avec son outillage parfait, avec ses microscopes, ses étuves et la ménagerie
adjacente des cobayes, des lapins et avec un bœuf et quatre
chevaux pour les sérums.

On soigne ces malheureux pèlerins pour toutes leurs
maladies.

El-Tor est donc un hôpital, mais c'est avant tout un
centre de pathologie exotique, d'où l'on pourra tirer des
études sérieuses sur la valeur du sérum antidysentérique,
du sérum anticholérique et du sérum antipesteux.

De cette école obligatoire de propreté et d'hygiène pourra
sortir un éveil de ce sentiment de répugnance pour la saleté
qui est si étranger jusqu'ici aux peuples d'Orient. Ceci dit,
je mets, en point final, un gros point d'interrogation?

BIBLIOGRAPHIE

Sciences médicales, p. 1462, Bibliotheca Sinica de Cordier.
    Consulter :
A. PAULY, *Bibliographie des Sciences médicales*, Paris, 1874, Bibliothè-
    que Impériale, Département des Imprimés.
    — *Index catalogue of the Library of the Surgeon-General's Office
    of United States, Army*, 1894.
Tchouang-Seng ou l'Art de se procurer une vie saine et longue *(Du
    Halde, III, p. 509-525)*. Traduction du Père Dentrecolles.
FRANÇOIS BOISSIER DE SAUVAGES, *Medecinæ sinensis conspectus Mons-
    pelli*, 1759.
LEPAGE, *Recherches historiques sur la Médecine des Chinois* (thèse de
    Paris, 1813).
    — De la médecine chez les Chinois *(Mémoires concernant les Chi-
    nois*, 1813).
REMUSAT, *Notice sur la médecine des Chinois*, 1813.
REHMANN, *Ueber den Plan zu ärztlichen Reise nach China-Crichton*,
    1816.
PEARSON, *Abstract of the contents of a work on Chinese Medecine,
    compiled by order of the Emperor Kien-Lung. Intended to
    be used and resorted to as Standard Work on the Subject*,
    40 vol., 1825.
    — *Some notices illustrative of Chinese medical Opinion and Prac-
    tice in Paralyses*, 1825.
    — *The History of Medecine in China*, 1820.
GERSON, *Zur Heilkunde der Chinesen*, 1827.
Rev. Gützloff, The Medical Art amongst the Chinese.
Dr STANISLAS JULIEN, *Médecine des Chinois*, 1849.
    — *Médecine chinoise. L'hydrothérapie ou traitement des maladies
    par l'eau froide pratiquée en Chine au commencement du
    IIIe siècle de notre ère*, 1849.
    — *De l'état de la médecine en Chine*, 1849.

Dr René Briou, *Note sur l'état actuel de l'enseignement et de la pratique de la médecine en Chine*, 1857.

— *Notice sur la médecine et les médecins en Chine*, 1858.

Dr Casimir Daumas, *Notice sur la médecine et les médecins en Chine*, 1877.

Dr John Kerr, de Canton, *la Médecine en Chine*, 1859.

Pautier, la Médecine, la Chirurgie et les Etablissements d'assistance publique en Chine *(Revue de l'Orient*, 1860).

Castano, Etat des sciences médico-chirurgicales et de la météorologie en Chine *(Recueil de Médecine militaire*, 1861).

Dr Rose, Notes médicales et topographiques sur la Chine, Foutcheou *(Arch. Méd. navale*, 1864).

Dr Larivière, *Etude sur la médecine chinoise et l'assistance publique dans la ville de Tientsin*, Bordeaux, 1863.

Morache, la Médecine en Chine *(Recueil de Médecine militaire*, 1868).

Pfizmaier, *Analecta aus der chinischen Pathologie*, 1866.

Palmer, John Chinaman.

Henderson, *The Medecine and medical practice of the Chinese*.

Dudgeon, Chinese Arts of Healing *(Calculus in China*, London, 1876).

— *The disease of China*, 1877.

— *Kung-fu, or Medical Gymnastics*.

— *A Modern Chinese Anatomist*, 1894.

Keith Norman Mac-Donald, *The Practice of Medecine amongst the Burmese*.

Glanes, *Chemg-y-hoei, Société des Médecins marchands en Chine*.

L'art médical en Chine *(Annales de l'Extrême-Orient*, 1882).

Dr Meyñers d'Estrey, *l'Art médical en Chine*, 1882.

L'Ecole de Médecine chinoise au Japon *(Annales de l'Extrême-Orient*, 1882).

Dr Mac-gowan, *On the mouvement cure in China*.

Julien Duchateau, *Considérations générales sur les études dites secrètes de la médecine chinoise, japonaise, indochinoise*.

Mt. Orient-Congres, Wien, 1866.

De Harlez, Quelques traits de l'art médical chez les Chinois *(Arch. de Biologie*, publiées par Van Beneden et Von Bambecker, 1866).

— *Miscellanées chinois*, 1893.

Culin, of Philadelphia, *The Practice of Medecine by the Chinese in America*.

Thomson, *Medical publications in Chinese*, 1887.

Larrieu, *Médecins et Vétérinaires en Chine*, Tours, 1888.

R. Coltman, Surgeon of the Hospital and Dispensary at Ten-chow-fu *(Medical political,* London, 1891).

Berdoc, *The origin and Growth of the Healing Art,* London, 1893.

Dr Matignon, Note sur la médecine des Mongols *(Archives cliniques de Bordeaux,* 1895).

Dr Le Mar'hadour, *Note sur la médecine annamite,* 1895.

Fest, *Die Aerzte China,* 1898.

Pol Korrigan, Médecine chinoise *(Revue Indochinoise,* 1901).

Jules Regnault, Note sur l'opothérapie chez les Chinois, 1900. Médecine européenne et médecine indigène en Extrême-Orient *(Méd. navale,* 1902).

— *Les médecins en Extrême-Orient. Médecine et pharmacie chez les Chinois et chez les Annamites,* Challamel, Paris, 1903).

— De la création d'une Faculté de Médecine française en Chine *(Revue politique et parlementaire,* octobre 1913).

Dr Palmy Cordier, Introduction à l'étude des traités médicaux secrets inclus dans le Tanjur tibétain *(Ecole française d'Extrême-Orient,* 1903).

P.-S. Bizeul, Causeries sur la médecine chinoise *(Relation de Chine,* 1904).

Chirurgie.

Vandermond (Cordier : *Fragm. Et. chinoises,* p. 232).

D. Sue, Mémoire sur l'état de la chirurgie en Chine *(Rec. périodique de la Société de Médecine,* vendémiaire an IX de la République).

Stanislas Julien, *Chirurgie chinoise. Substances anesthésiques employées en Chine, dans le commencement du IIIe siècle de notre ère, pour paralyser la sensibilité,* 1849.

Dr Toye, *Note sur l'art médico-chirurgical chez les Chinois* (thèse de Montpellier, 1864).

Jean Siu, natif de l'île Tsomming, *Notions principales des Chinois en chirurgie.*

Dr Packard, *Manual of the Practice Surgery,* 7 vol., Canton, 1891.

Matignon, les Instruments de chirurgie des Chinois *(Arch. Ch. Bordeaux,* 1897 ; *Crime, superstition et misère).*

Peter Parker, *Notes of surgical Practice amongst the Chinese,* 1846.

Anatomie.

Lockhart (Chin. Rep.), *Description of a Chinese anatomical plate, illustrative of the human body with explanations of the terme.*

Dr HARLAND, *Chinese Anatomy and Physiology*, 1847. Cet article est tiré surtout d'un ouvrage publié en 1743, intitulé *Etsoung-kin-Koën* (le Miroir d'Or des Médecins). Il a été réimprimé, moins les figures, dans *The China Mail*, 1848. M. BRIDGAMM donne la définition de quelques termes d'anatomie extraite du *Etsoung-kin Koën yu Tsoan* or The Golden Miror of Eminent Medical Authors, complied by imperial authorit dans le chap. Ref. IX, p. 486-488.

MACHLE, Tables of arteries, veins and nerves *(China Review)*.

Le pouls.

Andreas CLEYER HASSO-CASSSELANUS a édité (Francfurt, 1682, in-4°) *Specimen Medicinæ sinicæ sive opuscula medica ad mentem sinensium continens :* 1° De pulsibus libros quatuor à sinico translatos..... Ces ouvrages, que le P. COUPLET avait fait passer à Batavia, en 1658, pour être transportés en Europe, furent, par la jalousie des Hollandais à l'égard des Jésuites, privés du nom de leur auteur Michel Boym.

BOYM, *Clavis Medica ad Chinarum Doctrinam de Pulsibus auctore,* R. P. Michaele Boymo è Soc. Jesu, édité par le P. Couplet. Les secrets de la médecine des Chinois, consistant en la parfaite connaissance du pouls ; envoyé de la Chine par un Français homme de grand mérite. A Grenoble, chez Philippe Charrys, marchand libraire en la place de Malconseil, 1671, avec privilège du Roy, pet. in-12. Biblioth. de Grenoble, o,3819. L'auteur est un missionnaire banni à Canton. Le livre a été inséré à la suite de l'*Histoire de la Cour du Roy de la Chine, Grenoble,* 1699, par Michel Baudier ; traduit en italien, en anglais.

Secret du Pouls, traduit du chinois par le P. HERVIEU (Du Halde) en français, par d'autres en anglais, en allemand.

Acupuncture (Tcha-tchen) apportée en Europe par TEN-RHYNE, chirurgien hollandais (xviie siècle).

KOEMPFER, *Curatio colicæ per Acupuncturam Japonibus usitata.*

HAIME, *Notice sur l'Acupuncture.*

J. BERLIOZ, *Mémoire sur les maladies chroniques, les évacuations sanguines et l'acupuncture,* par J. BERLIOZ, docteur-médecin à la Côte-Saint-André ; à Paris, chez Croullebois, 1816. (L'auteur est le père du grand musicien Berlioz.)

Pouillet, *Note sur les phénomènes électriques qui se manifestent dans l'acupuncture.*

James Mores Churchill, A Treatise on Acupuncturation, 1821, traduit de l'anglais par le Dr Charbonnier.

James Mores Churchill, *Cases Illustrative of the immediate effects of acupuncturation in rheumatism, lumbago, sciatico*, 1828.

Dr Garlandière, *Mémoires sur l'électropuncture*, 1825.

Dr Morand, *Dissertation sur l'acupuncture* (thèse de Paris, 1825).

Dr Dantu, Dr Meyraux, A. Rémussat, *Sur l'acupuncture.*

Matière médicale et pharmacologie

E. Bretschneider, *Botanicum sinicum* (medicamenta simplicia M. S. de la Bibl. royale de Stockholm).

Dr Rehmann, *Beschreibung einer thibetanischer Kunstapatheke*, Saint-Petersburg, 1811.

John Reeves, *An occount of some of the articles of Materia medica employed by the Chinese*, 1826.

G. Ganger, *Ueber Chinesische Roharzneiwaaren*, 1848.

Yxan, *Lettre sur la pharmacie en Chine*, Paris, 1847.

Dr Tatarinov, Catalogus medicamentorum Sinensium *(Mission Russe, 1840-1850).*

Daniel Hanbury, *Notes on Chinese Materia Medica*, 1862, 1876.

Synopsis of the contents of the Chinese Herbal, Pun-Tsaou-Hang-muh.

Debeaux, *Essai sur la pharmacie et la matière médicale des Chinois*, Challamel, 1865.

L. Soubeyran, *Etude sur la matière médicale chinoise (minéraux)*, 1866.

L. Soubeyran et Dabry de Thiersant, *Essai sur la matière médicale des Chinois, Rapport de Gubler*, 1872.

Porter Smith, *Contribution toward the materia medica and natural History of China*, 1871.

— *Chinese chemical Manufactures*, 1869.

Charles Ford, *Notes on Chinese Materia medica.*

Steward Culin, *Chines Drug Stores in America*, 1887.

Braun, *China Imperial Maritime Customes.*

Toxicologie.

Dr Mac Gowan, *On Chinese Poisons*, 1857. Notes on Chinese Toxicology.

Botanique médicale.

Tcheng-hwo-pen-tshao et *Ta kwan*, livres du début du xiiᵉ siècle, inspirés par le *Chen-nong-pen-tshao*, ouvrage ancien, non daté, attribué à l'empereur mythique Cheng-nong ; imités au xviᵉ siècle par Li-Chi-Tchen, dont l'œuvre posthume a paru en 1596 ; à savoir : 1° *Pen tshao Kang mou*, traité des simples, ou plutôt de matière médicale, 52 livres : eaux, feux, terres, métaux, pierres, herbes, grains, légumes, fruits, arbres, vêtements et ustensiles, reptiles, insectes, mollusques, animaux écailleux, animaux à carapace, volatiles, quadrupèdes ; 2° *Chi Wou ming chi thou tshao*, par Wou-Khi-syun, de Kou-chi, publié avec préface (1848) par Lou-Ying-kou, de Mong-tseu, probablement à Thai-yuen, 38 livres ; ouvrage présenté et donné à l'Académie de Lyon par le Dʳ Eugène Vincent, en mémoire du Dʳ Cauvin, de Toulon.

Du Halde III, Extrait du *Pen-tsao-cang-muh*, c'est-à-dire de l'Herbier chinois ou Histoire naturelle de la Chine pour l'usage de la médecine (indiqué ci-dessus). Cet ouvrage a été entrepris et composé par un docteur de la famille de la dynastie des Ming, appelé Li-che-tchin. (Nous venons de le voir.) Mais la mort ayant surpris cet auteur avant qu'il y eût mis la dernière main, son fils, après l'avoir revu et augmenté, présenta à ce sujet une requête à l'empereur Van-lie, la 24ᵉ année de son règne ; et, sur sa requête, l'Empereur donna ordre au Tribunal de Li-pou ou des Rites de publier cet ouvrage, lequel a été réimprimé à nouveau, à la 22ᵉ année du règne de feu l'empereur Cang-hi. Cet ouvrage est composé de 52 livres, dont le dernier traite du corps humain. On trouvera, p. 3 de la *Materia medica* de D. Hanbury, la « Synopsis of the contents of the Chinese Herbal *Pun-tsao kang muh* ».

Dʳ Buchoz, *Herbier et plantes médicinales de la Chine*, d'après un mauscrit peint et unique qui se trouve dans la Bibliothèque de l'Empereur de la Chine, 1781, in-folio, pp. 16, plus 100 planches coloriées.

Hygiène.

Durand-Fardel, *Etude sur le climat des côtes de la Chine*, 1879.
J. Regnault, *l'Hygiène chez les Chinois*, 1904.

Thérapeutique.

Du Halde, *Recueil des différentes recettes employées par les médecins chinois pour la guérison de diverses maladies : Ginseng, thé, éléphant, chameau, cheval de mer, cancre pétrifié, musc, rhubarbe, cire blanche, petite vérole, raisins secs.....*

Koempfer's, *History of Japan. On account of the Moxa, an excellent caustic of the Chinese and Japanese, 1727.*

Schlegel, *A Chinese receipt against articular Rhumatism, 1893.*

Dr Rialan, *Rougeole chinoise, 1885.*

Read, *Chinese use of shad in consumption and iodin Plants in Scrofula.*

Dugat, *Note on the use of the root bark of Ailanthus in Disentery, 1875.*

Jeanselme, la Pratique médicale des Chinois *(Presse médicale, 1901).*
— les Théories médicales des Chinois *(Presse Médicale, 1900).*

Femmes.

A Treatise on Chinese Midwifery, traduit du chinois par Lockhart, 1842.

A. Hureau de Villeneuve, *De l'accouchement dans la race jaune*, translation of « Thomas on diseases of women by Dr Kerr, Canton, 1889, 5 vol.

Mac Gowan, *Gynecocracies in Eastern Asia with anthropological notes*, 1891.

Verrier, *De la pratique des accouchements chez les peuples de race jaune, 1886.*

Dr Matignon, Comment les Chinois prétendent, durant la vie intra-utérine, arriver à reconnaître le sexe du fœtus *(Archives de Tocologie et de Gynécologie, 1896).*

Ashton's *Essential of Obstetrical*, Translated into Cinse by Dr Wan-Tun-Mo, avec 66 figures.

Diphtérie.

Dr Vordeman, *The Chinese Treatment of Diphteritis.*

Dr Matignon, *Un traitement chinois de la diphtérie, 1895.*

Variole, Tien-houo.

KLAPROTH (Sir George), *Staunton's Chinesische Abhandlung uber die Kuhpocker*, 1810 ; *Mémoire de Staunton et de Pearson sur la vaccine*, publié à Canton, en 1805, en chinois.

On the introduction of vaccination into China. Chinese Treatment of small pox by ARLINGTON *(China Review).*

ANDREOZZI, *Sulla cura cinese preventiva del vaiolo*, Firenze, 1862.

Dr MOUGEOT, Dr MENARD, *la Vaccine en Cochinchine et les idées chinoises sur la variole et la variolisation*, Saïgon, 1901.

MATIGNON, *Durée de l'immunité vaccinale à Pékin*, 1896.

P. DENTRECOLLES, *les Histoires édifiantes sur la petite vérole et la manière de la guérir.*

Maladies vénériennes.

G. THIN, *On the early History of Syphilis in China*, Shanghaï, 1868.

Jean ASTRUC, *De morbis venereis*, 1740.

Dr VERRIER, *De la blennorragie chez les peuples de race jaune*, 1886.

PARKER, *Syphilis in China.*

Béribéri.

Dr GUY, *Etude sur le béribéri* (thèse de Montpellier, 1864).

Dr DUAN B. SIMMONS, de Yokohama, *le Béribéri ou le Kakké du Japon*, trad. par Legouest, 1881.

Dr GOYET, *Du béribéri*, 1884.

Dr BOELZ, *Kakké.*

Dr GUEST, *le Kakké japonais.*

Dr LAURENT, *Note sur l'épidémie de béribéri de 1898 à Poulo-Condore*, 1899.

Dr MOUGEOT, Dr GUÉRIN, Dr TATSUBARURO YABÉ, *Disparition du Kakké (béribéri) dans la marine japonaise*, 1900.

Choléra (Houo-louan).

LIVINGSTONE, *Observations on the Epidemic Cholera as it appeared in China*, 1824.

Léon DE ROSNY, *le Choléra d'après la médecine chinoise*, 1885.

CALMETTE, *Recherches expérimentales sur le choléra asiatique indo-*

chinois et sur l'immunisation chimique des animaux contre cette maladie, 1893.

La police des épidémies en Chine, Toung-Pao, 1893.

Robert-H. Cox, *The Treatments of Cholera bi intravenous saline injections*, 1898.

Peste.

Yersin, *la Peste bubonique à Hong-Kong*, 1894. Note par les Drs Yersin, Calmette et Borel, 1895.

Dr Gomez da Silva, *Note sur les essais du sérum Yersin*, 1898.

Cutsusabaruro-Yobé, *Spécificité du bacille de Yersin, erreur de Kitasato*, 1900.

Alex. Rennée, *Report on the Plague in Canton*, 1894.

Burnside Forster,, *The bubo Plague in China*, 1894.

Francia, *Quelques notes sur la peste à bubons des ports de la mer de Chine*, 1895.

Dr Aoyama, de Tokio, *Ueber die Pestepidemie in Hong-Kong*, 1894.

Dr Portengen, *l'Epidémie de peste à Hong-Kong*, 1897.

Castor, *Further notes on Plague*, 1898.

Dr Thoulon, *Epidémie de peste bubonique observée à Ping-s'hiang (Kouangsi)*, 1899.

Dr Matignon, *la Peste bubonique en Mongolie*, 1899.

— *La peste à Formose.*

Dr Simpson, *Report on the Causes and Continuance of Plague in Hong-Kong and Suggestions as to remedial measures*, London, 1903.

Typhus.

Matignon, *le Typhus des Européens à Pékin*, 1896.

Lèpre (Ta-ma-fong ou Loiping).

Benj. Hobson, *Leprosy in China and the East*, 1851-52; Leprosy at Hankow.

Max Durand-Fardel, *la Lèpre en Chine*, 1877.

Lesserteur, *le Hoang-nan, remède tonkinois contre la rage, la lèpre et autres maladies*, 1879.

Chinese Opinion on Leprosy being a Translation of a Chapter from the Medical Standard Work.

Eanselme, *Etude sur la lèpre dans la pénisule indo-chinoise et dans le Yun-nan*, 1900.

Barbezieux, *Notes cliniques sur la lèpre*, 1904.
Cantlie, *Leprosy in Hong-Kong*, 1890.

Parasitologie.

Manson, Myers, Blanchard.....

Teratologie.

Cinatti, Neveu, Lemaire.....

Folk Lore medical.

Mac Gowan, Cinnati, Matignon.....

Alchimie.

De Mély, *l'Alchimie chez les Chinois et l'Alchimie grecque*, 1895.

Art dentaire.

Kerr et Rogers, *Chinese Dentistry*, 1877.

Art vétérinaire.

Jonas Lamprey.

Hydrologie.

Les eaux thermales en Chine, Toulouse, 1870.
Robinet et Lefort, *Note pour servir à l'histoire des eaux minérales de la Chine et du Japon*, 1867.

Enseignement de la Médecine.

Bazin, *Note historique sur le Collège médical de Pékin.*
Dudgeon, *The great medical College at Peking.*
Manson, Collcge of Medecine for Chinese, Hong-Kong; inauguration of the Medical College (*The China Mail*, 1887).

Observation Européenne.

Baldwin, *En Chine, Maladies du bateau* New-Jersey, 1807.
Dr Jules Lecoq, *Souvenirs d'un voyage en Chine*, 1857.
Jean Barth, *Observations médicales à bord de la frégate* Sybille, 1858.
F. Dumay, *Relation médico-chirurgicale. Campagne du Catinat*, 1857-1860, *en Inde, Chine et Indochine* (thèse de Montpellier).

Dr Fallot, *Relation médicale d'une campagne en Chine*, 1859 à 1862 (thèse de Montpellier).

Dr Gauthier, *Deux années de pratique médicale à Canton* (thèse de Paris, 1863).

Dr Leconiat, *Transport mixte le Rhône (Hôpital) dans les mers de Chine* (thèse de Montpellier, 1863).

Dr Sabatier, *Maladies observées pendant la campagne dans les mers de Chine*, 1859-1863 (thèse de Montpellier, 1864).

Dr Mondot, *Etude sur la colique sèche en Chine* (thèse de Montpellier, 1864).

Dr Duteil, *Note médicale d'un séjour de cinq ans en Chine* (thèse de Paris, 1864).

Dr Laure, *Histoire médicale de la marine française pendant l'expédition en Chine et en Cochinchine*, 1859 à 1862, Paris, Baillière.

Poggio, *China considerada bajo el punto de vista medica*, Madrid, 1865.

Dr Vidal, *De l'Ascaride lombricoïde, Chine et Japon* (thèse de Montpellier, 1865).

Dr Huguet, *Relation médicale (Chine et Cochinchine) à bord de la Dryade*, 1859 à 1862 (thèse de Paris, 1865).

Dr Robel, *Maladies graves à bord du Monge (Chine, Cochinchine et Japon)*, 1859 à 1864 (thèse de Montpellier, 1865).

Dr Massin, *Campagne en Chine et Cochinchine, maladies observées de 1860 à 1863* (thèse de Montpellier, 1866).

Dr Cheval, *Relations médicales (Japon, Chine. Cochinchine, Corée)* (thèse de Montpellier, 1868).

Dr Blanc, *Des fièvres pernicieuses observées en Chine* (thèse de Paris, 1868).

Dr Thorel, *Notes médicales d'un voyage d'exploration du Mékong et de la Cochinchine, 1862 à 1868* (thèse de Paris, 1870).

Dr Duburquois, *Maladies des Européens en Chine et au Japon* (thèse de Paris, 1872).

E. Rochefort, *Géographie médicale des ports de la Chine*, 1873.

Dr Durand-Fardel, *Une mission médicale en Chine*, Baillière, 1877.

Dr E. Solland, *Rapport médical : le Kerguelen dans les mers de Chine et du Japon*, 1878-1881.

Dr Counme, *Géographie médicale*, 1892.

Dr Ségard, *Géographie médicale, esquisse des climats pathologiques*, 1891.

Dr Allen, Etat sanitaire de Séoul, 1885, tiré des *Medical Reports de la Douane chinoise*.

Dr Geoffroy, *Rapport médical. Le coiseur* le Château-Yquem *en Chine et au Tonkin*, 1886.

Dr Matignon, *Atriplicisme, superstition.*

Dr Machenaud, *Formations sanitaires à Pékin,* 1901.

Dr Wittenberg, *Notes médicales sur la Chine méridionale,* 1900.

Dr Gaide, *Notes d'histoire naturelle et médicale recueillies à Longtchéou,* 1892 à 1894.

Dr Baret, *Hivernage dans la Chine du Nord.*

Ouvrages divers.

Peter Parker, *Statements respecting Hospitals in China,* London, 1841.

Hobson, *A medical vocabulary in English and Chinese.*

Withney, *An Anglo-Chinese Standard Vocabulary of Medical Scientific and Philosophical.*

Dr Martin, *la Tuberculose dans la race jaune,* 1893.

Stanislas Julien, *Extraits de livres chinois.*

Fryer, *Science in China.*

Martin, *Chinese Discoveries in the Arts and Sciences,* 1898.

Médecine.

Thomas-A. Wise, *Review of the History of Medecine,* 1847.

Dudgeon, *Calculus in China,* 1876.

British Medical Journal, 1900. Chinese Medecine.

Dr Jules Regnault, Notes sur la médecine chinoise. L'opothérapie en Chine et en Indo-Chine (*Revue de Médecine,* 1900).

Skrine, *Hydrophobia in the East,* 1905.

Dr Parker of Canton, Notes of surgical Practice amongst the Chinese (*Monthly Journal of Medical Science,* Juni 1846).

Stang, Arzt und Arzneipflanzen (*Das Ausland,* 1864).

Stanley, Chinese Hygiene (*Journal of Tropical Medecine,* 1904).

Dr Mougeot, *la Vaccine en Cochinchine et les idées chinoises sur la variole et la variolisation,* Saïgon, 1901.

Dr de Magalhaes, *Hestoria Beriberi a bordo da carvela* Vital de Oliveira, Rio-de-Janeiro, 1882.

Dr Nepveu, Bacilles du Béribéri (*Marseille Médical*).

Scheube Grimm, *Uber Beriberi,* 1897.

Dr Vivian Dangerfield, *le Béribéri* (thèse de Paris, 1905).

Jeanselme, *le Béribéri*, Paris, Masson, 1907.

Dr Preston Maxwell, Sur la peste *(Journal of Tropical Medecine, 1902).*

Dr Jeanselme, *Etude sur la lèpre*, Paris, 1900.

Dr Patrick-Manson, *Maladies des pays chauds*, Paris, Naul, 1904.

Leveillé, *les Vignes de la Chine*, 1905-1906.

Léon Galle, *Natalis Rondot, sa vie et ses travaux*, Lyon, Bernoux, 1909.

Mauritius, *Chinese Cotton.*

Bois, *Présentation du Pétsaï ou Chou de Chine : le soya, les poules, la pisciculture.*

Le Tellier, *Essai ethnographique médical et hygiénique*, 1899.

Galle, *Shanghaï au point de vue médical. Contribution à la climatologie médicale* (thèse de Paris, 1875) (Parent, imprimeur), par le D^r Ed. Galle, médecin de la marine, médecin des Douanes impériales chinoises, médecin de la Société d'Anthropologie.

H. Dauchez, *Guide médical du missionnaire et de l'explorateur colonial*, in-12 de 341 p., G. Beauchesne et Cie, éditeurs, 117, rue de Rennes, Paris, 1908 (excellent ouvrage indispensable à toute personne appelée à vivre loin de tout médecin).

TABLE DES FIGURES

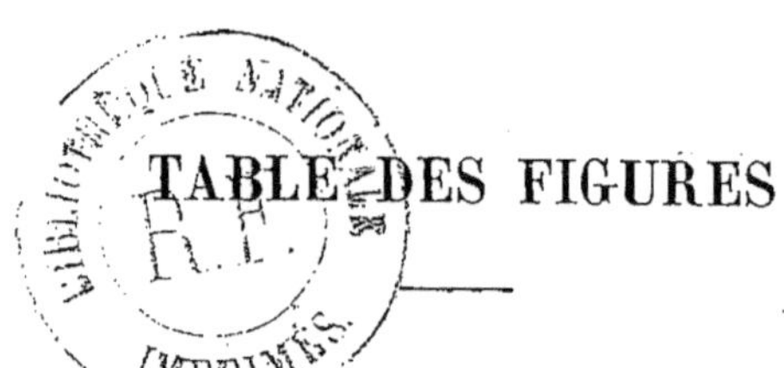

TABLE DES MATIÈRES

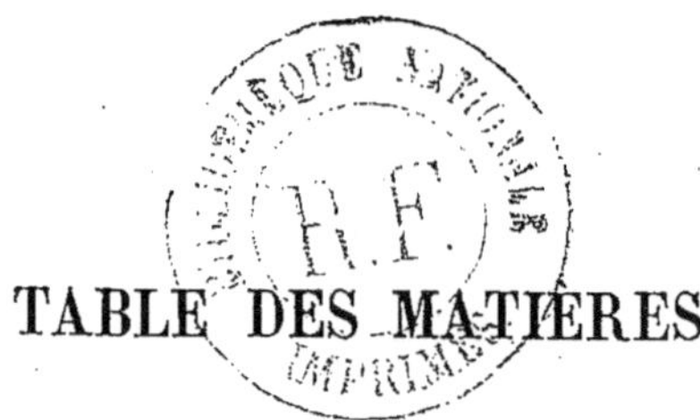

Lyon. — Imprimerie A. REY, 4, rue Gentil. — 67129

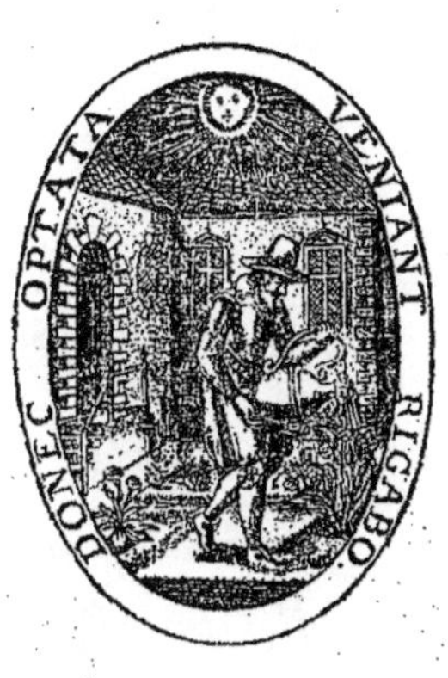

Lyon. — Imprimerie A. Rey, 4, rue Gentil. — 67129

www.ingramcontent.com/pod-product-compliance
Lightning Source LLC
Chambersburg PA
CBHW061634080726
47818CB00058B/575